청각학

프로젝트 기반 청각재활

| 대표저자 **허승덕** |

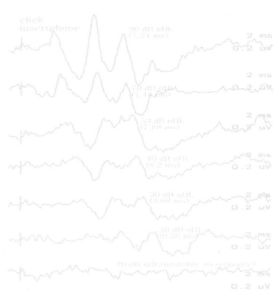

AUDIOLOGY

Project Based Audiological Rehabilitation

학지사

머리말

최근 대학에서는 이론 중심의 학습만으로는 성취하기 어려운 실무 응용 능력 향상을 위해 많은 노력을 하고 있다. 창의 설계(capstone design)와 IPP(Industry Professional Practice)형 일·학습병행제는 이러한 노력의 하나이며, 현장에서의 실무를 교육 과정에 포함한 것이다. 이들 과정은 8주에서 4개월 이상의 기간 동안 이론과 실무를 하나로 묶어 진행하며, 실무 교육을 통하여 다양한 현장 상황을 창의적으로 해결할 수 있는 능력을 기르는 것을 목적으로 한다.

청각언어 분야 재활은 공학 계열과 달리 사람을 대상으로 전문적 서비스를 제공한다. 이 때문에 전문가들은 서비스 수혜자의 인권과 전문가로서 윤리 등에 관해 고민하지 않을 수 없고, 예비 및 초보 전문가들은 실제 재활 서비스 참관에 접근하기 어려운 한계에 부닥치게 된다.

이 책은 이러한 문제를 해결하기 위하여 경험이 풍부한 전문가가 현장에서 직면할 수 있는 예제를 만들고, 재활 접근 방안과 진전 평가 등을 분석하여 소개하고자 한다. 이 예제들은 청각학적 평가와 재활, 언어병리(언어치료)학적 평가와 재활 서비스로, 특정 문제에 대해 고민할 기회를 가질 수 있게 할 것이다. 아울러 임상에서 전문가가 학습한 이론과 경험적으로 터득한 재활 서비스 절차를 담고 있어서 학습과 함께 비평적 시각을 키우는 데 도움을 줄 것이다.

각 장은 핵심 요약, 병력, 청각학 및 언어병리학적 평가, 예제 해석 방향, 고찰, 남겨진 문제, 참고 및 추천 문헌 등의 순서로 기술하였다.

핵심 요약에서는 예제를 통해서 어떤 문제를 집중적으로 다룰 것인가를 제시하고, 병력은 가상 예제 대상자가 겪고 있는 문제를 소개한다. 청각학 및 언어병리학적 평가에서는 청각언어재활 서비스 제공에 앞서 시행한 사전 및 사후 평가와 그 결과를 분석하고, 예제 해석 방향은 이러한 결과를 바탕으로 재활 방향과 재활 서비스 제공 과정에서 고민해야 할 문제들을 제시하였다. 고찰에서는 예제 해석 방향에 따라 전문가로서의 의견을 제시하면서 시행한 평가와 재활 서비스가 합리적이고 적정하였는가를 고민하며, 남겨진 문제는 이 외에 고려할 수 있는 평가나 재활 방향에 대하여 독자가 제안하고 고민할 수 있도록 여백으로 남겨 두었다.

마지막 장인 '선천성 난청의 조기 발견과 재활 과정'은 난청 재활의 순차적 흐름을 이해하는 데 도움을 주고자 한 것이다. 주 저자는 우리나라에서 언어병리를 전공한 후 외국에서 청각학을 다시 공부하였다. 이 과정에서 임상적 경험을 종설 형식으로 분석하는 시도를 하였는데, 그 전문분야 용어 이해 등을 위해 본문의 마지막 장을 영문으로 작성하였다. 융합적 생각의 틀을 가꾸는 데 도움이 되었으면 한다.

전문가가 경험을 바탕으로 만든 예제들은 해결 과정을 통해 이미 학습한 여러 가지 이론을 응용하고 창의적으로 적용[예, 프로젝트 기반 학습(project based learning)]하는 소중한 기회가 될 수 있을 것이라 믿는다. 물론, 기본 정보와 평가 결과 진전 상황 등이 일반적이지 않은 경우도 있다. 이러한 예제들이 전문가에게는 경험을 공유하거나 서로 다른 전문가들의 재활 방법에 대해 분석하고 토론하는 계기가 되기를 바란다. 아울러, 초보 및 경험이 풍부한 전문가 모두에게 다양한 가능성에 대해 고민하게 하여 전문적 시야를 넓히는 기회가 될 수 있기를 기대한다.

바쁜 임상 현장에서 경험을 바탕으로 예제를 만들고 분석하여 주신 여러 전문가 선생님, 새로운 시도를 기꺼이 도와주신 학지사 김진환 사장님, 박용호 전무님, 김순호 이사님, 이영봉 선생님께 깊은 감사 말씀을 드린다.

대표저자

차례

제2부 청각언어재활

제1부 청각재활
Audiological Rehabilitation

정서 결핍 아동의 위난청(꾀병)

강희라(대구대학교 대학원), 허승덕(대구대학교) *

Chapter 1

Nonorganic Hearing Loss(Factitious Deafness) in Child with Emotional Deficiency

♋ 핵심 요약

청각기관은 뇌에서 의미를 분석할 수 있도록 소리의 에너지 형태를 변환하고, 변환 과정에서의 손실을 보상하기 위하여 증폭하는 기관이다. 이러한 청각기관이 손상되면 청력손실이 발생하고, 청력손실은 손상된 청각기관 위치에 따라 다르게 구분한다. 이들 난청(hearing loss) 종류에는 외이나 중이가 원인인 전음성(conductive) 난청, 내이가 원인인 감각성 (cochlear, sensory) 난청, 신경이 원인인 신경성(retrocochlear, neural) 난청, 중이와 내이가 함께 원인인 혼합성(mixed) 난청 등이 있고, 이와는 별도로 위난청(nonorganic hearing loss)이 있다.

위난청은 청각기관의 기질적(organic) 문제가 아닌 이유로 생긴 청력손실을 말한다. 만약 기질적 문제로 약간의 청력손실이 있고, 난청자가 이

---

* 강희라, 허승덕(2018). 정서 결핍 아동의 위난청(꾀병). 허승덕(2018). 청각학-프로젝트 기반 청각재활. 서울: 학지사.

Kang, HR; Heo, SD (2018). Nonorganic Hearing Loss(Factitious Deafness) in Child with Emotional Deficiency. In: Heo, SD (2018). *Audiology-Project based audiological rehabilitation*. Seoul: HakJiSa.

를 과장해서 표현한다면 과대 난청(exaggerated hearing loss)이라는 용어를 사용할 수 있다. 또한 심리적 요인과 관계없이 청력손실이 없으면서 있는 것처럼 꾸미는 경우 꾀병(factitious deafness)이라는 용어도 사용할 수 있다(Martin & Clark, 2015). 이 외에도 비기질성 난청, 오류성 난청, 거짓 난청, 기능성 난청, 심인성 난청, 히스테리성 난청, 사기 난청 등의 용어가 있으나 이들 용어는 그 의미에서 차이가 있으므로 주의해서 선택하여야 한다(허승덕, 유영상, 2004; Martin & Clark, 2015). 또 이들 난청을 감별하기 위해서는 검사와 해석에 주의가 필요하고, 검사의 교차 평가와 해석, 객관적 검사의 시행 등이 필요하다(허승덕, 유영상, 2004; 허승덕 외, 2007; 허승덕, 이재명, 박지상, 최아현, 강명구, 2008).

위난청 원인에는 사고나 산업재해 등과 관련한 경제적 보상 추구(허승덕, 황찬호, 장윤석, 김리석, 정동근, 2004)가 흔하고, 감정 표현이 서툴거나 정서적인 요인에 의한 문제도 있다(Martin & Clark, 2015). 사회적 측면에서는 핵가족화와 맞벌이, 한부모, 조손 가정이 증가하여, 이들 가정에서 성장하는 유소아들의 사회 적응과 정서적 안정에 문제가 있을 수 있다(박정서, 장석진, 2017). 위난청(꾀병)은 이러한 환경에 의해서도 발생할 수 있다.

이 예제는 결과 해석의 한계가 확인된 소아 난청으로 청력도 해석을 통해 청력손실을 분석하고, 위난청에 대하여 고찰하고자 한다.

⊙ 병력

대상은 초등학교 2학년으로 9세 남자 외동이었다. 부모의 맞벌이로 1세부터 할머니가 양육하였으며, 2~3세부터 중이염을 자주 앓았다고 보고하였다. 초등학교 입학 후부터 부모와 생활하고 있으나 돌봄의 문제로 주간에는 학원과 공부방에서 공부하고 엄마의 퇴근 시간에 맞춰 귀가하는

것으로 보고하였다. 4~5세 시기부터 손톱을 물어뜯거나 눈 깜빡임 행동
이 나타났고, 또래와 어울리지 못하고, 산만한 것으로 보고하였다. 특별
한 의학적 문제는 없으나 배가 아프다는 표현이 잦았다고 한다. 학교에서
시행한 순음청각선별에서 오른쪽 귀 난청 의심 소견이 나타나 추가 정밀
검사를 시행하였다.

♋ 청각학적 평가

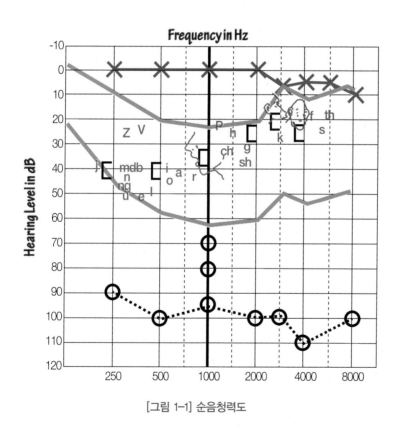

[그림 1-1] 순음청력도

청각학적 평가는 고막운동도(tympanogram) (GSI 33, Grason-

Stadler, Inc., USA), 자동화 이음향방사(automated otoacoustic emission: automated OAE) (GSI 70, Grason-Stadler, Inc., USA), 순음청력검사(pure tone audiometry: PTA) 및 어음청력검사(speech audiogram: SA) (GSI 16, Grason-Stadler, Inc., USA) 등을 시행하였다.

고막운동도는 외이도 용적(ear canal volume), 정적 탄성(static compliance), 중이강 압력(middle pressure) 등이 양측 모두 정상 범위에 있는 A형으로 관찰되었다.

자동화 이음향방사는 1, 2, 3, 4 kHz에서 방사음 강도(signal-to-noise ratio: SNR)가 두 귀 모두 10 dB 이상으로 정상 범위로 관찰되었다.

순음청력검사에서 기도 수화기는 헤드폰 수화기를 사용하였고, 3분법 순음청력손실 평균(3 frequency pure tone average: 3 PTAs)은 오른쪽 97 dB HL, 왼쪽 0 dB HL로 나타났다. 그러나 1,000 Hz 반복 검사에서 오른쪽 귀 반응 역치는 70, 80, 95 dB로 서로 다르게 나타났다. 차폐 골도 검사 가청 역치는 3 PTAs가 33.3 dB HL로 관찰되었다([그림 1-1]).

어음청력검사에서 어음청취역치(speech reception threshold: SRT)는 오른쪽 40 dB HL, 왼쪽 0 dB HL로 나타났다.

☞ 예제 해석 방향

1. 순음청력도에서 위난청으로 확진할 수 있는 근거는?
2. 정서 결핍으로 본 근거는?
3. 위난청으로 최종 결론 내릴 수 있는 추가 평가 도구는?
4. 대상 아동에게 적절할 청각재활은?
5. 문제해결을 위한 다양한 대안 모색 방안은?
6.

♋ 고찰

예제 정보에서는 아동이 '들리지 않는다.'라고 한 표현을 제외하면 청력손실을 의심할 만한 증거를 확인할 수 없다. 그렇지만 가정 및 성장 환경을 고려하면 청력으로 꾀병을 부릴 수 있을 것으로 추정되는 행동들이 관찰되었다.

모든 평가는 평가 도구, 피검자 그리고 검사자의 신뢰도가 중요하다. 평가 도구에서 위난청은 물론, 연령이나 목적이 피검자에게 적절한 것인지 등에 대한 정보가 확보되어 있다. 따라서 각 도구의 신뢰도와 타당도를 미리 알 수 있어서 적절한 도구를 사전에 결정할 수 있다. 또 필요하다면 여러 가지 도구로 평가한 후, 그 결과를 교차 분석할 수 있다. 전문가라면 이러한 요인들을 고려하여 충분히 신뢰도 높은 평가 도구를 선택할 수 있다.

피검자의 요인은 경제적 이익을 추구하거나 신체적 활동을 제한하는 병역 의무, 장애 및 장해 판정, 중복 장애, 신체 및 정신적 협조 능력, 욕구 불만 및 정서적 안정 등에 따라 신뢰도가 크게 달라질 수 있다. 이 예제에서 신뢰도는 부모에 대한 애정 욕구와 정서적 안정 등의 문제로 낮았을 것으로 추정된다.

검사자는 필요한 이론 교육을 이수하였고, 임상 실습 및 관련 전문가의 감독 아래서의 충분한 수련 등을 받았으며 전문가로서 직업윤리와 책임 의식이 투철하다면 신뢰도 있는 결과를 보고할 수 있을 것이다(허승덕, 2015).

위난청에서는 피검자의 신뢰도가 특히 중요하다. 신뢰도는 예제 정보와 검사 결과 비교, 동일 검사의 자체 분석, 검사 간 비교 등으로 평가할 수 있다.

순음청력검사는 피검자의 협조 정도와 반응 결과를 통해 신뢰도를 평가할 수 있다. 협조 정도는 검사 도중 검사자가 관찰하여 보고서에 포함할 수 있다. 반응 결과에서는 1,000 Hz를 반복 시행하여 얻어진 가청 역치를 근거로 평가할 수 있는데, 일반적인 경우 두 번의 검사로 확인된 가청 역치는 차이가 없어야 한다. 그러나 생리학적 측면에서는 5 dB 이내의 오차를 인정하고, 신체·경제적 보상과 이득이 관련되는 경우 10 dB 이내의 오차를 허용한다. 이 예제의 경우 왼쪽 귀의 경우 가청 역치가 일치하였으나 오른쪽 귀의 경우 매회 다르고 그 차이가 25 dB로 크다. 이를 근거로 오른쪽 기도 청력 신뢰도는 낮게 평가할 수 있다.

두 귀 가청 역치의 차이가 이간감약(Interaural Attenuation: IA)보다 크면 나쁜 쪽 귀로 들려준 소리는 잘 들리는 귀로 들을 수 있다. 이간감약은 한 쪽으로 들려준 소리가 반대쪽으로 진행하면서 두피, 외이도, 중이, 두개골 등으로 저항이 서로 다른 매질을 통과하면서 손실된 소리에너지 총량을 말한다(허승덕, 2015). 즉, 검사 과정에서 들려 준 소리가 반대쪽 귀로 전달되면서 약해지는 정도를 말한다. 이간감약의 정도는 헤드폰의 경우 40~50 dB, 삽입형 수화기의 경우 70~80 dB 이상이다. 따라서 비대칭성 난청자에게 헤드폰으로 차폐하지 않고 구한 가청 역치는 40~50 dB 이상의 차이가 생기기 어렵다. 만약 편측 전농이나 두 귀 청력이 이간감약보다 큰 비대칭성 난청에서 피검자 반응이 이간감약 범위에서 나타났다면 두 귀 중 청력이 좋은 귀로 들었다고 판단한다. 이러한 청력을 음영청력(shadow hearing)이라 한다(허승덕, 2015).

이 대상자의 기도 청력은 차폐를 하지 않고 헤드폰으로 검사하였으며, 두 귀 가청 역치의 차이는 1,000 Hz에서 70~95 dB 정도였다. 왼쪽 청력이 정상으로 나타났기 때문에 오른쪽 청력은 심한 청력손실이 있다고 하더라도 이간감약 범위에서 음영청력이 관찰되어야 한다. 결국 70~95 dB HL에 이르는 오른쪽 반응 역치는 실지청력 또는 음영청력으로 보기 어렵고, 피검자의 반응이 정확하지 않은 것으로 판단할 수 있다.

순음청력도에서 기도와 골도의 차이는 중이 임피던스 정합(impedanc matching)과 관련이 있다(허승덕, 유영상, 2004; Martin & Clark, 2015). 임피던스 정합은 공기 중의 소리 에너지를 림프 내부의 수력 에너지로 전달하는 과정에서 청각기관의 매질 저항에 따른 손실을 보상하기 위한 것이다. 이것은 집음에 유리한 고깔 모양의 고막 구조, 추골병으로 고정되어 복원력이 높은 고막에 의한 버클링 효과(buckling effect)와 이소골연쇄의 공유 효과(sharing effect), 고막과 난원창의 면적 차이에 의한 면적 효과, 추골과 침골의 길이 차이에 의한 지렛대 효과(lever effect) 등이 관여한다. 만약 중이가 손상되어 임피던스 정합에 의한 증폭을 기대할 수 없는 경우일지라도 기도 청력손실은 최대 50 dB을 초과하지 않는다. 즉, 기도-골도 차이(air-bone gap)는 50 dB을 넘지 않는다. 이 대상자의 순음청력도에서 기도-골도 차이는 4,000 Hz에서 85 dB에 이르고 있어서 청각생리학적 측면에서 설명이 곤란하며, 이 결과는 낮은 신뢰도의 문제로 판단할 수 있다.

드물기는 하지만 전정도수관 확장 증후군(enlarged vastibular aqueduct sysdrome: EVAS)의 일부에서 50 dB 이상의 기도-골도 차이가 관찰되기도 하는데, 비정상적인 기도-골도 차이는 2,000 Hz 이하의 저음역에서만 나타나고, 고음역에서는 현저하게 줄어든다(허승덕, 2012). 이 대상자는 이와 관련되었을 것으로 추정되는 증거가 관찰되지 않았다. 고음역에서 비정상적인 기도-골도 차이는 헤드폰 수화기 착대로 외이도가 붕괴되는 경우 나타날 수 있으나(허승덕, 유영상, 2004; 허승덕, 2015; Martin & Clark, 2015) 특정 주파수에 국한해서 나타난다.

청각학적 평가는 한두 가지 도구만으로 청각기관과 중추신경계통 청신경 영역 등을 한꺼번에 확인할 수 없다. 따라서 손상이 의심되는 부위 평가에 적절한 도구들을 여러 개 동시에 시행하고, 이들 도구의 결과를 교차 분석하여 청력손실의 원인이 되는 정확한 손상 부위를 확인한다. 청각학적 평가에서는 중이 이미턴스 검사[immittance audiometry, 고막운동성계측과 등골근 반사(stapedial reflex)], 순음청력검사, 어음청력검사(speech audiometry), 이음향방사(otoacoustic emission: OAE), 청성뇌간반응(auditory brainstem response: ABR) 등을 검사하여 교차 분석한다(허승덕, 유영상, 2004; 허승덕 외, 2004; 허승덕 외, 2007; 허승덕 외, 2008).

고막운동도를 통해 중이의 생태에 대한 객관적인 정보를 가장 정확하게 확인할 수 있다. 순음청력검사로 찾아낼 수 없는 많은 중이의 미세한 병변을 높은 비율로 확인할 수 있다. 고막운동도가 정상인 경우 순음청력도가 전음성 난청으로 나타날 가능성은 거의 없다. 이 예제에서 고막운동도는 외이와 고막 상태에 관한 정보가 담긴 외이도 용적, 이소골 관절 상태를 알 수 있는 정적 탄성, 이관의 정상적인 개폐 여부를 추정할 수 있는 중이강 압력 등 모든 변수가 정상인 A형으로 관찰되었다. 따라서 순음청력도는 기도와 골도의 차이가 없는 정상 또는 감각신경성 난청이어야만 한다. 그러나 앞서 고찰한 것처럼 설명할 수 없는 비정상적인 기도−골도 차이는 낮은 신뢰도를 그 원인으로 판단할 수밖에 없다.

이 예제에서 중이 상태를 알 수 있는 것은 순음청력검사와 고막운동도이다. 순음청력검사는 앞서 고찰한 것처럼 믿을 수 없는 기도−골도 차이가 있는 혼합성 난청으로 나타나서 결과를 신뢰할 수 없고, 고막운동도는 정상으로 관찰되었다.

외이도와 중이를 통해 내이에 도달한 소리는 유모세포에서 전기적 변화를 일으킨다. 이 전기적 변화는 대부분 연접을 통해 청신경으로 진행하고, 청신경에 도달한 신호의 전부는 대뇌로만 진행하는 구심성 정보가 된다(Martin & Clark, 2015). 그러나 유모세포에서는 자극 강도에 의존하여 발생한 전기 신호 일부가 청신경으로 진행하지 않고 다시 내이로 빠져나와 정원창을 통해 중이로 누설된다. 이음향방사는 이렇게 중이로 누설되는 신호를 기록하는 검사이다(허승덕, 유영상, 2004; Martin & Clark, 2015).

즉, 이음향방사는 소리를 자극하면 중이를 지나 내이 등 상부 청각기관으로 진행하고, 내이에서 발생한 전기적 흥분이 진행방향과 반대로 누설되어 중이를 통과하고 외이에서 기록되기 때문에 중이 기능은 반드시 정상이어야 한다. 만약 중이 기능이 비정상적인 경우 이음향방사는 기록할 수 없다. 따라서 이음향방사에서 두 귀의 1, 2, 3, 4 kHz 방사음 강도가 모두 정상 범위로 관찰된 결과는 고막운동도의 결과를 지지하며, 중이 상태는 정상 기능을 유지하고 있는 것으로 판단할 수 있다.

이음향방사는 피검자의 가청 역치를 어느 정도 예측할 수 있다. 이음향방사에는 일과성 유발 이음향방사(transient evoked OAE: TEOAE)와 변조 이음향방사(distortion product OAE: DPOAE)가 있다. 만약 방사음 강도가 정상 범위로 기록되면 TEOAE의 경우 어음역에서 민감도가 높으며 가청 역치를 30 dB HL보다 좋은 것으로 판단할 수 있고, DPOAE의 경우 고음역에서 민감도가 더 높으며 가청 역치를 50 dB HL보다 좋은 것으로 판단할 수 있다. 청각선별에 사용되는 검사 중 하나인 GSI 70 automated OAE는 DPOAE 검사이다. 따라서 대상자의 청력은 50 dB HL 이내에서 관찰되어야 한다.

이 외에도 순음청력검사의 3 PTAs와 어음청력검사의 SRT를 비교하는 방법이 있다. 3 PTAs는 세 개의 단일 주파수 순음을 이용하여 검사한 평균이며, SRT는 검사 어음의 자음과 모음이 갖는 다양한 주파수 성분이 포함된 결과이다. 따라서 SRT는 PTAs보다 6~8 dB 정도 낮게 나타날 수 있다. 신뢰도 평가 과정에서 두 역치 차이는 ±10 dB 이내이면 신뢰할 수 있는 것으로 판단한다. 다만, 순음청력도의 어음역에서 가청 역치 차이가 크게 벌어지면 두 역치의 차이도 크게 달라진다. 이 예제에서는 왼쪽만 신뢰도가 양호한 것으로 판단할 수 있다.

대상자의 정확한 가청 역치의 확인을 위해서는 ABR이 필요할 수 있다. 그러나 정서적 지원만으로도 재검사를 통해 신뢰도 높은 결과를 얻을 수 있을 것으로 보인다.

이러한 난청의 원인은 관련 분야 전문가 상담 없이 예단할 수 없다. 그렇지만 대상자가 외동이고, 맞벌이 부모 슬하에서 할머니가 양육하는 등의 성장 환경과 4~5세 시기부터 나타난 손톱 물어뜯기, 눈 깜빡임, 또래와 어울리지 못하고 산만한 것, 배 아프다고 자주 호소하는 것 등을 근거로 정서 결핍의 문제를 원인 중 하나로 추정할 수 있다.

정서 결핍은 주의력 결핍, 과잉 행동, 정서 장애, 또래놀이 상호작용, 학업 수행력 등에 부정적 영향을 줄 수 있어서 정확한 평가와 분석이 필요하다(김민희, 김봉석, 최지영, 2015; 김선숙, 김기현, 2016). 이를 위해 정서 및 심리 전문가 등에게 자문을 구할 필요가 있다.

부모, 친구, 친척들과 긍정적 상호작용 부족으로 정서 결핍의 현상이 나타났을 것으로 보인다. 관련 분야 전문가의 도움을 받아 긍정적으로 자신의 정서적 상황을 표현하고, 타인과 상호작용하는 방법에 대하여 상담해 주며, 일상생활에서 빈번하게 일어나는 갈등 상황 등을 효과적으로 다룰 수 있는 사회적 기술 중재가 필요할 것으로 판단된다. 가족적 지원은 부모가 퇴근 후 아동과 함께 지내는 시간을 늘리고, 이 시간 동안에는 아동의 마음을 읽어 주고 공감하여 정서적 안정을 제공할 필요가 있다.

♋ 남겨진 문제 …

참고 및 추천 문헌

김민희, 김봉석, 최지영(2015). 주의력, 실행 기능, 정서 조절 능력이 주의력결핍 과잉행동장애가 있는 아동, 청소년의 행동 문제에 미치는 영향. 정서 행동장애 연구, 31, 537-551.

김선숙, 김기현(2016). 정서불안 아동과 주의력 결핍 아동의 모래놀이치료 과 정에서 표현된 상처와 치유 주제에 대한 분석. *Family and Environment Research, 54*(6), 631-643.

박정서, 장석진(2017). 집단치료놀이 프로그램이 초등돌봄교실 아동의 정서지능 과 또래 유능성에 미치는 효과. 한국아동교육학회지, 26(1), 231-252.

이현정, 이예진, 신유림(2013). 유아의 부정적 정서성, 주의력 결핍 과잉행동 성향과 또래놀이 상호작용 관계에서 언어능력의 중재영향. *Family and*

Environment Research, 51(4), 395-402.

허승덕(2012). 전정구형난 청력에 관한 연구. 말소리와 음성과학, 4(3), 179-186.

허승덕(2015). 청각학-청각학적 평가와 해석 기초. 서울: 박학사.

허승덕(2016). 보청기 교정 청력 개선 예제 보고. 한국언어청각임상학회 학술대회논
문집.

허승덕(2017). Audible Field를 이용한 인공와우 MAP 검증 예제. 대한치료과학회
지, 9(1), 73-80.

허승덕, 박정홍, 장윤석, 최아현, 김리석, 강명구(2007). 청성뇌간반응 재현성을
이용한 사청 감별. 언어치료연구, 16(3), 1-11.

허승덕, 유영상(2004). 청각학(3판 2쇄). 부산: 동아대학교출판부.

허승덕, 이재명, 박지상, 최아현, 강명구(2008). 객관적 평가를 이용한 과대 난청
평가. 언어청각장애연구, 13(3), 513-523.

허승덕, 황찬호, 장윤석, 김리석, 정동근(2004). 순음청력검사를 이용한 사청 예
측. 언어치료연구, 13(3), 161-170.

Martin, F. N., & Clark, J. G. (2015). *Introduction to Audiology* (12th ed.). 허
승덕 역(2016). 청각학개론(12판). 서울: 박학사.

제2장 어음이해도가 낮은 노인성 난청의 청각선별

홍효성(대구대학교 대학원), 허승덕(대구대학교) *

Chapter 2

Hearing Screening in Elderly with Poor Speech Discrimination Score

☺ 핵심 요약

청력손실은 청각기관의 손상 등으로 소리를 듣는 데 어려움을 느끼는 것을 말하며(오승하, 허승덕, 2016), 주변 소음이나 경쟁 잡음의 유무에 관계없이 대화에 지장을 느낄 수 있다.

노인성 난청은 고령 사회에서 심각한 문제 중 하나이다. 65세 이상 노인의 난청 유병률은 2009년 국민통계 보고 기준 일측성이 남자 14.9%, 여자 19.4%, 평균 17.5%로, 양측성이 남자 30.1%, 여자 23.1%, 평균 25.9%로 각각 보고되고 있다(임현우, 채성원, 2011). 특히 노인의 청력손실은 나이가 10세 증가하면 3배씩 증가하여 50대 2.9%에서 60대 12.1%, 70대 31.7%로 빠르게 증가한다(김동욱, 이태영, 최다혜, 김택영, 문현철,

* 홍효성, 허승덕(2018). 어음이해도가 낮은 노인성 난청의 청각선별. 허승덕(2018). 청각학-프로젝트 기반 청각재활. 서울: 학지사.
  Hong HS; Heo, SD (2018). 청각선별 in Elderly with Poor Speech Discrimination Score. In: Heo, SD (2018). *Audiology-project based audiological rehabilitation*. Seoul: HakJiSa.

2016). 실지로 노인 청각 장애지수(hearing handicap inventory in elderly: HHIE)로 확인한 노인성 난청은 60대 22.2%, 70대 37.2%, 80대 60%로 크게 증가하였고(허승덕, 2017), 보건복지부도 2020년에 이르면 노인성 난청이 65~75세 인구의 25~40%, 75세 이상 인구의 38~70% 정도로 추계하고 있다(국가건강정보포털 질병관리본부, 2016).

노인성 난청은 청각 관련 기능의 노화로 청력 역치가 높아지는데, 전음성, 감각신경성, 대사성(metabolic presbycusis), 와우 전음성으로 나타나고(허승덕, 2017), 와우의 생리학적 특성의 영향으로 고주파수 대역의 청력손실이 크며(Martin & Clark, 2015), 대부분 감각신경성 난청으로 어음이해도가 낮은 특징이 있다(어승근, 김상훈, 2015). 노인성 난청의 성비는 다양한 사회 경제 활동 등과 관련하여 여자보다 남자가 더 많다.

청력손실은 돌발성 난청처럼 빠르게 진행하고 정도가 심하면 난청자나 가족 등 주변 사람들이 쉽게 인지할 수 있다. 그러나 대부분 후천성 및 노인성 난청은 서서히 느리게 진행하여 발견하기 어렵고, 나이가 들어 청력손실 정도가 심해져서 발견하는 경우가 많다. 따라서 이들의 청력손실을 조기에 발견하기 위해서는 청각선별이 필요하다. 우리나라에서 청각선별은 출산 직후 신생아의 경우 국가에서 재정적 지원과 함께 시행하고 있다. 그러나 신생아기 이후 청각선별은 구체적인 프로토콜이 마련되어 있지 않고, 직업적 특성이나 개인의 요구 및 사회적 요청에 의해서만 시행되고 있다(허승덕, 2015a).

체계적 청각선별 프로토콜이 없는 상태에서 난청 조기 발견을 위한 개개인과 전문가 집단의 노력은 중요하다. 우리나라는 무선 인터넷 망, 스마트폰 보급률, 앱 활용률이 매우 높다. 청각선별도 이러한 인프라를 활용한다면 효과적인 청각선별이 가능하며(허승덕, 박찬호, 송병섭, 2017), 실지로도 많은 시도들이 계속되고 있다(박재원 외, 2013; 오승하, 허승덕, 2016; 청각학연구회, 2014; 청각학연구회, 2015; 허승덕, 2016; 허승덕, 2017).

이러한 시도들은 청력손실 유무를 알기 위한 것으로 노인성 난청에서 낮아질 수 있는 어음이해도는 확인하기 어렵다.

어음이해도는 청력손실 정도와 관계없이 의사소통 능력을 예측할 수 있고, 난청의 성질을 판단할 수 있다. 모음과 자음의 서로 다른 음소들은 서로 다른 주파수와 음강도에 분포하고 있어서 청력손실 특성에 따라 어음이해도가 달라질 수 있다(최아현, 허승덕, 2014; 노복임, 허승덕, 2015). 이 외에도 어음이해도는 주변 소음, 잔향 등 음향 환경, 검사 도구의 난이도, 친숙도, 학습 효과 등에 따라 다양한 결과가 나타날 수 있다. 만약 청각선별 도구로 어음이해도 검사를 활용하고자 한다면 이와 관련한 사전 연구 절차를 확인할 필요가 있다. 이 과정에서 청각처리 및 인지와 관련된 오류를 예측(박정인, 허승덕, 2014)할 필요가 있다.

이 예제는 통상적으로 시행하는 출장 청각선별 환경에서 스마트폰 앱을 이용한 어음이해도 선별을 시행한 두 명의 사례를 고찰하여, 이와 관련한 후속 연구의 기초 정보를 제공하고자 한다.

♋ 병력

예제 1.

난청 가족력이 없는 64세 여자이다. 기저 질환으로는 고혈압과 간염이 있어서 약물 치료 중이며, 어깨 통증과 백내장이 있는 것으로 보고하였다. 유소아기 중이염으로 이과적 치료 경험이 있는 것으로 보고하였으나 정확한 병명을 기억하지 못하고 있으며, 청력손실, 이명, 두통, 어지러움 등의 증상은 느끼지 않고 있다. 신체적으로는 왼쪽 어깨가 최근에 자주 아프기 시작하면서, 왼쪽 손의 실행이 점점 늦어지고 있다고 보고하였으며, 청각선별 과정에서도 버튼 조작이 다소 느렸다. 청력 저하를 의심하지는 않았으며, 청력검사는 건강보험 검진 과정에서 한 두 차례 수검한 것으로 보고하였다. 말 음성 특성은 과다한 공명 발성(hypernasality)으로 발화 명료도가 낮아져 있었다.

예제 2.

53세 남자이다. 가족 중에는 어머니가 보청기를 사용하고 있으며, 대상자 본인은 건강보험 검진을 통해 청력검사를 받은 경험이 있는 것으로 보고하였다. 특별한 자각 증상이 없으며, 공사 소음에 장기간 노출된 경험이 있는 것으로 보고하였다. 청력 저하는 자각하지 않고 있으나 시끄러운 곳에서 집중이 어렵고 간간히 되묻는 경우가 있으며 최근에는 TV 볼륨을 크게 하는 경향이 있는 것으로 보고하였다. 이명, 두통, 어지러움 등의 증상은 경험하지 않은 것으로 보고하였다. 자동차 엔진 소리나 라디오 소리를 크게 들으면 귀가 멍멍해져서 많은 불편함이 있다고 한다. 발음이나 언어적 이상 및 인지적 문제는 확인되지 않았다.

⑥ 청각선별

청각선별 검사는 종교 단체에서 제공한 조용한 공간에서 시행하였으며, 소음계(digital sound level meter, RadioShack, USA)로 확인한 소음이 50 dB(A) 이내인 경우에 시행하였다.

청각선별 도구는 고막운동성계측(tympanometry) (GSI 39, Grason-Stadler Inc., USA), 순음청각선별(pure tone screening) (MA-39, MAICO Inc., USA), 앱 기반 어음이해도 검사(application based speech discrimination

score: app SDS) (대구대학교 청각학연구회) 등을 이용하였다. app SDS는
응답자의 반응을 별도의 스마트폰 녹음장치로 녹음하여 필요한 경우 정
밀 분석하였다.

Tympanogram

	Type	Peakpressure		Staticcompliance		Earcanal volume	
LE	A	-15	daPa	0.6	cc	1.1	cc
RE	A	-15	daPa	0.3	cc	1.2	cc

Tympanogram

	Type	Peakpressure		Staticcompliance		Earcanal volume	
LE	A	-65	daPa	0.6	cc	1.8	cc
RE	A	-50	daPa	0.4	cc	2.0	cc

[그림 2-1] 예제 1(위), 예제 2(아래)의 고막운동도

고막운동도는 예제 1의 경우 외이도 용적, 중이강 압력, 정적 탄성 등
이 모두 정상 범위에 있는 A형을 보였다. 예제 2의 경우 외이도 용적이
다소 높았으나 중이강 압력과 정적 탄성이 정상 범위에 있는 A형을 보였
다([그림 2-1]).

순음청각선별에서 가청 역치는 250, 500, 1,000, 2,000, 4,000 Hz의 순
서로, 예제 1의 경우 오른쪽 15, 10, 15, 15, 20 dB HL, 왼쪽 15, 15, 20,
15, 20 dB HL로 모든 주파수에서 정상 범위로 관찰되었다([그림 2-2]의 왼
쪽 순음청력도). 예제 2의 경우 같은 순서로 오른쪽 25, 20, 35, 50, 70 dB HL,
왼쪽 25, 25, 25, 15, 30 dB HL로 관찰되었다([그림 2-2]의 오른쪽 순음청
력도).

app SDS는 두 대상자 모두 일주일 간격으로 재검사를 시행하였다. 예
제 1의 경우 1차 검사에서 오른쪽 60%, 왼쪽 92%로 관찰되었고, 추가 검
사에서 오른쪽 72%, 왼쪽 80%로 각각 관찰되었다([그림 2-3]). 예제 2의
app SDS는 1차 검사에서 오른쪽 40%, 왼쪽 72%로 관찰되었고, 2차 검사

에서 오른쪽 56%, 왼쪽 84%로 각각 관찰되었다([그림 2-3]).

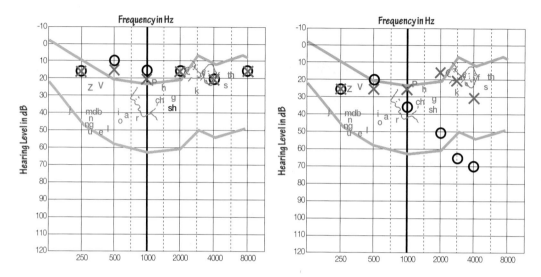

[그림 2-2] 예제 1(왼쪽), 예제 2(오른쪽)의 순음청각선별 결과

	SRT dB HL mask	SRT dB HL mask	SDS % mask dB SL	SDS % mask dB SL
Right			60　　MCL	72　　MCL
Left			92　　MCL	80　　MCL

	SRT dB HL mask	SRT dB HL mask	SDS % mask dB SL	SDS % mask dB SL
Right			40　　MCL	56　　MCL
Left			72　　MCL	84　　MCL

[그림 2-3] 예제 1(위), 예제 2(아래)의 애플리케이션 기반 어음이해도

☞ 예제 해석 방향

1. 고막운동도 결과는?
2. 어음이해도가 검사 환경의 영향을 받아 낮아진 것인지를 구분하는 방법은?
3. 어음이해도가 노화의 영향을 받아 낮아진 것인지를 확인하는 방법은?
4. 선별 도구로써 SDS는?
5.

☞ 고찰

청각선별은 피검자가 평가 기관을 직접 방문하여 시행하는 정밀 검사와 달리 평가 팀이 현장을 방문하여 시행하므로 주변 소음과 장비의 관리가 중요하다. 검사 환경의 소음 수준은 기준 이하로 유지되도록 소음계로 감시하면서 진행하였다. 고막운동도와 순음청각선별은 성능이 충분히 검증되었고 연례 보정을 한 장비를 이용하였으며, app SDS는 난이도와 20대의 젊고 건강한 정상 청력자를 대상으로 사전 검증을 마친 도구를 사용하였다. 따라서 청각선별에서 그 결과가 정상 범위를 벗어나 관찰될지라도 청각선별을 시행한 환경이나 검사 장비에 의한 영향으로 판단하기는 어렵다.

고막운동성계측에서 외이도 용적이 지나치게 높은 경우 고막 천공이 있지만 중이 상태가 건강하다는 것을 의미하고, A형 고막운동도가 관찰되면 외이도 내부 진주종 등을 의심할 수 있다. 예제 2에서 두 귀의 외이도 용적이 높은 A형 고막운동도가 관찰되었으며, 선별 장비의 영향도 있더라도 이에 관한 추가 평가가 필요하다.

이 연구에서 두 예제의 대상자는 두 귀의 어음이해도에서 차이가 있는 것으로 관찰되었다. 이를 검증하기 위하여 일주일 간격으로 피검자에게 보다 친숙한 동일 낱말 목록을 이용하여 재검사를 시행하였다.

예제 1은 순음청각선별에서 두 귀의 가청 역치가 정상 범위에 있었으나 app SDS 성적이 매우 낮았다. 이를 확인하기 위하여 피검자의 응답 음성 녹음 파일을 정밀 분석하였고, 추가 검사를 시행하였다. 정밀 분석과 재검사를 통해 낮은 SDS는 피검자의 과도한 비음 사용 등으로 조음 정확도가 낮은 것을 원인으로 판단하였다.

예제 2는 오른쪽 귀의 고음역에 국한된 청력손실과 낮은 SDS를 고려하여 재검사를 결정하였다. 반복 검사에서 두 귀 각각의 SDS는 오른쪽 16%, 왼쪽 12% 개선되었으나 두 귀 사이의 차이는 유지되었다. 두 귀 각각의 백분율 차이는 25개 낱말 목록을 사용한 이 검사의 경우 의미가 있는 것으로 판단하기는 어렵다(Taylor & Mueller, 2016). 그러나 두 귀 사이의 차이는 1차에서 32%, 2차에서 28%로 여전히 크다. 청력손실 정도에 비하여 지나치게 낮은 SDS는 후미로 병변을 의심하는 경우가 많다. 이 예제는 의학적 평가를 권유하였고, 의료기관 진료가 진행 중이다.

㉡ 기대 효과

청각선별은 청력손실과 함께 다양한 청각학적·의학적 문제 유무를 감별하는 데 도움이 된다. 여기서는 조음 이상으로 어음이해도가 낮았던 1례와 의학적 문제로 추정되는 1례의 app SDS 결과를 분석하고 평가의 의미를 고찰하였다. 청각선별은 여전히 순음을 이용한 듣기 능력(hearing sensitivity)에만 집중하고 있다. 그러나 어음에 대한 이해(인지) 능력은 듣

기 능력만으로 확인할 수 없다. 따라서 SDS를 이용한 청각선별은 다양한
문제들을 발견할 수 있을 것으로 기대된다.

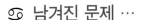 남겨진 문제 …

📏 참고 및 추천 문헌

김동욱, 이태영, 최다혜, 김택영, 문현철(2016). 65세 이상의 한국 성인에서 노인
　　성 난청의 위험 인자 분석: 전쟁 참여 경험이 미치는 영향을 포함하여. 대한임
　　상노인의학회지, 17(2), 68-73.
국가건강정보포털 질병관리본부(2016). 노인성 난청.
　　http://health.cdc.go.kr/health/mobileweb/content/group_view.jsp?curren
　　tPage=1&dp2code=101120000000&dp3code=101102106000&dp4code=&CI

D=2066D21D74

노복임, 허승덕(2015). 보청기 장착 전후 음소 오류. 대한치료과학회지, 7(2), 97-105.

박재원, 홍효성, 백송림, 김재원, 정현, 허승덕(2013). Android App Ling Sound 개발. 재활과학연구, 31(1), 1-15.

박정인, 허승덕(2014). 정상 청력자와 인공와우 이식자의 음절 간 쉼 간격에 따른 어음이해도 비교. 언어치료연구, 23(4), 109-120.

여승근, 김상훈(2015). 노인성난청. 한양대학교 의과대학, 35(2), 78-83.

오승하, 허승덕(2016). 고등학생 청각선별 결과. 재활복지공학논문지, 10(1), 1-7.

임현우, 채성원(2011). 한국 노화성 난청의 현주소. 대한의사협회지, 54(9), 910-917

청각학연구회(2014). Ling 6 Sound Test. https://play.google.com/store/apps/details?id=appinventor.ai_powerjoguh.Ling6

청각학연구회(2015). 순음청각선별(pure tone screening). https://play.google.com/store/apps/details?id=com.chanho.puretone

최아현, 허승덕(2014). 언어 습득 이후 난청 성인 인공와우 이식자의 음소 지각과 오류. 재활복지공학회논문지, 8(3), 223-228.

허승덕(2015a). 유소아 및 청소년 청각선별 결과. 언어치료연구, 24(3), 161-168.

허승덕(2015b). 청각학 청각학적 평가와 해석 기초. 서울: 박학사.

허승덕(2016). 청각선별을 통과한 주간 보호와 언어재활 서비스 수혜 소아의 가청 역치. 재활복지공학논문지, 10(4), 273-278.

허승덕(2017). Hearing Handicap Inventory for Elderly(HHIE)로 확인한 노인성 난청 실태. *Communication Science & Disorders, 22*(1), 170-176.

허승덕, 박찬호, 송병섭(2017). 스마트폰 애플리케이션 기반 청각선별과 설문 청각선별의 비교. 재활복지공학논문지, 11(1), 73-79.

Martin, F. N., & Clark, J. G. (2015). *Introduction to Audiology* (12th ed.). 허승덕 역(2016). 청각학개론(12판). 서울: 박학사.

Taylor, B., & Mueller, H. G. (2016). *Fitting and Dispensing Hearing Aids*. San Diego: Plural Pub Inc.

| 제3장 | 양측 중등도의 대칭성 고음 급추형 감각신경성 난청의 청각재활 |

정영모(지멘스 남부센터), 김성은(서울대학교 병원), 허승덕(대구대학교) *

Chapter 3

Audiological Rehabilitation in Patient with Sharply Sloped Moderate Symmetric Sensorineural Hearing Impaired

♋ 핵심 요약

보청기 사용 만족 정도는 청력손실 정도(degree of hearing loss), 난청 성질(type of hearing loss), 청력도 양상(pattern of audiogram), 어음이해도 (speech discrimination score: SDS) 등에 의해 달라진다. 최근 보청기 기술 은 이러한 요인들에도 불구하고 청력손실을 효과적으로 보상하고, 만족 도를 높이는 데 크게 기여하고 있다.

중등도의 대칭성 고음 급추형 감각신경성 난청에서 저음역 청력과 SDS가 좋고, 누가현상이 있는 경우 보청기는 높은 만족도로 장착할 수 있다. 그러나 보청기 착용으로 발생할 수 있는 폐쇄효과(occlusion effect: OE)로 불편을 느끼게 되는 경우가 흔해서 보청기 만족도를 크게 떨어뜨 릴 수 있다.

* 정영모, 김성은, 허승덕(2018). 양측 중등도의 대칭성 고음 급추형 감각신경성 난청의 청각 재활. 허승덕(2018). 청각학-프로젝트 기반 청각재활. 서울: 학지사.

Jung, YM; Kim, SE; Heo, SD (2018). Audiological Rehabilitation in Patient with Sharply Slop Moderate Symmetric Sensorineural Hearing Impaired. In: Heo, SD (2018). *Audiology-project based audiological rehabilitation*. Seoul: HakJiSa.

OE를 완화하는 방법에는 직경을 크게 한 환기구(vent), 직경을 가늘게 한 도음관(thin tube)이나 개방형 귀꽂이(open dome)를 사용하는 수화기 삽입(receiver in the canal: RIC) 방식의 보청기 등이 있다. 최근에는 3차원 틀(3 Dimensional shell: 3D shell) 제작 기술을 이용한 최적 환기구 제작(SIEMENS의 optivent, PHONAK의 acoustically optimized venting-open: AOV-O)도 OE를 낮추는 데 기여하고 있다.

이 예제는 양측 중등도 대칭성 고음 급추형 감각신경성 난청자에게 3D shell 기술이 적용된 보청기를 양측에 장착하고, 사용자의 주관적 만족도를 알아보고자 한다.

☞ 병력

개인의원을 운영하고 있는 70대 남자이며, 청력손실을 자각하고 있다. 청력손실은 느리게 진행한 노인성 난청으로 추정되며, 느리게 진행되는 청력손실 특성상 일상에서 불편은 느끼지 않는 것으로 보고하였다. 다만, 외래 진료 중 환자의 목소리가 작게 들려 어려움을 느끼고 있었다. 대상자는 진료 시간 동안만이라도 도움을 받기 위해 보청기 사용을 원하고 있었다.

☞ 청각학적 평가

Tympanogram

	Type	Peakpressure	Staticcompliance	Earcanal volume
LE	A	55 daPa	0.9 cc	1.8 cc
RE	A	25 daPa	0.6 cc	1.7 cc

[그림 3-1] 양측 고막운동도

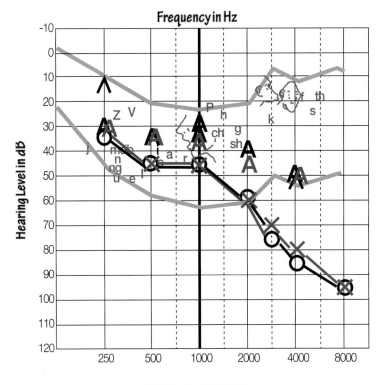

[그림 3-2] 순음청력도

청각학적 평가는 고막운동도(tympanogram), 순음청력검사(pure tone audiogram: PTA), 어음청력검사(speech audiogram: SA)를 시행하였다.

고막운동도는 두 귀 모두 외이도 용적, 정적 탄성, 중이강 압력이 정상 범위에 있는 A형을 보였다([그림 3-1]).

PTA상 3분법 순음청력손실 평균(3 frequency pure tone average: 3 PTAs)이 두 귀 모두 50 dB HL이며, 고음역 손실이 고도 이상인 급추형 대칭성 감각신경성 난청을 보였다([그림 3-2]).

SA상 어음청취역치(speech reception threshold: SRT)는 양쪽 모두 55 dB HL로 3 PTAs와 일관된 결과를 보였고, SDS는 두 귀 모두 88%로 나타났다.

♋ 청각재활(보청기)

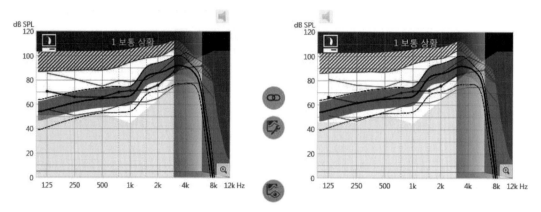

[그림 3-3] 보청기 음향 이득 조절. Siemens 조절용 소프트웨어(Connexx v 8)에서 2 cc 커플러 출력 모드이며, 출력 음압곡선의 입력 음압 강도는 아래로부터 50, 65, 80 dB SPL

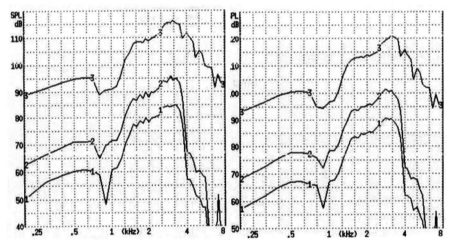

[그림 3-4] 1 cc 커플러를 이용한 오른쪽(좌측 그림)과 왼쪽(우측 그림) 보청기 전기음향 특성 확인. 출력 음압곡선의 입력 음압 강도는 아래로부터 50, 60, 90 dB SPL

보청기는 환경 소리나 가정에서 대화를 들을 수 있고, 과거 보청기 장착 시도 과정에서 느낀 증폭 음향과 귀 막힘 등의 불편으로 우려되는 점, 직업상 상담 등을 위해 제한적으로 사용을 희망하는 점 등을 고려하여 3D shell 기술(SIEMENS의 optivent)을 적용한 비노출 외이도형(completely in the canal: CIC) 보청기(orion)를 추천하였다. 보청기 음향 이득은 호주 국립음향연구소의 NAL-NL 방식으로 조절하여([그림 3-3]) 전기음향 특성을 확인한 후 장착하였다([그림 3-4]). 추가 기능으로는 sound compression, speech and noise management, e Windscreen 등을 적용했고, 별도의 원격조절기로 음량을 ±8 dB 조절할 수 있게 하였다.

장착 초기 교정 청력은 오른쪽 35 dB HL, 왼쪽 38.3 dB HL로 나타났다. 3주 후 시행한 1차 추적에서 전반적으로 만족감을 표시하였고, OE도 느끼지 않은 것으로 보고하였다. 사용자의 보청기 사용 환경과 시간 등을 감시하는 데이터 로깅(data logging)에서도 매일 10~11시간을 사용하고 있는 것으로 확인되었다.

☞ 예제 해석 방향

1. 폐쇄효과 발생 기전은?
2. 3D shell 제작 기술을 이용한 폐쇄효과 개선 정도는?
3. 폐쇄효과 개선 확인 방법은?
4. 추가 기능으로 얻을 수 있는 이득은?
5. 경·중등도 고음 급추형 난청에서 청력손실 보상 전략은?
6.

☏ 고찰

인간은 낮은 주파수부터 높은 주파수까지의 음역(frequency range)과 이들 음역의 작은 소리부터 큰 소리까지의 가청 범위(dynamic range: DR)의 다양한 소리들을 두 귀가 함께 들어야 양이 합산(binaural summation)이나 양이 간섭(binaural interaction) 등을 통해 공간적 차원에서 소리의 방향을 구분할 수 있고, 정확하게 이해할 수 있다.

청력손실이 한 귀에 국한되었다면 소리 위치를 분석하는 능력이 떨어지고, 경쟁 잡음 환경에서 말소리 이해 능력이 떨어진다. 그러나 두 귀의 청력이 비슷하지만 한 귀의 일부 주파수에서 청력이 낮아졌다면 방향 감각의 손실은 적고 경쟁 잡음 속에서 말소리 이해 능력이 저하된다.

일부 음역에 한정된 난청에서 PTAs가 정상 또는 정상 경계선 범위에 있거나 미세 경도 난청 정도이면 가족이나 친구처럼 친한 사람과 조용한 곳에서 대화에 어려움을 느끼지 않을 수 있다. 그러나 친하지 않은 새로운 사람과 대화의 경우 조용한 환경이라도 불편을 느낄 수 있고, 환경 잡음이 있거나 다화자 환경처럼 경쟁 잡음이 있을 경우 친한 사람일지라도 대화에 어려움을 느낄 수 있다.

이 예제와 같은 난청에서 보청기는 교정 청력을 현저하게 개선하는 것보다 보청기 착용에 따른 불편을 최소화하면서 낮은 이득($\frac{1}{3}$이득)으로 시작하는 것이 유리하다.

보청기 사용자의 가장 큰 불편은 보청기 틀 또는 귀꽂이가 외이도를 막아 생기는 밀폐감이다. 이 느낌은 폐쇄효과에 의한 것으로 골도 전도를 통해 외이와 중이로 누설된 소리 에너지가 외이도 바깥으로 빠져나가지 못하고 증강되어 내이로 전달되기 때문이다. 소리 에너지의 증강은 저주파수 성분이며, 틀이나 귀꽂이에 환기구를 만들어 음압을 낮춰 준다(김민성, 허승덕, 2016). 하지만 환기구의 직경이 커질수록 증폭 음향의 되울림

(howling)이 많아지고, 저음역의 실질적 이득이 감소하기 때문에 보청기는 커질 수 있다.

기존의 틀 제작은 다듬기(trimming), 연마하기(waxing), 부품 배치하기(hole filling) 등 대부분의 과정이 수작업이어서 많은 준비 과정이 필요하고, 숙련이 필요하다. 3D Shell 기술은 CAD와 같은 소프트웨어를 사용하여 복잡한 공정을 개선할 수 있다. 또한 보청기 부품들을 가상으로 배치하여 사전확인(collision detection 알고리즘)이 가능하여 최적의 설계가 가능하다. 아울러 환기구의 크기와 모양은 물론 저음역 이득을 충분히 고려하면서 되울림을 제거할 수 있어서 착용감도 개선할 수 있다.

고음역 손실이 큰 난청에서 고음역 보상은 어음 이해를 위해서 중요하다. 하지만 보청기는 외이도를 막아 공명 손실(insertion loss)이 생기기 때문에 고음역 청력손실 보상에 한계가 있다. 귀걸이형(behind the ear: BTE)은 보청기 중에서 이득이 가장 높지만 마이크가 외이도 바깥에 있어서 실질적 이득은 CIC보다 낮을 수 있다. CIC 보청기는 마이크가 외이도 내부에 위치하여 외이 공명 효과를 일부 얻을 수 있고(pop bottle effect), CIC 안쪽 외이도 잔류 용적이 적어서 높은 이득[보일의 법칙(boyle's law)]을 얻을 수 있기 때문이다(허승덕, 2012).

CIC 보청기를 두 귀에 모두 장착한 것은 양이 합산으로 역치 범위의 소리를 3 dB, 역치상 편안한 강도와 매우 강한 소리를 6~9 dB 정도 증강시킬 수 있고, 청신경 뇌간 영역에서 양이 진압 효과(squelch effect) 등 양이 간섭으로 잡음을 억제하고 말소리를 더욱 분명하게 청취하는 데 도움을 줄 수 있다.

보청기 사용자의 불편 중 하나는 보청기 틀이나 귀꽂이가 외이도를 막아 생기는 OE이다. 이를 개선하는 전통적인 방법은 환기구 직경을 크게 하는 것이다. 그러나 환기구는 직경이 커질수록 증폭 음향의 되울림(howling)이 많아지고, 저음역의 실질적 이득이 감소하면서 보청기 크기가 커질 수 있다. 3D Shell 기술을 활용하면 적절한 크기와 모양(optivent) 은 물론 저음역의 이득을 낮추지 않고 되울림을 효과적으로 줄여서 착용 감을 개선할 수 있다. 따라서 3D Shell 기술은 OE와 되울림을 낮출 수 있고, 보청기 틀을 작게 할 수 있으며, 기존의 환기구를 사용하였을 때보다 저음역에서 충분히 여유 있는 이득(headroom)을 얻을 수 있다.

디지털(digital signal processing: DSP) 보청기에는 음향 품질 향상과 사용자 만족도를 높일 수 있는 많은 기능 등이 있다. 되울림 제거(feedback cancellation), 잡음 억제 기능(digital noise reduction: DNR)도 그중 일부이며 보청기 사용자의 만족도를 높일 수 있다. 되울림 제거 기능은 3D Shell 기술과 함께 사용하면 시너지 효과를 얻을 수 있고, 잡음 억제 기능은 사용자 환경의 말소리와 잡음 성분을 관리하면서 잡음 환경으로 변하면 위너 필터(Wiener filter)가 빠르게 작동하면서 신호 대 잡음비를 개선한다 (hearing in noise test 기준 2 dB SNR 이상).

보청기의 다양한 기술 적용에 따른 만족 정도는 보청기에 내장된 데이터 로깅 기술과 스마트폰 기반 청각선별 도구, 설문지 평가 등을 이용할 수 있다. 데이터 로깅은 보청기 사용 시간과 사용 환경을 분석하여 보청기 조절에 도움을 줄 수 있고, 사용 만족도를 평가할 수 있다. 스마트폰 기반 청각선별은 보청기 사용자가 매일 자신의 청각과 보청기 사용 상태를 점검하여 효과적으로 관리할 수 있고, 미세한 변화를 빠르게 확인하여 필요한 경우 전문가의 도움을 받을 수 있다.

설문지 평가 도구들로는 hearing handicap scale (HHS), hearing aid profile inventory (HAPI), 청각장애지수(hearing handicap inventory: HHI), abbreviated profile of hearing aid benefit (APHAB), satisfaction with amplification in daily Life (SADL) 등이 있다.

♋ 남겨진 문제 …

🔊 참고 및 추천 문헌

김민성, 허승덕(2016). 환기구 직경이 실이 음향에 미치는 영향. *Audiology and Speech Research, 12*(4), 204-208.

이인영, 변재용, 김훈, 장명근, 조중생, 차창일(2004). 보청기 착용 환자에서 Satisfaction with Amplification in Daily Life 설문지를 이용하여 평가한 만족도 조사. 대한이비인후과학-두경부외과학회지, 47, 1217-1223.

허승덕(2012). 순수 외이도 공명. 언어치료연구, 21(3), 465-473.

허승덕(2017). Effectiveness of the Hearing Handicap Inventory for Elderly(HHIE) in Measuring the Current State of Presbycusis. *Communication Sciences & Disorders, 22*(1), 170-176.

허승덕, 강명구, 고도홍, 정동근(2004). 이명과 청각민감증을 동반한 편측 고음 급추형 감각신경성 난청의 청각재활. 음성과학, 11(3), 175-180.

허승덕, 김리석, 정동근, 고도홍, 박병건(2004). 가청범위압축방식 보청기의 청각학적 이득에 관한 연구. 음성과학, 11(2), 19-25.

허승덕, 김리석, 정동근, 최아현, 고도홍, 김현기(2005). 편측 인공와우 이식자의 보청기 사용. 음성과학, 12(4), 197-202.

허승덕, 박찬호, 송병섭(2017). 스마트폰 애플리케이션 기반 청각선별과 설문 청각선별의 비교. 재활복지공학회논문지, 11(1), 73-79.

허승덕, 유영상(2004). 청각학(3판 2쇄). 부산: 동아대학교출판부.

Eichner, M., & Meyers, C. (2013). The Vent Effect: New Solution Addresses Challenges When Fitting Custom Instruments. Hearing Review, internet edition
http://www.hearingreview.com/2013/11/the-vent-effect-new-solution-addresses-challenges-when-fitting-custom-instruments/

Katz, J. (2014). *Handbook of Clinical Audiogy* (7th ed.). Baltimore: Lippincott Williams & Wilins.

Martin, F. N., & Clark, J. G. (2015). *Introduction to Audiology* (12th ed.). 허승덕 역(2016). 청각학개론(12판). 서울: 박학사.

Powers, T. A., & Beilin, J. (2013). True Advances in Hearing Aid Technology: What Are They and Where's the Proof? Hearing Review, internet edition
http://www.hearingreview.com/2013/01/true-advances-in-hearing-aid-technology-what-are-they-and-where-s-the-proof-january-2013-hearing-review/

BiCROS 기술을 이용한 고도 이상 감각신경성
난청의 청각재활

정영모(지멘스 남부센터), 허승덕(대구대학교) *

Chapter 4

Audiological Rehabilitation Using BiCROS Technology in Patient with More Than Severe Sensorineural Hearing Loss

♋ 핵심 요약

사람은 두 귀로 도달한 소리의 강도 차이[양이 강도 차이(interaural intensity difference: IID, interaural level difference: ILD)]와 시간의 차이[양이 시간 차이(interaural time difference: ITD), 양이 위상 차이(interaural phase difference: IPD)]를 이용하여 음원의 위치와 방향을 식별할 수 있다. 이러한 현상으로 얻는 이득을 양이 효과(binaural effect)라고 한다.

편측성 난청이나 두 귀 가청 역치 차이가 큰 비대칭성 양측성 난청은 양이 효과를 기대할 수 없거나 매우 낮아서 소리의 방향을 변별하는 데 어려움이 있다. 이 외에도 뇌간 영역에서 잡음을 억제[양이 진압(binaural squelch)]할 수 없어서 경쟁 잡음 환경에서 말소리 이해에도 어려움을 겪는다.

편측성 또는 비대칭성 난청자들의 보청기 사용은 난청이 심한 귀의 교

* 정영모, 허승덕(2018). Bilateral routing of signal 기술을 이용한 고도 이상 감각신경성 난청의 청각재활. 허승덕(2018). 청각학-프로젝트 기반 청각재활. 서울: 학지사.
Jung, YM; Heo, SD (2018). Audiological Rehabilitation Using Bilateral Routing of Signal Technology in Patient with More Than Severe Sensorineural Hearing Loss. In: Heo, SD (2018). *Audiology-project based audiological rehabilitation*. Seoul: HakJiSa.

정 청력이 정상 또는 청력손실이 심하지 않은 귀의 청력(교정 청력)보다 현저하게 낮아서 양이 청취 효과를 기대하기 어려운 경우가 많다.

contralateral routing of signal(CROS) 보청기는 1965년 Earl Hardford 와 Joseph Barry가 고안한 보청기이다. 편측성 난청에서 청력손실이 있는 귀에 송화기를 장착하고 정상 귀에 증폭기와 수화기를 장착하여 청각재활을 하는 보청기이다. 청력이 좋은 귀는 가청 역치가 반드시 30 dB HL 이내로 정상 범위에 있어야 한다. CROS 보청기는 여러 가지 변형이 있으며, BiCROS(bilateral routing of signal), cross CROS, uni CROS, power CROS 등이 있다.

이 예제는 두 귀 가청 역치 차이가 있는 양측 고도 이상의 감각신경성 난청자에게 BiCROS 보청기를 장착한 예이다. 이 예제를 통해 CROS 보청기 사용자의 자기 만족 등 착용 효과 전반을 평가하면서 효과적인 청각재활 방향을 고민하고자 한다.

⑤ 병력

대상자는 개인 사업을 하고 있는 40대 남자이며, 15년 이상 보청기를 사용하고 있다. 청력손실은 느리지만 계속 진행하고 있으며, 현재 사용 중인 보청기가 점점 기능이 약해지고 있고, 내구연한도 다하여 보청기 교환을 위해 방문하였다.

청력손실 정도를 고려하여 인공와우 이식(cochler implant: CI)을 추천하였으나 외과적 수술과 비용 등을 이유로 보청기 사용을 계속하고자 하였다. 보청기도 귀걸이형(behind the ear: BTE)이나 수화기 삽입형(receiver in the canal: RIC)을 추천하였으나 노출에 대한 부담으로 비노출 외이도형(completely in the canal: CIC)을 원하고 있었다.

♋ 청각학적 평가

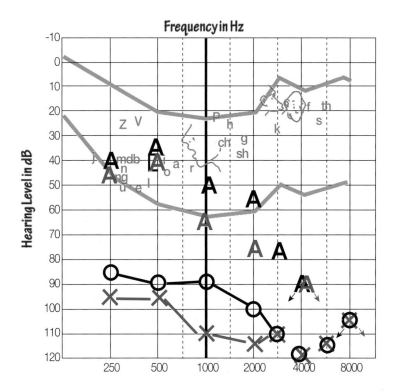

[그림 4-1] 4년 전 추적 당시 보청기의 교정 청력을 포함한 순음청력도

청각학적 평가는 순음청력검사(pure tone audiogram: PTA), 어음청력검사(speech audiogram: SA)를 시행하였다.

PTA는 4년 전 맨 귀와 교정 청력을 확인하였고, 최근 추가로 검사하였다. 4년 전 시행한 PTA에서 3분법 순음청력손실 평균(3 frequency pure tone average: 3 PTAs)은 오른쪽 93.3 dB HL, 왼쪽 106.6 dB HL이었고, 교정 청력은 오른쪽 46.6 dB HL, 왼쪽 60 dB HL으로 관찰되었다([그림 4-1]). 당시에도 난청자는 미용 측면에서 유리한 CIC만을 고집하였고, 이 때문에 청력 개선 효과가 낮았고, 고음역 교정 청력도 중등ㆍ고도 및 고도 이상으로 청력손실 보상에 한계가 많았다. 당시 사용 중이던 보청기의 전기음향 특성은 평균 음향 이득이 양쪽 모두 49 dB, 평균 출력 음압이 오른쪽 123.6 dB SPL, 왼쪽 118.7 dB SPL로 각각 관찰되었다([그림 4-2]).

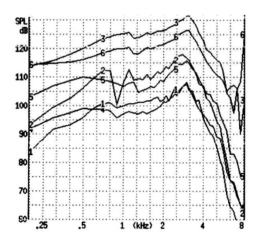

[그림 4-2] 사용 중인 보청기의 1 cc 커플러 전기음향 특성

곡선 1, 2, 3은 오른쪽, 곡선 4, 5, 6은 왼쪽 보청기이며, 입력 강도는 아래부터 50, 60, 90 dB SPL

최근 추적한 PTA에서 3 PTAs는 오른쪽 103.3 dB HL, 왼쪽은 250 Hz 와 500 Hz를 제외한 나머지 주파수에서는 반응이 나타나지 않았다([그림 4-3]).

어음청력검사는 어음청취역치(speech reception threshold: SRT)와 교정 어음이해도(aided speech discrimination score: aided SDS)를 검사하였다.

SRT는 오른쪽 귀의 경우 100 dB HL로 추정되었으나 왼쪽 귀의 경우 최대 자극 강도에서도 반응하지 않았다. 교정 SDS는 오른쪽 귀의 경우 작지만 '들을 만한 수준'이라 표현한 70 dB HL에서 시행하여 72%로 관찰 되었고, 왼쪽 귀의 경우 보청기를 사용하고서도 응답하지 못했다.

현재 보청기의 장착 한계는 사용자도 심각하게 인지하고 있었으며, 새 보청기 사용을 원했다. 보청기는 미용상 불이익을 크게 염려하고 있는 대상자의 심리적 상태를 배려하여 결정하였다. 오른쪽 귀에는 출력 음압이 높은 CIC(Insio 3PX), 왼쪽으로 RIC(Cros Pure)를 이용하여 BiCROS로 장착하였다.

보청기 음향 이득은 Libby 방식으로 조절하였고, 음량은 청력 개선에는 다소 불리하지만 사용자가 요청하여 스마트폰으로 ± 8 dB 범위까지 조절할 수 있도록 프로그램 하였다. 이 외에도 sound compression, speech and noise management, eWindscreen, true ear, sound smoothing 등의 기능이 작동되게 하였다.

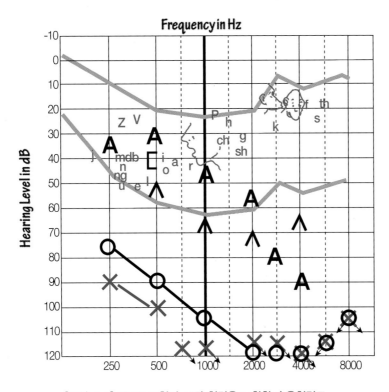

[그림 4-3] CROS 보청기 교정 청력을 포함한 순음청력도

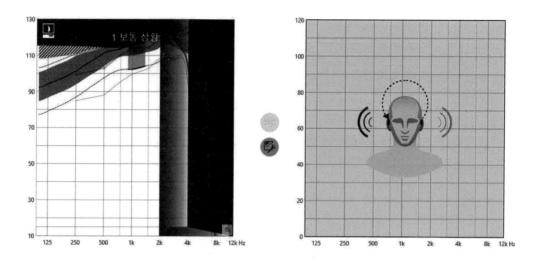

[그림 4-4] 보청기 전기음향 특성

Siemens 보청기 조절 소프트웨어 Connexs ver. 8에서 입력음압을 50, 65, 80 dB SPL(아래부터)로 하여 구한 2 cc 커플러 출력 음압

교정 청력은 오른쪽 귀만을 검사하여 43.3 dB HL로 관찰되었고, 왼쪽은 BiCROS로 청취하게 하였다. BiCROS 착용 상태는 실이 계측(real ear measurement: REM)과 hearing in noise test (HINT)로 평가하였다. 실이 계측은 입사각 45°(CIC를 착용한 오른쪽 귀)와 입사각 270°(RIC를 착용한 왼쪽 귀)에서 각각 구하였다([그림 4-5]). HINT는 신호 대 잡음비(Signal Noise Ratio: SNR)가 2 dB 개선되었다. 사용자의 착용 만족도는 장착 1개월 후 추적에서 두 귀 모두 기존 보청기보다 높게 만족한다고 보고하였다. 그러나 BiCROS는 노출 문제 때문에 제한적으로 사용하는 것으로 보고하였다.

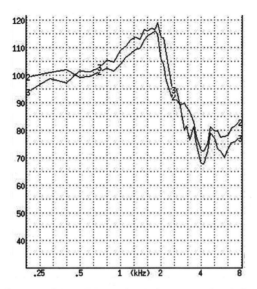

[그림 4-5] 실이 계측을 이용한 CIC(곡선 2)와 BiCROS(곡선 3) 조절 평가

⊙ 예제 해석 방향

1. BiCROS 장단점은?

2. BiCROS 장착 대상은?

3. BiCROS 조절은?

4. BiCROS 착용 평가 및 검증은?

5. BiCROS 사용 시 주의사항은?

6.

⊙ 고찰

보청기는 청력손실을 보상하고, 교정 청력을 정상 범위 또는 정상 범위

가까이 도달하게 하여 말소리 이해와 의사소통을 돕는 것을 목적으로 한다. 그러나 청력손실이 심한 경우 이러한 목적을 도달하기 어렵기 때문에 의사소통에서 다른 감각을 활용하는 데 보조적 목적으로도 사용할 수도 있고, 자동차 경적 등 위험으로부터 자신의 생명을 보호하는 것이 목적일 수도 있다.

보청기 사용 목적 달성을 위해서는 개인 휴대용 보청기, 청각 보조 장치(assist listening device: ALD), 이식형 보청기 등 다양한 장치 등을 단독 또는 함께 사용하여 청력손실 보상 효과를 높이는 것이 중요하다. 그러나 보청기는 난청자가 사용하는 생활물품으로 난청자의 개인적 기호나 취향 등을 존중해야 한다. 이 예제의 경우 교정 청력이 목표에 훨씬 미치지 못하지만 미용 측면의 강한 욕구를 배려하여 CIC를 선택할 수밖에 없었다. 미용의 불이익은 상담으로도 해결하지 못하였으나 BiCROS 사용을 위한 RIC 장착에는 동의하였다.

CROS 보청기에는 BiCROS, cross CROS, uni CROS, power CROS 등이 있다.

BiCROS는 multi CROS라고도 하며, regular BiCROS와 open BiCROS가 있다. 청력이 좋은 귀의 청력이 1 kHz 이상의 음역에서 급격하게 낮아지고 청력손실이 심한 귀가 고도 이상인 난청자를 위해 고안한 것으로 송화기는 두 귀 모두에 있고, 증폭기와 수화기는 청력이 좋은 귀에 장착한다. cross CROS는 청력손실이 심한 경우 생기기 쉬운 소리 되울림을 피하고자 설계한 것으로 두 귀 보청기의 송화기를 반대쪽으로 교차 배치하여 장착하는 방식이다. uni CROS는 두 귀 청력 차이가 큰 비대칭성 양측성 난청자를 위해 고안한 것으로 송화기 하나만을 청력손실이 심한 귀에 배치하고, 증폭기와 수화기는 두 귀 각각에 배치하여 장착하는 방식이다. 귀꽂이는 청력손실이 심한 귀에 외이도를 밀폐하는 표준형을, 청력이 좋은 귀에 개방형을 사용하여 좋은 청력의 일부를 활용할 수 있다. power

CROS는 음향 이득과 출력 음압을 크게 한 것이다.

이 예제 대상자가 사용한 BiCROS 보청기는 자동 프로그램 내장, 지향성 마이크 사용, 디지털 신호 처리 등 최신 기술들이 담겨 있고, 두 방향의 소리를 들을 수 있어서 다양한 환경에서 음성 인지와 SNR 개선을 기대할 수 있다. 양이 청취 이득의 평가는 방향성 검사(directional test), speech in noise test (SPIN), abbreviated profile of hearing aid benefit (APHAB) 등으로도 확인할 수 있다.

청력은 질병이 원인인 경우를 제외하고 손상되면 회복되지 않는 경우가 대부분이라서 보존이 중요하다. 특히 이 예제의 경우 청력손실 진행이 빠르다는 점을 고려하여 건강한 생활과 건강관리, 소음원으로부터 보호, 이독성 약물 복용 주의 등에 대한 교육과 상담을 제공하는 것이 좋다. 아울러 청력은 수시로 감시하여 그 변화에 따라 적절하게 대응할 수 있도록 해야 한다. 청각 보존과 보청기 작동 등의 일상적 점검은 스마트폰을 기반으로 하는 애플리케이션을 추천할 수 있다. 스마트폰 애플리케이션은 매일 아침 또는 저녁 시간 중 보청기를 착용하고 시행하는 것이 좋고, 도구로는 Ling 6 음소 검사나 음장 순음청각선별 등을 추천할 수 있다.

♋ 남겨진 문제 …

참고 및 추천 문헌

허승덕(1994). 보청기 지식 4. 부산: 미도문화사.

허승덕, 유영상(2004). 청각학(3판 2쇄). 부산: 동아대학교출판부.

Dillon, H. (2001). *Hearing aids*. Sydney: Boomerang/New York: Thieme

Hayes, D. (2006). A Practical Guide to CROS/BiCROS Fittings. [online] Audiology Online

http://www.audiologyonline.com/articles/practical-guide-to-cros-bicros-977

Katz, J. (2014). *Handbook of Clinical Audiogy* (7th ed.). Baltimore: Lippincott Williams & Wilins.

Martin, F. N., & Clark, J. G. (2015). *Introduction to Audiology* (12th ed.). 허승덕 역(2016). 청각학개론(12판). 서울: 박학사.

Project Team for Audiology Study Group (PTASG) (2014). Ling 6 Sound Test app.

https://play.google.com/store/apps/details?id=appinventor.ai_powerjoguh.Ling6&hl=ko.

Project Team for Audiology Study Group (PTASG) (2015). Pure tone screening app.

https://play.google.com/store/apps/details?id=com.chanho.puretone&hl=ko.

| 제5장 | 아날로그 보청기 장기 사용자의 디지털 보청기 사용 |

이제현(인제대학교 부산백병원), 허경욱(인제대학교), 허승덕(대구대학교) *

Chapter 5

Use of Digital Signal Processing Hearing Aid in Long Term Analog Hearing Aid User

⊙ 핵심 요약

1990년대 후반 디지털 보청기가 대중화되면서 아날로그 보청기를 빠르게 대치하고 있다. 실지로 디지털 보청기가 나온 이후 아날로그 보청기는 지속적으로 감소하고 있고, 현재 보청기 시장에서 아날로그 보청기는 1% 미만을 차지하고 있다(김수현, 송현주, 2015). 또한 대부분의 보청기 회사는 아날로그 보청기를 생산하지 않고 있다.

디지털(digital signal processing: DSP) 보청기는 아날로그 보청기에 비해 교정 가청 역치의 개선, 소리의 편안함, 조용한 곳 및 잡음하에서의 어음 분별력, 방향성 등에 있어서 우수한 장점이 있다. 또한 출력 음향 특성을 여러 개의 대역으로 나누어 조절할 수 있어서 복잡하고 다양한 청력손실을 적절하게 보상할 수 있다.

---

* 이제현, 허경욱, 허승덕(2018). 아날로그 보청기 장기 사용자의 디지털 보청기 사용. 허승덕(2018). 청각학-프로젝트 기반 청각재활. 서울: 학지사.

Lee, JH; Heo, KW; Heo, SD (2018). Use of Digital Signal Processing Hearing Aid in Long Term Analog Hearing Aid User. In: Heo, SD (2018). *Audiology-project based audiological rehabilitation*. Seoul: HakJiSa.

다음 예제를 통해 아날로그 보청기를 장기간 사용한 보청기 사용자의 DSP 보청기에 대한 사용자의 인상과 청각학적 재활에서 고려할 점을 고찰해 본다.

♋ 병력

대상자는 건강한 부모 사이에서 출생한 28세 남자이다. 초등학교 입학하면서 듣는 데 지장을 느끼고 이과학적 진료와 청각학적 평가를 받았다.

당시 평가는 고막운동도, 순음청력검사, 청성뇌간반응 등을 받은 것으로 기억하며, 결과는 양측 50 dB HL 정도의 감각신경성 난청으로 확인되었다. 조음과 언어 및 의사소통 능력에서 지연이 나타나지 않아 언어 습득기 이후 청력손실이 발생한 것으로 추정하였다.

보청기는 대상자가 축구나 농구와 같은 구기 종목의 운동을 좋아하고, 청력손실 보상과 대화 및 학습 등을 위하여 왼쪽에 외이도형(in the canal: ITC) 사용을 결정하였다. 오른쪽 보청기는 고학년으로 승급하면서 11세에 프로그램방식(analog controlled programmable) 비노출 외이도형(completely in the canal: CIC)을 장착하였다. 보청기 사용은 다양한 측면에서 긍정적인 효과를 얻고 있는 것으로 보고하였다. 이후 12세에 오른쪽도 CIC로 교환하였고, 최근 보청기 수명이 다하여 왼쪽을 CIC형 6 채널 DSP 보청기로 교환하였다. 왼쪽 DSP 보청기는 출력 음압이 낮은 점을 불편으로 호소하고 있다.

청각학적 평가와 보청기 상태 등의 점검을 위하여 연 1회 정기적으로 추적하고 있었다. 추적 과정에서 청력은 안정적으로 유지하였고, 보청기는 정상적인 출력 상태를 유지할 수 있도록 잘 관리하였다.

♋ 청각학적 평가

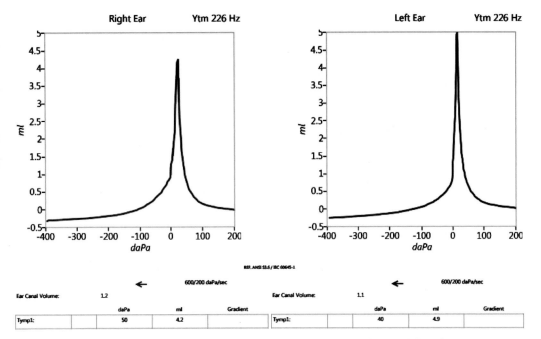

[그림 5-1] 양측 고막운동도(왼쪽으로부터 차례로 오른쪽과 왼쪽 고막운동도)

청각학적 평가는 고막운동성계측(tympanometry), 순음청력검사(pure
tone aduiometry: PTA), 어음청력검사(speech audiometry: SA), 청성뇌간반
응(auditory brainstem response: ABR) 등을 시행하였다.

고막운동성계측에서 표준 고막운동도(tympanogram)는 정적 탄성이 오
른쪽 4.2 cc, 왼쪽 4.9 cc로 두 귀 모두 Ad형을 보였으나([그림 5-1]) 이학
적 검사에서는 특별한 병리는 관찰되지 않았다. Ad 고막운동도가 이소골
등 중이 병리와 관련 여부를 확인하기 위하여 226 Hz, 678 Hz, 1,000 Hz의
다중 주파수 고막운동도(multifrequency tympanogram: MF tympanogram)
([그림 5-2])와 admittance (Y), susceptance (B), conductance (G)의 다중
성분 고막운동도(multicomponent tympanogram: MC tympanogram) ([그림

5-3])를 검사하였고, 자극 주파수를 200 Hz부터 2,000 Hz까지 변화시켜 중이 공명주파수를 확인하였다([그림 5-4]).

다중 주파수 고막운동도는 두 귀 모두 A형으로 관찰되었다. 고주파수 자극음에서 정점이 두 개로 관찰된 경우 정점 사이의 간격이 좁고 최대 탄성을 보이는 중이강 압력이 대기압 범위에서 관찰되어 중이 병변이 없는 것으로 판단할 수 있다([그림 5-2]).

다중 성분 고막운동도는 두 귀 모두 정점이 대기압에서 관찰되는 3Y3B3G로 중이 병변을 배제할 수 있었다([그림 5-3]).

연속 주파수 고막운동도로 확인한 중이 공명 주파수는 오른쪽이 810 Hz, 왼쪽이 760 Hz로 경계선에 걸친 정상 범위로 관찰되었다([그림 5-4]).

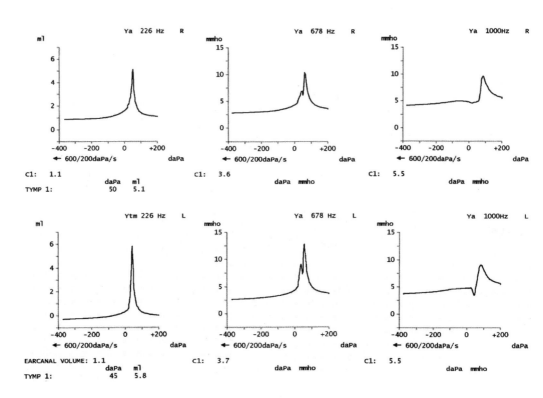

[그림 5-2] 오른쪽(위), 왼쪽(아래) 다중 주파수 고막운동도

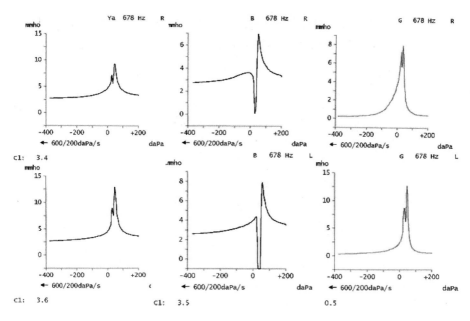

[그림 5-3] 양측 다중 성분 고막운동도

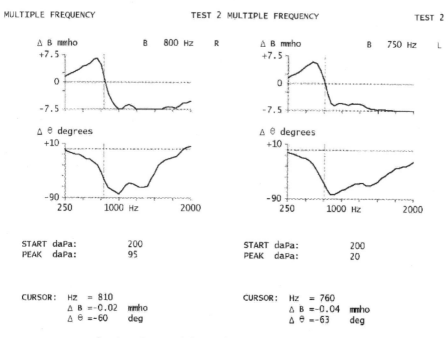

[그림 5-4] 오른쪽(좌), 왼쪽(우) 연속 주파수 고막운동도

　　순음청력검사에서 3분법 청력손실 평균(3 frequency averages: 3 PTAs)
은 양측 모두 55 dB HL로 수평형 청력도를 가진 대칭성 감각신경성 난청
을 보였다([그림 5-5]).

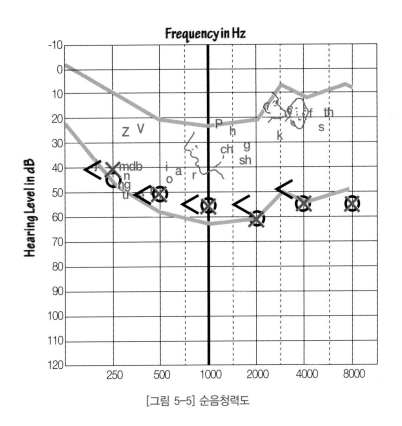

[그림 5-5] 순음청력도

　　어음청력검사에서 어음청취역치(speech reception threshold: SRT)는 두
귀 모두 55 dB HL이었고, 어음이해도(speech discrimination score: SDS)는
두 귀 모두 100%로 관찰되었다([그림 5-6]).

	SRT dB HL mask	SRT dB HL mask	SDS % mask dB SL	SDS % mask dB SL
Right	55		100 Un masked 35	
Left	55		100 Un masked 35	

[그림 5-6] 어음청력검사

ABR은 역치가 두 귀 모두 60 dB nHL로 관찰되었고, 역치 이하의 강도
에서 잠복시간이 급격하게 소실되는 'L'형 입출력 특성이 관찰되었다([그
림 5-7]).

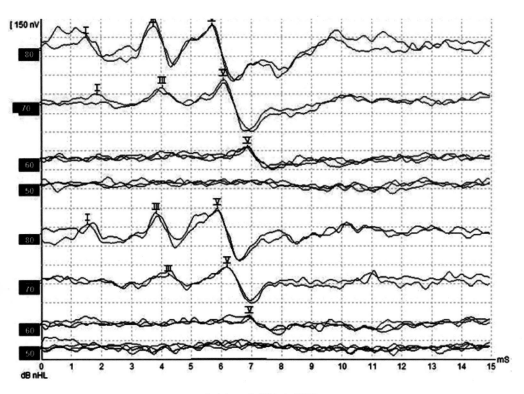

[그림 5-7] 청성뇌간반응

　　보청기는 장착 당시 최대 음향 이득 평균 31 dB, 고주파수 최대 음향
이득 평균 33.3 dB, 최대 출력 음압 105 dB SPL로 각각 결정하였다. 압
축비는 250 Hz, 500 Hz, 1 kHz, 1.5 kHz, 2.5 kHz, 5 kHz의 순서로 각각
1.8:1, 1.8:1, 1.8:1, 1.2:1, 1.1:1, 1.1:1로 하였다([그림 5-8]). 재조절한 보
청기를 사용하여 구한 교정 3 PTAs는 25 dB HL이었다([그림 5-9]). 재조
절한 이후 말소리와 주변 환경 소리의 인지는 이전보다 개선되었으나 크
기가 전반적으로 작은 것으로 보고하였다.

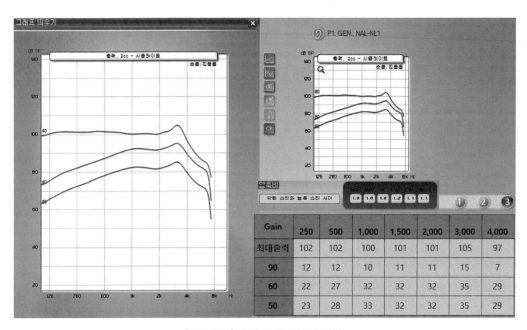

Gain	250	500	1,000	1,500	2,000	3,000	4,000
최대출력	102	102	100	101	101	105	97
90	12	12	10	11	11	15	7
60	22	27	32	32	32	35	29
50	23	28	33	32	32	35	29

[그림 5-8] 왼쪽 보청기 조절 화면

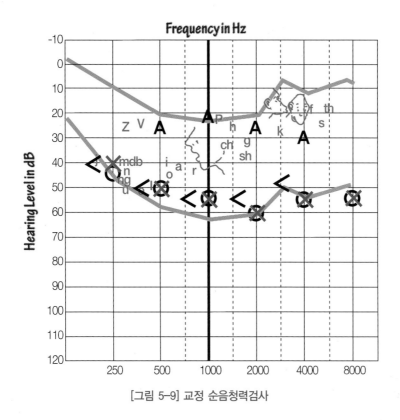

[그림 5-9] 교정 순음청력검사

♋ 예제 해석 방향

1. 높은 정적 탄성은 중이 병변과 관련이 있는가?

2. CIC 보청기 장점은?

3. 아날로그 보청기와 비교한 DSP 보청기의 장점은?

4. 이 예제에서 사용만족도가 크게 개선된 이유는?

5. 왼쪽 불만 개선 대책은?

6.

☙ 고찰

청력손실에 대한 청각학적 재활에서 가장 중요한 문제는 의학 및 외과학적 치료대상이 아니라는 판단을 내리는 것이다. 청각학적 평가는 구체적이고 정확한 난청 원인을 평가하기 위하여 여러 개의 평가를 동시에 시행하거나 추적하면서 시행하여 교차 분석하는 것이 중요하다. 전음성 난청 요인이 존재하는지 여부를 판단하는 것은 중요하다. 이 예제의 경우 순음청력검사는 감각신경성 난청으로 판단할 수 있다. 그러나 고막운동성계측에서 외이도 용적과 중이강 압력이 정상 범위에 있으나 정적 탄성이 오른쪽 4.2 cc, 왼쪽 4.9 cc로 비정상적으로 높은 Ad형 고막운동도가 관찰되었다. Ad형 고막운동도는 이소골 연쇄의 탈구 등을 의심할 수 있다. 중이의 병리는 순음청력검사보다 이미턴스 검사가 현저하게 높은 민감도를 가진다.

이 예제는 다중 주파수 및 다중 성분 고막운동도와 연속 주파수 고막운동도를 통해 일부 Ad형 고막운동도에서 관찰될 수 있는 이소골 병리를 배제하였고, 객관적 평가인 ABR에서 자극 강도에 따른 잠복시간의 변화를 통해서도 중이 병리를 배제하였다.

대상자는 육체적 활동이 많은 축구, 농구와 같은 운동을 즐겨 하고 있어서 보청기는 귀걸이형보나 주문형 귀속형이 유리하다. 주문형 귀속형 보청기는 외이형(in the ear: ITE)처럼 크기가 클수록 지향성 송화기(directional microphone) 등 다양한 기술을 접목할 수 있고, 출력을 높일 수 있으나 소리 되울림과 미용 측면에서 불리하다. 보청기 크기는 ITC나 CIC로 갈수록 크기가 작아 이개의 집음 효과를 기대할 수 있으며, 보청기 삽입 후 외이도 내부 잔류 공간 용적이 작아 낮은 출력으로도 높은 이득을 얻을 수 있고 미용 측면에서 유리하다.

DSP 보청기의 주관적 만족 정도는 아날로그 보청기와 맹검법(blinded

study)으로 비교하여 차이가 없다는 보고도 있다(Bille, 2009). 그러나 DSP 보청기는 가청 범위(dynamic range: DR)가 좁거나 가청 역치와 DR이 주파수마다 크게 다른 경우 효과적으로 소리를 처리할 수 있고, 압축비를 달리할 수 있으며, 신호 대 잡음비(signal-to-noise ratio: SNR)가 높아 역치상 소리 크기에 대한 청취감을 개선할 수 있다. 아울러 위상 상쇄(phase cancellation) 등의 기술 등을 이용하여 피드백(acoustic feedback, howling)을 효과적으로 억제할 수 있다. 피드백 억제 기술은 환기구(vent) 크기를 다양하게 할 수 있어서 보청기 사용자가 폐쇄효과(occlusion effect: OE)로 자신의 음성을 크게 듣는 불편을 개선하는 데도 유리하다. 방향성 송화기의 감도를 자동 조정(adaptive directional microphone)할 수 있어서 주변 잡음 크기가 수시로 변하거나 다화자 환경에서 높은 SNR을 가진 말소리를 들을 수 있다. 이들 기술을 적용한 DSP는 사용자 조절을 필요로 하지 않는 장점이 있다. 특히 DSP 보청기는 필터링, 증폭, 압축 등의 작업을 청각처리와 유사한 형태로 구현할 수 있어서 주의력, 기억, 언어 등의 인지적 처리에도 유리하며(Pichora-Fuller & Singh, 2006), 소음 환경, 압축, 어음 듣기, 성능 만족 설문(hearing aid performance inventory: HAPI) 등에서 개선된 결과가 나오기도 하였다(Humes & Christensen, 1999).

　DSP 보청기 장착 초기에 소리 크기가 다소 작았다는 불만은 아날로그 보청기 출력방식과 관련이 있을 것으로 추정된다. 이 문제는 개선된 교정 가청 역치를 근거로 수 주 정도 관찰한 후 계속되면 소리에 대한 역치상 크기 균형(loudness growth function)을 평가한 후, 강음(loud tone) 출력을 올려 줄 필요가 있다. 전반적으로 크기가 작다는 문제는 대개의 경우 새로운 소리에 적응되어 불만을 느끼지 않기도 한다. 실지로 사용을 계속할수록 경쟁 잡음 환경이나 음악 감상에서 부드럽게 듣기 좋다고 보고하였다. 듣기 만족도 향상은 압축비를 각각의 채널마다 달리해서 추가 수정하여 청감을 배려할 수 있다.

♋ 남겨진 문제 …

📷 참고 및 추천 문헌

김수현, 송현주(2015). 보청기(hearing aid) 국내외 시장분석. 보건산업 브리프 의료기기 품목시장분석 Vol 24. 청주: 한국보건산업진흥원.

허승덕, 유영상(2004). 청각학(3판 2쇄). 부산: 동아대학교출판부.

허승덕, 이제현, 전성민, 김인아(2010). 이개 크기에 따른 이개강 공명. *Communication Sciences and Disorders, 15*(1), 107-113.

Bille, M. (2009). Clinical study of a digital vs an analogue hearing aid. *Scandinavian Audiology, Volume 28*, 127-135.

Martin, F. N., & Clark, J. G. (2015). *Introduction to Audiology* (12th ed.). 허승덕 역(2016). 청각학개론(12판). 서울: 박학사.

Humes, L. E., & Christensen, L. (1999). A Comparison of the Aided Performance and Benefit Provided by a Linear and a Two-Channel Wide

Dynamic Range Compression Hearing Aid. *Journal of Speech, Language, and Hearing Research,* Vol. 42, 65-79.

Pichora-Fuller, M. K., & Singh, G. (2006). Effects of Age on Auditory and Cognitive Processing: Implications for Hearing Aid Fitting and Audiologic Rehabilitation. *Trends In Amplification, 10* (1), 29-59.

제6장 난청 성질이 다른 양측성 난청의 보청기 사용

이제현(인제대학교 부산백병원), 허승덕(대구대학교) *

Chapter 6

Use of Hearing Aids in Different Type of Hearing Loss Between Both Ears

♋ 핵심 요약

청력손실은 난청 원인이 청각기관 손상 부위에 따라서 전음성 난청(conductive hearing loss: CHL), 감각성 난청[sensory hearing loss, 미로성 난청(cochlear hearing loss)], 신경성 난청[neural hearing loss, 후미로성 난청(retrocochlear hearing loss)], 혼합성 난청(mixed hearing Loss: MHL) 등으로 구분한다. CHL은 외이와 중이의 손상으로 발생한 청력손실이며, 내이 기능이 정상이어서 소리만 키워 주면 어음명료도는 저하되지 않는다. 감각성 난청은 와우 손상으로, 신경성 난청은 말초신경계(peripheral nervous system) Ⅷ 뇌신경인 청신경 손상으로 발생한 청력손실을 말하는데, 이들 난청은 추가 검사로 구분하지 못한 경우 감각신경성 난청(sensorineural hearing loss: SNHL)으로 분류한다.

---

* 이제현, 허승덕(2018). 난청 성질이 다른 양측성 난청의 보청기 사용. 허승덕(2018). 청각학-프로젝트 기반 청각재활. 서울: 학지사.
Lee, JH; Heo, SD (2018). Use of Hearing Aid in Different Type of Hearing Loss Between Both Ears. In: Heo, SD (2018). *Audiology-project based audiological rehabilitation*. Seoul: HakJiSa.

청력손실은 난청 성질과 무관하게 의학적 판단이나 치료가 필요한 경우 반드시 미리 시행하여야 한다. 의학적 처치가 필요한 난청은 일부 SNHL와 대부분의 CHL 및 MHL이다. 청력손실은 의학적, 외과적 처치를 마친 후에도 회복되지 않는 경우가 많고, 이러한 경우 청력손실 보상을 위하여 보청기가 필요하다. 보청기 효과는 청력손실의 정도가 비슷한 경우 CHL, MHL, 감각성 순으로 보청기 효과가 좋고, 신경성 난청의 경우 청각피로(auditory fatigue) 현상 등과 관련하여 매우 낮다.

청력손실이 두 귀 모두에서 발생한 경우 보청기를 양측으로 장착하면 방향성이 개선되고 신호 대 잡음비(signal-to-noise ratio: SNR)가 2~3 dB SNR 정도 향상될 수 있어서 유리하다(Palmer & Ortmann, 2005). 그러나 난청 성질이 다른 경우 청력손실 정도와 가청 범위(dynamic range: DR), 어음이 해도(speech discrimination score: SDS) 등이 크게 차이 날 수 있어서 장착이 곤란한 경우도 있다.

이 예제는 난청 성질이 다른 양측성 난청의 한 귀 보청기 장착 사례를 살펴보고, 이러한 경우 청각재활에 대하여 고찰하고자 한다.

♋ 병력

대상자는 소음이 비교적 많은 자동차 정비소에서 정비사로 일하고 있는 56세 남자이다. 귀 질환을 앓거나 청력손실을 가진 가족은 없으나 5년 전 대상포진(Herpes Zoster)을 앓은 후 오른쪽 청력손실이 발생한 것으로 보고하였다. 왼쪽은 최근 고막 손상으로 청력손실이 발생하였고, 의학적 치료를 받은 후에도 회복되지 않은 것으로 보고하였다.

⑤ 청각학적 평가

청각학적 평가로는 순음청력검사(pure tone aduiometry: PTA), 어음청력검사를 시행하였다.

PTA상 오른쪽 청력손실은 3분법 청력손실 평균(3 pure tone averages: 3 PTAs)이 83.3 dB HL인 수평형 감각신경성 난청이었다. 왼쪽 3 PTAs는 기도가 68.3 dB HL인 완만한 하강형이었고, 골도가 23.3 dB HL이며 고음역 손실이 있는 MHL로 확인되었다([그림 6-1]).

어음청력검사상 어음청취역치(speech reception threshold: SRT)는 오른쪽 80 dB HL, 왼쪽 65 dB HL이었고, SDS는 오른쪽 28%, 왼쪽 84%로 각각 관찰되었다([그림 6-2]).

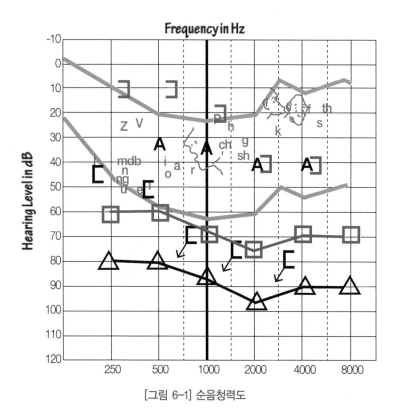

[그림 6-1] 순음청력도

Intensity	Spondee				Response(%)
100 dB HL	연필 O	노래 X	거울 **겨울**	단추 O	50 %
90 dB HL	마음 X	바다 O	안경 O	사람 **사랑**	50 %
80 dB HL	친구 O	장갑 X	편지 O	양말 **양면**	50 %
70 dB HL	수도 X	하늘 X	그림 X	밥통 X	0 %
75 dB HL	시간 X	아들 X	비누 X	달걀 X	0 %

Intensity	Spondee				Response(%)
90 dB HL	수도 O	하늘 O	그림 O	밥통 O	100 %
80 dB HL	전화 O	글씨 O	우유 O	고향 O	100 %
70 dB HL	신발 O	땅콩 X	기차 O	동생 O	75 %
60 dB HL	머리 X	약국 X	눈물 X	과자 X	0 %
65 dB HL	꽃병 O	점심 O	학교 O	책상 O	100 %

Phonetically Balanced Word list (함태영)

Rt 귀 딸 안 침 구 편 양 잔 물 개 산 역 돈 김 너
　 기 X X 지 　 X 　 자 X 　 사 X 도 　 X
　 끝 은 팔 짐 도 입 색 붓 목 비 　 **28%@20dB SL**
　 X X 발 지 　 인 시 X

Lt 담 월 금 정 요 활 손 법 틀 소 눈 말 형 군 시
　 　 　 전 　 　 선
　 자 책 설 밭 혀 돌 적 강 날 키 　 **84%@35dB SL**
　 　 밥 　 　 간

※ Open Set, Only Hearing

[그림 6-2] 어음청력검사

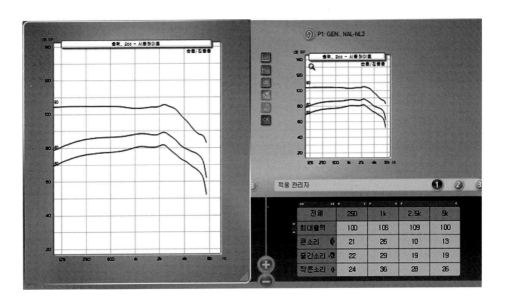

[그림 6-3] 보청기 조절(1st stage fitting) 화면

보청기는 청력손실 정도와 SDS를 고려하여 오른쪽 장착의 한계를 설명하였고, 왼쪽 사용에 따른 한계와 기대치를 상담하였다. 귀걸이형 (behind the ear: BTE) 후보 보청기를 이용하여 두 귀에 교대로 체험한 후 왼쪽 사용을 결정하였다.

보청기는 외이형(in the ear: ITE)으로 장착하였다. 장착 시 최대 음향 이득은 36 dB, 최대 출력 음압은 109 dB SPL로 각각 결정하였다. 이 보청기를 사용한 교정 청력은 3 PTAs로 36.7 dB HL이었다. 보청기 사용 후, 주변 소리 듣기와 말소리 이해는 곧바로 도움을 느끼는 것으로 보고 하였으나 자신의 목소리는 다소 울린다[자성강청(autophonia)]고 호소하였다.

♋ 예제 해석 방향

1. 대상포진이 감각신경성 난청을 유발할 수 있는가?
2. 고막 천공만으로 중등 고도의 혼합성 난청을 유발할 수 있는가?
3. 양측 보청기 사용을 검토하는 경우 필요한 검사는?
4. 만약 오른쪽 어음이해도가 이해에 곤란을 느끼지 않는다면 오른쪽 장착이 가능한가?
5. 이 외에 가능한 보청기 재활 방법은?
6. 보청기 사용에 한계가 많다면 다른 대안은?
7.

☜ 고찰

대상포진은 감각신경의 신경절(ganglion)을 감염시킨 수두 대상포진 바이러스가 잠복하였다가 재발하면서 나타나는 질병이다. 증상은 발진과 물집이 생기고, 통증이 함께 나타난다. 합병증으로는 신경통, 척수염, 신경마비, 결막염, 각막염 등으로 다양하게 나타나며, 람세이 헌트 증후군(Ramsay Hunt Sindrome)에서 청력손실과 안면마비 등이 생길 수 있다(Opstelten, 2008).

외상 후 고실 내 혈종이나 고막 천공이 발생한 전음성 난청은 보통 2개월 이내에 혈종이 흡수되고 천공이 치유되면서 청력도 자연 회복되는 경우가 많다. 그러나 전음성 난청이 2개월 이후에도 지속되면, 고실 내 혈종의 조직화, 추골 및 등골 고착 등 이소골 운동 장애, 두상돌기 위축, 이소골 탈구 등을 의심할 수 있다(Does & Bottema, 1965). 또 두개골 골절이 없는 두부 외상은 56% 정도가 청력손실을 동반하고, 청력손실은 전음성 및 감각신경성이 모두 나타날 수 있는데, 일반적으로 감각신경성 난청 비율이 훨씬 높게 나타난다(Griffiths, 1979). 전음성 난청은 질병 치유와 청력 개선 목적의 의학 및 외과적 시술이 가능한 경우가 많다. 따라서 이에 대한 평가가 반드시 선행되어야 하고, 시술 후에도 청력손실이 개선되지 않거나 남아 있다면 보청기를 사용하여 의사소통에 도움을 받는 것이 좋다.

SDS는 25개 낱말을 사용하는 경우 80% 이상이면 불편을 느끼지 않고, 65~80% 정도이면 다소 불편을 느낄 수 있는 수준이다. 전음성 난청은 대부분 SDS가 80% 이상으로 정상 범위에 있어서 보청기 사용 만족도가 높다. 이 예제의 경우도 보청기 사용을 결정한 왼쪽 귀 SDS는 84%로 정상 범위에 있다.

고도 이상 청력손실은 보청기 이득에 한계가 있어서 청력 교정에 한계가 있다. 특히 고음역은 외이도가 보청기에 의해 막히기 때문에 삽입 손실(insertion loss)이 발생하여 보청기 음향 이득(acoustic gain)에 비해 작동 이득(functional gain)이 낮다. 이러한 한계로 교정 청력은 더 낮아진다. 다행히도 이 예제의 경우 고음역 교정 청력은 양호하게 관찰되었다. 이 예제처럼 청력이 난청자 주관적 관점에서 개선이 있고, 어음 이해에도 긍정적 도움을 받았다고 할지라도 교정 청력의 정도가 여전히 낮고, 이마저도 한 귀로만 듣기 때문에 한계가 있다. 이 외에도 난청자는 소리의 공간적 위치를 파악하기 어렵고 경쟁 잡음 속에서 말소리를 이해하는 데 곤란을 느낄 수 있다. 이를 개선하기 위해서는 두 귀에 모두 보청기를 사용하는 것이 좋으나 오른쪽 귀 청력손실 정도나 어음 이해도가 양이 청취 효과를 기대하기 어려운 정도이다. 이와 같이 두 귀의 난청 성질이 다르고, 어음 이해에 불균형이 있는 비대칭성 난청의 경우 음영청력(shadow hearing)을 이용하는 두개골 내부 CROS(intra-cranial contralateral routing of signal) 보청기를 사용하는 것도 도움이 될 수 있다.

이 예제는 보청기를 이용한 청력손실 보상에는 한계가 있을 수밖에 없다. 당장의 평가 결과만으로 결정하기에는 무리가 있지만 듣기에 불편을 느끼는 정도가 계속 나빠진다면 중이 이식기(middle ear implant), 골도 이식기(bone anchored hearing aid), 와우 이식기(cochlear implant)와 같은 이식형 보청기(implantable hearing aid)를 고려할 수 있다. 이식형 보청기는 청력 개선 효과가 크고, 가청 범위를 넓게 할 수 있으며, 증폭음의 되울림(howling)과 폐쇄효과 등이 생기지 않는 등의 장점이 있다(이규엽, 2015).

♋ 남겨진 문제 …

참고 및 추천 문헌

이규엽(2015). 이식형 보청기. *Journal of Clinical Otolaryngology, Head and Neck Surgery, 26*, 147-153.

허승덕(1994). 보청기 지식 4. 부산: 미도문화사.

Does E. S., & Bottema, T. (1965). Posttraumatic conductive hearing loss. *Archives of Otolaryngology, 82*, 331-340.

Griffiths, M. V. (1979). The incidencce of auditory and vestubular concussion following minor head injury. *The Journal of Laryngology and Otology, 93*, 253-265.

Martin, F. N., & Clark, J. G. (2015). *Introduction to Audiology* (12th ed.). 허승덕 역(2016). 청각학개론(12판). 서울: 박학사.

Opstelten, W. (2008). Treatment of herpes zoster. *Canadian Family Physician, 54*(3), 373-377.

Palmer, C. V., & Ortmann, A. (2005). Hearing loss and hearing aids. *Neurologic clinics, 23*, 901-918.

The Korean Otology Society. (2012). *Current Opinion on Hearing Aid.* Seoul: Koonja.

| 제7장 | 여가성 소음성 난청 청각재활 |

현정임(대구대학교 대학원), 최양규(대구대학교), 허승덕(대구대학교) *

Chapter 7

Audiological Rehabilitation for Recreational Noise Induced Hearing Loss

♋ 핵심 요약

소리는 의사소통에 기여하고 스트레스를 해소하며 정서적인 안정을 제공하는 등 대체로 긍정적인 효과(오선화, 김은영, 정진아, 전정민, 남민, 2016; 심교린 & 김완석, 2016)를 일으킨다. 그렇지만 강한 소음은 청각기관을 손상시켜 청력손실을 유발하는데, 이를 소음성 난청(noise induced hearing loss: NIHL)이라 한다.

NIHL은 강한 소음을 듣는 기간과 소음원 등에 따라 다르게 구분한다. 기간에 따라서는 일시적으로 강한 소리에 노출되어 청력손실이 생긴 일과성 역치 상승(temporary threshold shift: TTS)과 장기간 반복적으로 강한 소음에 노출되어 청력손실이 생긴 영구적 역치 상승(permanent threshold shift: PTS)이 있다. TTS는 청각적 및 전신 휴식을 충분히 취하면 회복되지

* 현정임, 최양규, 허승덕(2018). 여가성 소음성 난청 청각재활. In: 허승덕(2018). 청각학-프로젝트 기반 청각재활. 서울: 학지사.

Hyeon, JI; Choi, YG; Heo, SD (2018). A Case of Audiological Rehabilitation for Recreational Noise Induced Hearing Loss. In: Heo, SD (2018). *Audiology-project based audiological rehabilitation*. Seoul: HakJiSa.

만 PTS는 회복되지 않는다. 소음원에 따라서는 작업장에서 발생하는 강한 소음이 원인이면 직업성 NIHL(occupational NIHL)로 구분하고, 음악 감상이나 공연 관람, 유흥장 출입, 사격, 자동차 경주와 같은 극한 스포츠 등 여가 소음이 원인이면 여가성 NIHL(recreational NIHL)로 구분한다(허승덕, 2016).

직업성 NIHL은 85 dB(A) 이상 강한 소음에 하루 8시간 이상 노출되거나 130 dB(A) 이상의 충격 소음에 하루 1,000번 이상 노출됨으로써 유발될 수 있다(고용노동부, 2015). 유소견자는 2008년 기준 3,641명으로 전체 직업병의 93%(고용노동부, 2015)에 이른다. NIHL은 소음 강도, 노출 시간, 충격 소음 빈도, 개인의 감수성 등에 따라 다르지만 수년에 걸쳐 서서히 진행하여 자각이 어렵고, 청력손실을 대수롭게 여기지 않는 경우가 많아서 문제가 심각하다. 근로자가 청력손실을 인지하면 청각기관은 손상이 상당히 진행된 경우가 대부분이어서 일상생활에 불편이 따른다(신시옥, 2014). NIHL은 회복되지 않기 때문에 예방이 중요하다. 이를 위해 작업 시간은 85 dB(A) 이상 소음 환경에서 1일 8시간 이내로 제한하며(고용노동부, 2015), 근로자도 보호구 사용과 예방 교육 수강 등의 노력을 해야 한다(안전보건공단, 2015). 예방 교육은 현실적으로 일회에 한정되는 경우가 많으며(권수자, 김태경, 정희영, 2006; 이동욱, 유재형, 한우재, 2015), 일회성 교육은 청각 건강을 위한 장기적 효과를 확신하기 어렵다(김홍지, 2013). 실제로 근로자가 자신의 작업장 소음 정도를 알고 있는 경우는 21.8%, 보호구를 사용하는 경우는 16%에 불과하다(안전보건공단, 2015). 소음으로부터 청력을 보존하기 위해서는 소음원 감시, 소음 실태 파악(김갑배, 박해동, 2015) 등의 노력이 필요하다. 그러나 청력선별과 청각보존은 생산성과 관련하여 고용주가, 경제 활동 제한과 관련하여 근로자가 소극적이어서 재직 중에는 감추려는 경향이 강하다. 이와 반대로, 노동력 상실 보상을 위하여 난청 정도를 과장하기도 하며[과대 난청(exaggerated hearing loss)], 정확한 평가를 위해 지루하게 노력해야 할 필요가 있을 수도 있다 (허승덕 외, 2007; 허승덕 외, 2008; 허승덕, 이재명, 박지상, 최아현, 강명구, 2008).

청소년 및 20대 성인들은 개성과 자기주장이 강하여 학업 스트레스, 직무상 불만, 직업 스트레스 등을 기성세대와 다른 방식으로 표출한다. 이 중 하나는 극도로 강한 비트의 음악에 몰입하는 것이다(신시옥, 2014). 이들은 청력손실을 개의치 않고 유해 소음을 피하는 대신 적극적으로 즐기는 경향이 많다. 여가 소음에는 비트가 강한 음악, 대규모 공연 음악, 127 dB SPL에 이르는 스포츠 응원 소음(배명진, 김명숙, 2015), 130 dB SPL 정도의 골프장에서 타구 소음(이종배, 김재수, 2011), 사격 소음, 모터보트 소음 등이 있다. 소음은 확성기나 휴대용 음향기기와 이어폰으로 들을 수 있고, 도로, 지하철 등의 환경 소음으로부터 분명하게 듣기 위해 음량을 제한하지 않는다. 실제로 청소년 및 20대 성인의 여가성 NIHL은 2008년 기준 3년 사이 3.58배 증가했다(전만중, 최은주, 사공준, 2013). 이것의 원인으로 이어폰 사용 증가를 들 수 있다. 이어폰은 소리를 넓게 퍼지게 하는 헤드폰과 달리 외이도 내부로 직접 전달하여 청각손상이 크다(석동일, 이규식, 2004). 여가성 NIHL은 꾸준히 증가하고 있지만 명확한 규제나 예방 노력 등이 부족하다. WHO는 60% 이내의 음량을 60분 이내만 사용하도록 하는 60/60 운동을 권고하고 있으나 음향기기에 이를 표기하는 경우는 드물다(하이닥뉴스, 2013).

소음성 난청자들은 청력손실을 자각하거나 심각성을 인지하지 못한 상태에서 TV 음량이나 말소리를 크게 하여 가족 구성원 및 동료들과 다툼이 잦아질 수 있고, 의사소통에서 어려움을 겪을 수 있다. 따라서 이들에게는 청력손실 보상, 듣기 및 의사소통 문제에 대한 올바른 인식, 문제 극복을 위한 노력, 가족이나 동료 및 전문가들의 적극적 지원 등이 필요하다.

이 예제는 교육기관에서 체험한 비가역적 여가성 소음성 난청 1례를 후

향적으로 분석하면서, 소음성 난청 조기 발견과 의사소통에 미치는 영향 등에 대해 고민하고자 한다. 특히 진행이 느리고 자각이 어려운 청력손실 특성을 고려한 상담과 재활 개입 등에 대한 고민의 기회를 갖고자 한다.

♋ 병력

연구 대상은 양식당 매니저로 근무하는 28세 남자이다. 직장은 소리가 큰 음악이 들리고, 고객들이 자유롭고 소란스럽게 대화하는 분위기이다. 시끄러워서 예약 전화 받거나 음식 주문을 받는 데 어려움이 있음을 호소하였다.

10대 초반부터 휴대용 음원장치와 이어폰으로 강한 비트의 음악을 즐겨 들었으며, 20대 초반부터 TV 음량을 너무 크게 한다는 말을 가족으로부터 자주 들은 것으로 보고하였다. 대중식당에서 친구들과의 대화에도 어려움이 있는 것으로 보고하였다. 목소리는 크지만 어물거린다는 지적을 종종 들으며, 최근에는 이명도 들리는 것으로 보고하였다. 청력손실보다 상대의 말소리 이해 어려움과 자신의 어물거리는 말 습관을 상담받기 위해 방문하였다.

상담 과정에서 /ㅈ/, /ㅅ/, /ㅋ/, /ㅌ/, /ㅍ/, /ㅎ/과 종성 자음의 탈락 및 대치, 지나치게 집중하는 듣기 태도가 관찰되었다. 이를 토대로 청력손실을 의심하였다.

♋ 청각학적 평가

청각선별은 스마트폰을 이용하여 1, 2, 3, 4 kHz의 순음청각선별(pure

tone screening: PTS, PTASGDU, 2016)과 Ling 6 검사(PTASGDU, 2015)를 시행하였다.

PTS는 1 kHz에서만 25 dB HL 이내로 청각선별 기준을 통과하였고 나머지 주파수에서는 25 dB HL 이상으로 난청이 의심되었다. Ling 6 검사는 /a/, /i/, /u/, /m/의 음소를 탐지하였으나 /s/, /sh/의 음소를 탐지하지 못하였다.

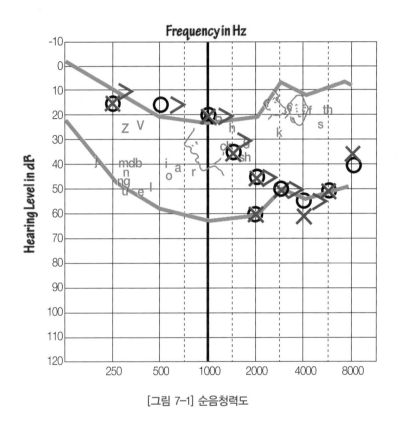

[그림 7-1] 순음청력도

PTS와 Ling 6 검사에서 청력손실이 의심되어 청각학적 평가를 시행하였다. 평가는 순음청력검사(pure tone audiometry: PTA) (GSI-16, Grason-Stadler Inc., USA), 어음청력검사(speech audiometry: SA) (GSI-16, Grason-

Stadler Inc., USA), 고막운동성계측(tympanometry) (GSI-39, Grason-Stadler Inc., USA), 변조 이음향방사(distortion product otoacoustic emission: DPOAE) (GSI-70, Grason-Stadler Inc., USA)를 실시하였다.

PTA는 4,000 Hz 청력손실이 가장 큰 계곡형을 보였으며(C5 dip), 청력손실 평균(pure tone average: PTAs)은 우측, 좌측의 순서로 2 PTAs가 17.5, 20 dB HL, 3 PTAs가 26.6, 28.3 dB HL, 가변 순음청력손실 평균 (Variable PTAs; VPTAs)가 22.5, 26.5 dB HL로 각각 관찰되었다([그림 7-1]). 어음청취역치(speech reception threshold: SRT)는 우측 15, 좌측 20 dB HL, 어음이해도(speech discrimination score: SDS)는 우측 68%, 좌측 72%로 각각 관찰되었다. 고막운동도(tympanogram)는 두 귀 모두 외이도 용적, 정적 탄성, 중이강 압력이 모두 정상 범위에 있는 A형을 보였다. DPOAE는 1,000 Hz에서만 5 dB SNR 이상의 방사음 강도가 관찰되었고, 나머지 주파수에서는 관찰되지 않았다.

언어병리학적 평가는 말지각 검사, 청각 단서(Auditory Only: AO)만 주고 표준화 일음절과 이음절어 검사, 우리말 hearing in noise test(K-HINT), 우리말 조음 음운 검사(urimal test of articulation and phonology: U-TAP)를 시행하였다.

말지각 검사는 / ㅎ /, / ㅈ /, / ㅅ /, / ㅍ /의 음소 지각을 어려워하였다. 표준화 일음절과 이음절어 검사는 초성 / ㄷ /, / ㅌ /, / ㄱ /을, 받침 / ㅇ /, / ㄷ /을 확인하는 데 어려움을 보였다. K-HINT는 소음 상황 문장 50% 인지도가 10 dB SNR로 높아졌다. U-TAP은 자음정확도 및 모음정확도가 모두 100%로 나타났다.

U-TAP에서 자음정확도 및 모음정확도가 모두 100%로 관찰된 것은 시각적 단서를 제공한 것이 원인이며, 시각적 단서를 배제한 평가의 아쉬움이 있다. 아울러 어물거리는 습관을 고려하여 말 산출 명료도 및 용인도 평가가 추가로 필요하다.

청각학적 상담은 청력보존, 소음관리, 증폭장치 사용, 듣기 훈련, 청각 언어재활을 중심으로 시행하였다.

경쟁 잡음은 의사소통에 방해가 되고, 소음성 난청을 유발할 수 있어서 제한하는 것이 필요하지만 직업 특성상 한계가 있다. 식당 내부 소음을 측정하여 음악 소리를 줄이거나 청각보호구 사용 문제를 상담하였다. 보청기나 청각 보조 장치(assist listening device: ALD)는 청력손실이 고주파수에 국한되었지만 고객과의 대화를 위해 필요하며, 출력을 제한하여 소음이나 누가현상에 의한 불쾌감을 예방하고, 청력보존을 위해서도 검토해야 함을 설명하였다. 증폭음은 저음역과 어음역 잔존청력으로 듣는 자연음 청취를 방해할 수 있으므로 사용 시간과 듣기 방법 등에 대하여 상담하였다.

청능 훈련 및 청각언어재활은 보청기 적응 상담, 다화자 환경 듣기 훈련, 다양한 경쟁 잡음 환경에서 듣기 훈련 등(석동일, 이규식, 2004)이 필요하며, 비선형 보청기가 감각신경성 난청에서 단어인지도 개선(주연미, 이경원, 2015)에 도움이 된다는 점을 상담하였다. 아울러 정기 점검과 청력손실 예방 교육, 전문가와 지속적인 관계 유지 등을 충분히 설명하였다. 특히 청각언어재활은 고주파수 음소인 /ㅈ/, /ㅅ/, /ㅋ/, /ㅌ/, /ㅍ/, /ㅎ/의 청취, 변별, 확인, 이해를 위한 꾸준한 노력과 보청기 착용 후 소리 내어 책 읽기 등을 추천하였다. 대화 도중 화자 말을 이해하지 못한 경우 자신감을 잃지 말고 되물을 것을 권고하였고, 선배 보청기 사용자와 면담을 통해 격려와 응원 등 심리적 지원을 제공하였다.

♋ 예제 해석 방향

1. 청력손실 정도는?
2. 일상에서 청력손실을 자각할 수 있는가?
3. 일상에서 보청기 사용이 도움될 것인가?
4. 정기적인 청각 평가는 어떻게 하는가?
5. 청력보존을 위한 노력에는 어떤 것들이 있는가?
6.

♋ 고찰

15년 이상 휴대용 음향기기를 사용하였고, 여전히 소음과 경쟁 잡음에 노출되어 있는 점을 통해 청력손실 추정이 가능하다. 그러나 난청 의심 기간이 7~8년 정도이며, 본인보다 가족 구성원들이 청력손실을 의심하고 있다는 점을 통해 진행이 느릴 것으로 추정할 수 있다. 이 외에도 일부 자음에 한정된 음소 탈락이나 대치, 상대방에게 지나치게 집중하는 대화 습관 등의 청각 행동이 있다. 이러한 일련의 청각 행동은 청력손실이 넓은 주파수 대역에 있다고 보기 어렵고 일부 고음역에 한정된 것으로 추정할 수 있다. 청력손실은 스마트폰 기반 PTS와 Ling 음소 검사용 애플리케이션으로 확인할 수 있는데, 이들 도구를 활용한 평가에서도 기본 정보 분석 의견과 일치되는 결과를 확인할 수 있었다. 만약 가족이 난청을 의심하고, 대화에 부담을 느끼거나 비정상적인 발화 습관이 있다면 이들 도구가 유용할 수 있다. 이 외에도 청각장애지수(hearing handicap inventory: HHI) 검사도 사용할 수 있다(허승덕, 2017).

청각학적 평가는 검사 간 비교를 통해 결과의 신뢰도와 청력손실의 특성을 분석하는 데 유용하다. 검사 간 결과들은 신뢰도를 양호하게 판단하는 근거이며, 고막운동도나 이음향방사는 중이 병변을 배제하고 특정 음역에 국한된 내이 손상으로 판단할 수 있다.

순음청력검사는 125 Hz(C_0) 또는 250 Hz(C_1)부터 8,000 Hz(C_6)까지의 음계와 중간 음계들을 검사하여 난청 정도와 성질을 알 수 있다. 소음성 난청은 3,000, 4,000(C_5), 6,000 Hz의 주파수 중 하나의 가청 역치가 급격하게 낮아졌다가 다시 회복(C_5 dip)하며, 느리게 진행한다. 청력손실은 고음역이 중등도(41~55 dB HL)에 이르면 어음역으로 침범을 시작한다. 그러나 고음역 손실은 고도(71~90 dB HL)를 초과하지 않고, 어음역 손실은 중등도를 초과하지는 않는다(허승덕, 이재명, 2008). 대상자의 청력손실은 우측, 좌측의 순서로 3 PTAs가 26.6, 28.3 dB HL로 정상 경계선 범위에 있지만 C_5 dip을 보이는 청력도와 4,000 Hz 가청 역치가 55, 60 dB HL에 이르면서 어음역을 침범하고 있는 것으로 보아 초기 단계를 벗어난 소음성 난청으로 판단된다.

순음청력은 어음청력과 일치하며, 이를 통해 신뢰도를 평가하기도 한다. 이들 청력의 비교는 3 PTAs와 SRT를 비교하는데, 주파수 간 가청 역치 차이가 크면 2 PTAs를 이용하기도 한다. 이 예제의 경우 2 PTAs가 정상 범위, 3 PTAs가 경계선 범위의 경도 난청으로 SRT와 비교하면 신뢰도는 양호한 수준이다. 그러나 고음역 손실은 이 예제에서처럼 여러 가지 부정적 영향이 나타나며, 이를 평가할 필요가 있다. VPTAs는 난청자가 청력손실을 자각하지 못하거나 말소리 이해에 어려움을 느끼지 않더라도 의사소통에 미치는 영향을 추정할 수 있다. 이 예제의 VPTA는 우측 40 dB HL, 좌측 48.3 dB HL로 경도 및 중등도 난청에 이르며, 이것은 68%와 72%로 낮은 SDS, 음소의 오류 및 탈락, 10 dB SNR의 K-HINT 결과, 심리적 부담 등을 합리적으로 설명하는 단서이다. 낮은 VPTA는 청각언어재활 서비스 필요성과 난청자의 동기를 유발하는 상담 근거로도 사용할 수 있다.

이 대상자는 보청기와 ALD를 필요할 때마다 선택적으로 사용하는 것이 필요하다. 보청기 사용은 청각적 단서를 제공하여 변별 오류를 개선하며, 누가현상에 의한 큰 소리 듣기 때문에 느끼는 불쾌감을 막는 데 도움이 되지만 정상 범위에 있는 저음역 청력이 가장 큰 방해 요인이다. ALD는 직장이나 가정에서 상황에 따라 큰 도움을 받을 수 있다. 그러나 올바른 사용법, 상황별 듣기 요령, 증폭음향 듣기 훈련 등을 지속적인 상담으로 지원해야 한다.

청력의 보존을 위해서는 강한 소리에 청각기관을 노출하지 않도록 예방하고, 건강관리와 이독성 약물 사용 차단 등이 중요하다. 순음청력검사와 이음향방사를 포함한 청각학적 평가를 정기적이고 지속적으로 시행하는 것이 필요하다.

대상자는 20년 가까이 휴대용 음향기기를 사용하였고, 여전히 소음 환경에서 고객의 주문을 받거나 요구 사항을 들어야 하는 직업에 종사하고 있다. 청력손실은 의사소통은 물론, 집중력을 저하시키고 불안과 불면의 문제도 생길 수 있어서(임명호 외, 2007) 심리적 지원이 필요할 수 있다. 따라서 여러 관련 분야 전문가들이 팀을 구성하여 접근하는 것이 중요하다. 그러나 근본적 원인은 여가 소음에 의한 난청이고, 경쟁 잡음에 의한 의사소통에 어려움을 느끼고 있으므로, 청각학 및 언어병리학 전문가의 역할이 중요하다(허승덕 역, 2016).

㉛ 재활

청지각과 구어 산출은 서로 연결되어 있어서(신혜정, 박희정, 2007), 난청 기간이 길어질수록 청각적 피드백의 제한 정도가 커진다. 청각적 피드백의 제한은 음소 기억을 상실할 수 있으며(최아현, 허승덕, 2014; 노복임, 허승덕, 2015), 말 명료도에도 부정적 영향을 미친다(윤미선, 이윤경, 심현섭, 2000). 예제에서 /ㅈ/, /ㅅ/, /ㅋ/, /ㅌ/, /ㅍ/, /ㅎ/의 변별 오류는 고음역 청력손실과 난청 기간(노복임, 허승덕, 2015; 최아현, 허승덕, 2014) 등에 의한 것으로 이에 대한 선택적 청각언어재활 서비스 제공이 필요하다(김문정, 석동일, 2008).

언어 습득 이전부터 고음역 청력손실이 발생한 경우 언어발달이 지체될 수 있다. 이 경우는 이득이 낮은 보청기를 사용하여 듣기 훈련 및 언어 습득을 위한 청각언어재활 서비스를 제공해야 한다. 특히 소리에 대한 반응 행동 습득, 작은 소리 듣고 반응하기, 명사, 의성의태어, 언어 수준으로 올려 가면서 인지 및 변별하고 언어의 개념을 습득하는 과정을 포함하여야 한다.

언어 습득 이후 고음역에서 발생한 난청은 청각선별 기준이 마련되어 있지 않아서(전만중 외, 2013) 난청 발생 시기나 기간을 판단하기 어렵다. 그러나 음소 정보량은 난청 발생 시기에 따라 기억체계의 보유 정도가 다르고, 음성 언어 사용과 의사소통 능력은 난청 자각 시기, 난청 정도, 심리적 영향 정도에 따라 달라서 어느 정도 추정이 가능하다. 따라서 청각언어재활 방향과 세부 추진 계획은 이러한 요인들을 고려하여 다르게 수립하여야 한다. 초기 단계는 혼동이 잦은 단어를 중심으로 수준별로 변별이 필요하며, 이 예제의 경우 /ㅈ/, /ㅅ/, /ㅋ/, /ㅌ/, /ㅍ/, /ㅎ/ 등에서 오류가 잦으므로 이들 자음이 포함된 단어를 사용하는 것이 효과적이다. 이후에는 문장 이해, 문단 듣고 내용 이해하기, 발음 훈련, 소리 내어 책 읽기 등이 도움된다. 모든 훈련 과정은 난청자 스스로의 노력이 중요하고, 이러한 노력을 계속할 수 있도록 촉진하고 지원하는 전략을 수립해야 한다. 재활은 어느 정도 한계가 있어서 대화 도중 화자의 도움이 필요할 수 있다. 이 경우에는 화자에게 천천히, 분명하게 말해 줄 것을 당당히 요청할 수 있도록 교육해야 한다.

☺ 남겨진 문제 …

📷 참고 및 추천 문헌

고용노동부(2015). 고용노동백서 팜플렛. http://www.moel.go.kr/view.jsp?cate
=3&sec=17&mode=view&pimSeq=18piSeg=1&bbs_cd=OP1112&state=A&s
eq=1442812972651

권수자, 김태경, 정희영(2006). 소음성난청 예방교육 실시에 따른 소음에 대한 인
식 및 태도, 예방행위 비교. 한국산업간호학회지, 15(1), 5-13.

김갑배, 박해동(2015). 소음에 대한 특수건강진단 및 작업환경측정 결과 분석. 한
국소음진동공학회, 25(1), 5-12.

김문정, 석동일(2008). 청지각 기반 음운인식 훈련 프로그램이 조음 음운장애 유
아의 음운인식 및 조음 음운능력에 미치는 효과. 언어치료연구, 17(2), 117-
137.

김홍지(2013). 청소년 소음성 난청 예방교육의 효과. 이화여자대학교 대학원 석
    사학위논문.

노복임, 허승덕(2015). 보청기 장착 전후 음소 오류. 대한치료과학회지, 7(2), 161-
    168.

대구대학교 청각학 연구모임(2015). Ling 6 Sound Test App. https://play.
    google.com/store/apps/details?id=appinventor.ai_powerjoguh.
    Ling6&hl=ko에서 2017년 3월 4일 발췌.

대구대학교 청각학 연구모임(2016). Application for Pure Tone Screening.
    https://play.google.com/store/apps/details?id=com.chanho.
    puretone&hl=ko에서 2017년 3월 4일 발췌.

배명진, 김명숙(2015). 배명진 교수의 소리로 읽는 세상. 경기: 김영사.

석동일, 이규식(2004). 청각학. 경북: 대구대학교출판부.

신시옥(2014). 소음성 난청의 현재. 대한이비인후과학회지, 57(9), 584-588.

신혜정, 박희정(2007). 청각장애 아동의 어두 양순 파열음 지각과 산출의 음향학
    적 연구. 언어치료연구, 16(4), 35-44.

심교린, 김완석(2016). 마음챙김 음악감상(mindful music listening)이 직장인의
    지각된 스트레스, 마음챙김 수준, 삶의 질, 정서에 미치는 영향: 예비연구. 예
    술심리치료연구, 12(3), 1-17.

안전보건공단(2015). 직업건강 가이드라인: 소음성 난청 예방관리 지침서.

오선화, 김은영, 정진아, 전정민, 남민(2016). 노래중심 음악치료활동이 다문화
    결혼이주여성의 문화적응 스트레스 및 사회적 상호작용 불안에 미치는 효과.
    한국음악치료학회지, 18(1), 61-85.

윤미선, 이윤경, 심현섭(2000). 청각장애아동의 말 명료도에 영향을 미치는 화자
    요인. 언어청각장애연구, 5(2), 144-158.

이동욱, 유재형, 한우재(2015). 설문지를 통한 소음성난청에 대한 인식 조사 및
    분석. 한국음향학회, 34(4), 274-281.

이종배, 김재수(2011). 골프연습장에서 발생하는 타격소음의 평가 및 영향범위.
    한국소음진동공학회, 21(11), 1005-1012.

임명호, 박영현, 이우철, 백기청, 김현우, 김현주, 노상철, 김혜영, 권호장(2007).
    만성 항공기 소음 노출과 아동의 지속주의력과 연속수행능력 및 인지기능.
    소아청소년정신의학, 18(2), 145-153.

전만중, 최은주, 사공준(2013). 건강보험 자료에 의한 우리나라 청소년의 소음성

난청 환자 발생 양상. 한국학교보건교육학회지, 14(2), 93-112.

주연미, 이경원(2015). 감각신경성 난청인의 비선형 주파수 압축보청기 착용효과: 사례보고. 한국청각언어재활학회, 11(1), 63-69.

최성규(2013). 감음신경성 청각장애학생의 청력도 기울기 차이에 따른 어음변별력과 어음명료도의 상관관계. 언어치료연구, 22(2), 197-214.

최아현, 허승덕(2014). 언어습득 이후 난청 성인 인공와우 이식자의 음소 지각과 오류. 한국재활복지공학회, 8(3), 227-232.

하이닥뉴스(2013). 이어폰 음량을 줄여라. http://www.hidoc.co.kr/news/meta/item/C0000003856에서 2016년 11월 16일 발췌.

허승덕 역(2016). 청각학 개론. 서울: 박학사.

허승덕, 구태우, 안수용, 정성욱, 예병진, 최아현, 강명구(2008). 소음성 난청자의 반응 양상과 사청. 언어청각장애연구, 13(1), 122-133.

허승덕, 박정홍, 장윤석, 최아현, 김리석, 강명구(2007). 청성뇌간반응 재현성을 이용한 사청 감별. 언어치료연구, 16(3), 1-11.

허승덕, 이재명, 박지상, 최아현, 강명구(2008). 객관적 평가를 이용한 과대 난청 평가. 언어청각장애연구, 13(3), 513-523.

Heo S. D. (Trans.) (2016). *Introduction to Audiology*. Seoul: Pakhaksa.

Heo, S. D. (2017). Effectiveness of the Hearing Handicap Inventory for Elderly (HHIE) in Measuring the Current State of Presbycusis. *Communication Sciences & Disorders, 22*(1), 170-176.

재발성 중이염 유소아의 보청기 사용

허승덕(대구대학교), 김종갑 *

Chapter 8

Use of Hearing Aids in Child with Recurrent Otitis Media

♋ 핵심 요약

유소아는 이관 구조가 미성숙하고 편도 및 아데노이드 비후와 관련하여 자주 막힐 수 있다. 이관 폐쇄는 중이 환기 능력을 떨어트리고, 삼출액이 중이강에 고여 듣기 능력을 낮게 할 수 있다. 청력 저하는 TV 볼륨을 몹시 키우거나 가까이 가서 시청하기, 가정이나 유아원, 학교 등에서 산만하고 집중하지 못하는 행동 등으로 확인할 수 있다. 이 외에도 중이를 통한 음압 누설 효과가 차단되어 자기 목소리를 크게 들을 수 있다[자성강청(autophonia)]. 이러한 증상은 이관이 성인과 같은 구조를 이루고, 편도 및 아데노이드 질환이 줄어드는 청소년기 이후부터 발병이 현저하게 감소한다.

학령 전기 유소아기는 언어를 습득하고 사회적 관계를 형성하는 데 매

* 허승덕, 김종갑(2018). 재발성 중이염 유소아의 보청기 사용. In: 허승덕(2018). 청각학-프로젝트 기반 청각재활. 서울: 학지사.

Heo, SD; Kim, JG (2018). Use of Hearing Aid in Child with Recurrent Otitis Media. In: Heo, SD (2018). *Audiology-project based audiological rehabilitation*. Seoul: HakJiSa.

우 중요한 시기이다. 이 시기 재발하는 중이염은 20 dB 정도의 청력손실을 일으킬 수 있다. 중이염에 의한 청력손실은 언어발달을 방해하고, 언어발달 지체는 사회성 발달, 정서 발달, 인지 발달, 지능 발달, 학업 수행력 등 전반적으로 인간 발달을 방해한다.

이 예제는 유소아에서 흔하게 관찰되는 고막 천공이 없는 삼출성 중이염에 의한 청력손실이 언어발달 지체에 미칠 수 있는 영향을 고민하고, 언어발달 촉진을 위한 보청기 사용과 주의사항 등을 살펴보고자 한다.

⑩ 병력

출생 직후 시행한 청각선별에서는 이상이 없었다고 보고하였다. 잦은 감기로 소아과 개인의원에서 치료받아 왔던 2세 3개월 남자 아이다. 감기 증상은 목이 아프고 열이 나는 것이었으며, 연 3~5회 정도 앓는 것으로 보고하였다.

말소리는 작은 편이었고, 아동에게 호감을 얻기 위해 노력하였으나 수줍어하며 쉬이 다가오지 않았다. 감기 증상이 있으면 TV를 가깝게 다가가서 보거나 볼륨을 크게 하기도 한 것으로 보고하였다. 보호자는 귀 관련 처치에 대한 정보를 알지 못하고 있었으며, 증상이 있을 때마다 약물 치료를 시행한 것으로 보고하였다.

☽ 청각학적 평가

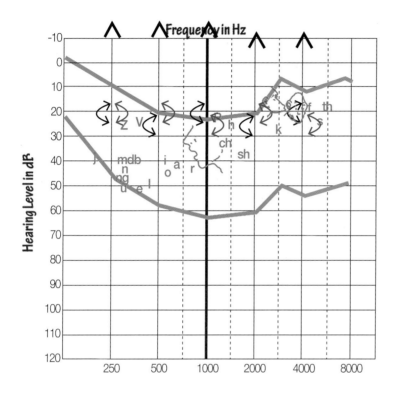

[그림 8-1] 생애 처음으로 시행하여 구한 순음청력도

검사 당시에도 감기를 앓는 중이었으며, 고막운동도, 순음청력검사, 어음청력검사를 시행하였다.

고막운동도는 외이도 용적이 양측 0.4 cc인 B형을 보였다.

순음청력검사는 수줍음과 표현 미숙으로 보호자와 함께 청취 여부를 물어가며 시행하였고, 곧바로 응답하지는 않았지만 신뢰할 수 있는 수준의 반응으로 판단되었다. 결과는 기도가 양측 20 dB HL 정도로 관찰되었고, 골도는 최량 골도(best bone conduction)를 구하였으며 −10 dB HL 정도로 관찰되었다([그림 8-1]).

어음청취역치는 가족 호칭을 따라 말하게 하여 구하였으며, 양측 모두 15~20 dB HL 범위에서 바르게 따라 하였다. 결과의 신뢰도와 추적 관찰 기간 동안 친밀한 관계를 형성한 후 경과 관찰 평가가 예정되어 있어서 추가 정밀검사는 시행하지 않았다.

☞ 예제 해석 방향

1. 삼출성 중이염 발생 빈도는 주의가 필요한 수준인가?
2. 삼출성 중이염에 의한 청력손실 정도는?
3. 보청기 사용이 필요한 근거는?
4. 보청기 사용 과정에서 반드시 배려가 필요한 부분은?
5. 청력 변화를 예측할 수 있는 단서는?
6. 유소아의 보청기 관리는?
7.

☞ 고찰

일상 행동 중에서는 말소리가 작고 텔레비전 음량을 크게 한 것이 청력 손실을 의심할 수 있는 단서이다. 목소리가 작은 것은, 자신의 말소리를 골도 전도로 듣는데 이 골도 전도 과정에서 중이염으로 생긴 폐쇄효과가 자신의 목소리를 크게 하기 때문이다. 텔레비전 음량을 높이는 것은 중이 염으로 생길 수 있는 20 dB HL 정도의 기도 손실이 텔레비전 소리를 작게 만들기 때문이다.

순음청력검사는 감기를 앓고 있는 상태에서 시행하였고, 이 검사에서

3분법 청력손실 평균(3 frequency pure tone average: 3 PTAs)은 양측 모두 20 dB HL 정도로 관찰되었다. 실지로 고막이 천공되지 않은 삼출성 중이염은 20 dB HL를 넘지 않는 청력손실이 발생한다.

순음청력검사에서 유소아 피검자의 반응이 실지 청력과 일치하려면 5세 정도가 되어야 한다(허승덕, 유영상, 2004). 따라서 순음청력도에 기호로 표시된 가청 역치는 피검자가 5세 정도가 되어야 가청 역치로 100% 믿을 수 있다. 이 예제에서 유아는 검사 당시 27개월로 수줍음이 많고 표현이 적었던 점을 고려하면 결과에 다소의 오차가 있을 수 있다.

청력검사 결과의 신뢰도는 감기 치료를 위하여 병원 방문 기회가 잦아서 병원에서 이루어지는 행위에 대한 두려움은 없는 편이었고, 검사 과정에서도 반응이 느리기는 하였으나 자극과 일관된 반응을 보였던 점을 근거로 양호한 것으로 판단하였다.

잦은 병원 치료는 재발성 비천공성 삼출성 중이염이 동반되었을 것으로 추정할 수 있고, 청력손실은 이와 관련된다.

유소아기 삼출성 중이염은 미완성된 면역 기능과 이관이 중이강과 비인두강 사이에서 수평으로 놓인 구조, 편도 및 아데노이드 비후로 인하여 이관의 비인두강쪽 입구가 막히는 것 등이 원인이다. 이 때문에 삼출성 중이염은 이관 구조가 성인처럼 충분히 성장 발달하고, 편도와 아데노이드가 작아지는 학령기 이후까지는 계속해서 재발할 수 있다.

삼출성 중이염은 재발이 잦아지면 의학적으로 판단하여 고막을 절개하고[고막 절개술(myringotomy)] 삼출액을 제거한 후, 이관 기능을 대신하는 압력조정관(pressure-equalizing tube: PE tube, ventilation tube: V tube)을 삽관하기도 하고(Martin & Clark, 2015), 편도와 아데노이드를 외과적 방법으로 제거하기도 한다[편도 전제술(tonsillectomy), 아데노이드 절제술(adenoidectomy)].

중이염은 생후 6개월 시기부터 발병이 많아지며, 2세 이전에 발병할 수록 재발이 많아지며, 부모의 흡연, 분유 수유, 공동 주택 거주, 유아원 등 집단생활 등도 발병과 관련이 있다(김종선, 2002). 삼출액이 생기면 대개 30~40일 정도 유지되지만 3개월 정도까지 유지되기도 한다. 중이염이 유지되는 기간 동안 정도에 따라 다르지만 청력손실이 발생하였다가 회복되는 것이 반복될 수 있다. 청력손실은 같은 정도로 일관되게 유지되는 상태보다 회복과 반복을 재발하는 변동성일 때 난청자에게 불편이 크고, 특히 언어발달 과정에 있는 유소아에게 미치는 영향이 심각하다.

정상 청력은 0 dB HL이며, 언어를 습득한 성인이 의사소통에 방해를 받지 않고 대화할 수 있는 청력의 정상 범위는 26 dB HL까지이다. 성인은 고위 청각전달로가 충분히 성숙되었고, 다양한 소리와 언어에 대한 정보 체계가 이미 확립되어 있어서 칵테일파티 효과(cocktail party effect)를 기대할 수 있으며, 일부 제한된 정보만으로도 추측이 가능하기 때문에 정상 청력 범위를 넓게 본다. 실지로 청력이 정상인 성인들의 경우 말소리가 잡음보다 2~3 dB 이상(2~3 dB SNR)만 크게 하여도 이해할 수 있다.

유소아들은 성인과 달리 중추청각전달로가 성숙 과정에 있고 언어에 대한 기억 체계를 형성하기 위하여 정보를 수집하는 과정에 있어서 말소리의 품질이 매우 중요하다. 유소아가 말소리를 충분히 잘 듣기 위해서는 잡음보다 10 dB 정도(10 dB SNR) 충분히 커야 한다. 이러한 이유로 언어발달 과정에 있는 학령 전기 유소아의 청력의 정상 범위는 15 dB HL 이내로 본다(허승덕, 2015a). 유치원이나 저학년 아동들이 교실에서 크게 떠드는 이유는 소음 속에서 자신의 목소리를 충분히 듣고 이해하기 위한 본능적인 노력의 일환이다. 삼출성 중이염으로 생길 수 있는 20 dB HL 정도의 청력손실은 조용한 가정에서보다 경쟁 잡음이 있는 환경에서 더욱 심각한 문제가 생길 수 있다. 이러한 문제는 단순히 언어발달 지체뿐만 아니라 사회성 발달, 정서 발달, 지적 발달, 학업 수행력 등 발달 전반에 부정적 영향을 줄 수 있다.

감각신경성 난청 유소아는 자신의 목소리를 충분한 크기로 들을 수 없어서 말소리를 크게 하는 편이고, 주변의 소리 또한 듣는 데 지장이 있어서 산만하고 집중하지 못한다. 삼출성 중이염에 의한 청력손실은 골도 청력이 정상이고, 중이염으로 외이와 중이를 통한 음압 누설이 생기지 않아서(폐쇄효과) 자신의 목소리를 크게 듣게 된다. 이 때문에 감각신경성 난청과 다르게 목소리가 크지 않다. 그러나 다른 사람의 목소리는 전음성 난청으로 작게 듣기 때문에 이해가 늦고 관계 형성을 어려워할 수 있다.

삼출성 중이염은 회복과 재발에 따라 청력이 쉽게 변할 수 있다. 이러한 상황에서 보청기 사용은 청각학 및 언어병리학 전문가, 의학 전문가, 교사, 보호자 등 대상 아동과 관련되는 모든 사람들의 적극적 관심과 세심한 관찰을 필요로 한다. 중이염은 의학적 치료를 통해 또는 자연 치유를 통해 개선될 수 있으나, 회복 기간이 정해져 있지 않다. 따라서 보청기 사용 중 청력 개선을 또는 이와 반대로 중이염 재발에 따른 청력손실 추가 등을 반영하기 위해서는 각각의 상황에 따른 변화를 기억하고, 사용과 중지 또는 재조절 등의 재활 서비스를 신속하게 제공하여야 한다. 최근 디지털(digital signal process: DSP) 보청기는 난청자의 다양한 청취 욕구를 보상하기 위하여 한 대의 보청기에 조용한 음향 환경, 소란스러운 곳, 음악 듣기 등 여러 가지 프로그램을 저장하여[다중 기억장치(multi memory)] 사용할 수 있다. 다중 기억장치가 있는 보청기는 삼출성 중이염으로 청력 변동이 잦은 유소아 난청 재활에서 도움을 얻을 수 있다.

청력 변화에 따른 청각 행동은 부르거나 질문에 대답하는 횟수가 적어지고, 엉뚱한 대답을 하기도 하며, TV를 가까이 가서 시청하거나 볼륨을 높일 수 있다. 다른 사람들 사이에서 말을 잘못 전달하거나 개입을 꺼릴 수도 있다. 청력 변화가 잦은 경우에는 부모가 아이를 통해 무언가를 요청하고 이를 중개하도록 하는 역할 놀이가 도움이 될 수 있다. 이와 반대로 청력이 회복되면 보청기 사용을 기피하거나 호주머니에 넣고 다니기도 하며, 청각 행동은 목소리가 갑자기 커지거나 날카롭게 말할 수 있고, 두통을 호소하거나 행동을 다소 거칠게 하기도 한다. 또 갑자기 들리는 큰 소리에 과민하게 반응하기도 한다. 청력 변화를 효과적으로 감시하는 방법으로 스마트폰과 애플리케이션을 활용하는 것이 좋으며, 순음청각선별 등이 유용하다(허승덕, 2017; 허승덕, 박찬호, 송병섭, 2017; PTASG, 2015).

중이염으로 청력손실이 재발한 경우에도 보청기를 항시 사용할 필요는 없다. 수업이나 가족과의 담화 과정에서는 사용하고 산책이나 야외 활동 중에는 대상 아동이 원하는 대로 하도록 하는 것이 좋다. 보청기는 계속해서 사용하는 경우보다 착용과 제거를 반복하기 때문에 분실하거나 파손 및 고장이 잦을 수 있다. 이러한 문제가 생기지 않도록 보관 상자 등을 이용하여 스스로 관리하는 습관을 갖게 하는 것이 중요하다.

ⓒ 남겨진 문제 …

〰◎ 참고 및 추천 문헌

김종선(2002). 이비인후과학 두경부외과. 서울: 일조각.

허승덕(2015a). 청각학-청각학적 평가와 해석 기초. 서울: 박학사.

허승덕(2015b). 청각학-청력도 해석. 서울: 박학사.

허승덕(2017). Hearing Handicap Inventory for Elderly(HHIE)로 확인한 노인성 난청 실태. *Communication Sciences and Disorders, 22*(1), 170-176.

허승덕, 박찬호, 송병섭(2017). 스마트폰 애플리케이션 기반 청각선별과 설문 청 각선별의 비교. 재활복지공학회논문지, 11(1), 73-79.

허승덕, 유영상(2004). 청각학(3판 2쇄). 부산: 동아대학교출판부.

Martin, F. N., & Clark, J. G. (2015). *Introduction to Audiology* (12th ed.). 허 승덕 역(2016). 청각학개론(12판). 서울: 박학사.

Project Team for Audiology Study Group (PTASG) (2015). Pure tone screening app. https://play.google.com/store/apps/details?id=com.chanho. puretone&hl=ko.

Smaldino, J., Kreisman, B., John, A., & Bondurant, L. (2015). Room Acoustics and Auditony Rehabilitation Feehnology. In: Katz, J. (Ed.). (2015). *Handbook of Clinical Audiology*, Philadelphia: Lippincott: Williams & Willkins.

제9장 전정도수관 확장과 진행성/변동성 청력

허승덕(대구대학교) *

Chapter 9

Enlarged Vestibular Aqueduct and Progressive/Fluctuating Hearing

♋ 핵심 요약

전정도수관 확장 증후군(enlarged vestibular aqueduct syndrome: EVAS)
은 감각신경성 난청에서 비교적 흔하며, 청력손실 정도가 변할 수 있어서
이에 대한 주의와 지속적인 관찰이 필요하다.

이 장에서는 EVAS가 있는 난청자의 평가와 재활에 대해 살펴보고자
한다.

♋ 병력

부모가 난청인 6세 남아이다.

---

* 허승덕(2018). 전정도수관 확장과 진행성/변동성 청력. In: 허승덕(2018). 청각학-프로젝트
기반 청각재활. 서울: 학지사.

Heo, SD (2018). Enlarged Vestibular Aqueduct and Progressive/Fluctuating Hearing. In:
Heo, SD (2018). *Audiology-project based audiological rehabilitation*. Seoul: HakJiSa.

난청은 청각선별과 추적 정밀검사를 통해 감각신경성으로 진단받았다. 난청 진단 후 시행한 영상의학적 검사에서 전정도수관 확장 증후군이 확인되었다. 청력손실 이외의 전반적 신체 발달 등에서는 특이 사항이 없었다.

생후 1개월에 시행한 청성뇌간반응(auditory brainstem response: ABR)을 통해 중등도의 감각신경성 난청으로 진단받았으나 4세경 청력 변화가 나타나 5세 때 인공와우를 이식하였다.

⑤ 청각학적 평가 및 재활

청각학적 평가는 생후 1개월부터 고막운동성계측(tympanometry), ABR, 순음청력검사 등을 추적 시행하였다.

청력손실은 생후 1개월에 시행한 click 자극 ABR에서 역치가 양측 40~50 dB nHL 정도인 감각신경성 난청이었다. 이때 시행한 고막운동성계측에서 고막운동도는 양측 A형으로 관찰되었고, 이를 근거로 중이 상태를 정상으로 판정하였다.

양측 중등도 감각신경성 난청으로 진단받고 곧바로 보청기를 장착하여 청각언어재활 서비스를 제공받았고, 수행력은 양호하였다.

4세경, 청각적 반응이 저하되어 순음청력검사(pure tone audiometry: PTA), 교정 어음이해도(aided speech discrimination score: aided SDS), ABR을 추가로 검사하였다.

PTA에서 오른쪽은 3 PTAs(3 frequency pure tone average)가 66.7 dB HL이었으나 가청 역치가 좋은 500 Hz와 1,000 Hz의 2 PTAs가 60 dB HL이고, 4,000 Hz를 포함한 어음역 주파수 중에서 청력손실이 심한 세 개의 주파수 평균(가변 순음청력손실 평균, varied pure tone average: VPTA)이

86.7 dB HL에 이르는 급추형을 보였다. 왼쪽은 3 PTAs가 100 dB HL이었으나 3 kHz 이상의 경우 최대 자극에도 반응하지 않았다. 보청기를 두 귀에 착용하고 구한 aided SDS는 40%였다. click ABR에서 오른쪽은 70 dB nHL이었으나 왼쪽은 최대 자극 강도(100 dB nHL)에서도 파형이 관찰되지 않았다.

당시 시행한 수용·표현 어휘력 검사(receptive & expressive vocabulary test: REVT)에서 수행력 저하가 관찰되었다. 우리말 조음 음운 평가(urimal test of articulation and phonology: U-TAP)에서 자음정확도가 76%로 낮았다.

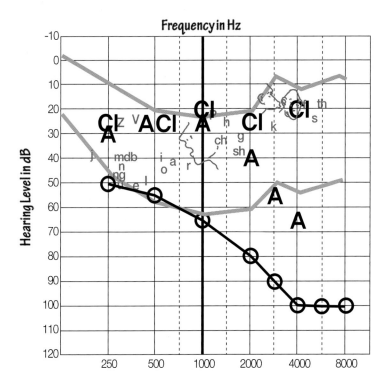

[그림 9-1] 보존 귀 청력과 보청기(A) 및 인공와우(CI) 교정 청력

인공와우는 변화된 청력이 회복되지 않고, 3 PTAs가 100 dB HL로 청력손실이 심한 왼쪽에 5세에 이식하였다.

왼쪽 귀에 인공와우를 이식한 후, 보존된 오른쪽 귀에 보청기를 사용하여 양이 청취(binaural hearing)하고 있다. 교정 청력은 3 PTAs상 인공와우가 23 dB HL, 보청기가 30 dB HL로 양이 청취에 도움을 받고 있다([그림 9-1]). 두 장치는 현재까지 종일 사용하고 있으며, 주 2회 청각언어재활 서비스와 특수교육을 받고 있다.

인공와우 이식 후, bimodal 양이 청취 상태에서 aided SDS는 94%, 조음 정확도는 80%로 말 명료도가 높고, 일상적 대화 능력은 어려움을 느끼지 않고 있다.

♋ 예제 해석 방향

1. 전정도수관 확장 증후군이란?
2. 일상생활에서 주의사항은?
3. 청각재활의 방향은?
4.

♋ 고찰

전정도수관은 내림프낭(endolymphatic sac)과 내림프관(endolymphatic duct)을 연결하는 관으로 내이에 내림프를 공급하는 통로이다. EVAS는 전정도수관 직경이 1.5 mm 이상으로 확대된 경우를 말하며, 32% 정도의 감각신경성 난청 유소아에서 관찰할 수 있고(Boston et al., 2007;

NIDCD, 2017), 펜드리드 증후군(Pendred syndrome)을 보이는 경우가 많다(NIDCD, 2017). 청력손실은 EVAS가 없는 감각신경성 난청보다 높은 비율로 진행되며(Madden, Halsted, Benton, Greinwald, & Choo, 2003), 드물게 2 kHz 이하 음역의 골도 청력이 정상 범위에 이르는 혼합성 난청(와우 전음성 난청)을 보이기도 한다(허승덕, 2012). 와우 전음성 난청은 메니에르병(Ménière's disease)과 마찬가지로 와우관 내부 림프 압력이 높아진 데 따른 것으로 보기도 하는데, 이것은 내이에서 전정도수관이 세 번째 창과 같은 역할을 하여 생긴 영향으로 이해하고 있다(third window effect). 이외에도 골도 전도가 전정신경으로 진행된 것을 원인 중 하나로 보기도 한다.

EVAS를 동반한 감각신경성 난청 유소아는 머리 충격을 특히 주의하여야 한다. 복싱, 스쿠버다이빙, 스노우보트, 번지점프 등의 활동은 물론, 꿀밤, 딱밤, 공중에 떠오른 공을 머리로 받는 등의 동작은 두개강 내압을 높여 귀를 먹먹하게 한다(이충만감). 이충만감은 이관 폐쇄가 원인인 경우 입과 코를 막고 날숨을 내보는 방법[발살바법(Valsalva maneuver)]으로 회복되지만 내이의 압력 상승에 원인이 있는 경우 회복되지 않는다. 따라서 EVAS가 있는 유소아 난청자들은 가볍게라도 머리에 충격을 줄 수 있는 운동을 피하고 풍선 불기, 트럼펫과 같은 관악기 연주 등은 머리에 압력을 높이게 되므로 주의하는 것이 좋다. 이렇게 나빠진 청력손실은 회복이 될 수도 있고, 그렇지 않을 수도 있으며, 청력 변동이 나타나면 청력손실 진행 속도가 빨라질 수 있다.

감각신경성 난청에서 전정도수관 확장이 확인된 경우 보청기는 발견 당시 청력손실 정도가 심하지 않더라도 청력손실 진행이 매년 4 dB 이상씩 빠르게 진행할 수 있고, 급격한 변동이 있을 수 있으므로 출력 음압과 음향 이득 조절 범위가 넓은 기종을 선택하는 것이 좋다. 또 급격한 청력 변동이 나타나고 청력손실 정도가 보청기로 보상하기 충분하지 않는 경우 언어발달을 포함한 전반적 발달을 고려하여 인공와우 이식 등을 심각하게 검토하는 것이 좋다.

이 예제에서는 골도 가청 역치를 명시하지 않았다. 그러나 EVAS가 와우 전음성 난청으로 골도 청력이 좋을지라도 골도 보청기나 골도 이식기를 고려하지 않는다. 이것은 EVAS를 가진 난청자의 골도 가청 역치가 고주파수 대역에서는 급격하게 낮아지기 때문에 골도 보청기나 골도 이식기로는 보상하기 어렵고, 잔존한 저음역의 골도 청력도 계속 낮아져서 골도 전도 가청 역치의 적용 범위를 빠르게 벗어날 수 있기 때문이다. 아울러 골도 보청기나 골도 이식기의 음향 전달 방식이 두개골을 진동시켜서 어떠한 형태로든 내림프 압력에도 영향을 줄 수 있기 때문이다.

⊙ 남겨진 문제 ⋯

참고 및 추천 문헌

허승덕(2012). 전정구형낭 청력에 관한 연구. 말소리와 음성과학, 4(3), 179-186.
허승덕(2016). 청각학-청력도 해석. 서울: 박학사.

Boston, M., Halsted, M., Meinzen-Derr, J., Bean, J., Vijayasekaran, S., Arjmand, E., Choo, D., Benton, C., & Greinwald, J. (2007). The large vestibular aqueduct: A new definition based on audiologic and computed tomography correlation. *Otolaryngology Head Neck Surgery, Vol. 136*(6), 972-977.

Madden, C., Halsted, M., Benton, C., Greinwald, J., & Choo, D. (2003). Enlarged Vestibular Aqueduct Syndrome in the Pediatric Population. *Otology & Neurotology, Vol. 24*(4), 625-632.

Martin, F. N., & Clark J. G. (2015). *Intrdoduction to Audiology* (12th ed.). 허승덕 역(2016). 청각학 개론(12판). 서울: 박학사.

NIDCD (2017). Enlaged Vestibular. Aqueducts and Childhood Hearing. Https://www.nidcd.nib.gav/health/enlarged-vestibular-aqueducts-and-childhood-hearing-loss

미세-경도 감각신경성 난청 성인의 보청기 사용

허승덕(대구대학교), 김수진(서울특별시 보라매병원) *

Chapter 10

Use of Hearing Aid in Adult with Slight-to-Mild Sensorineural Hearing Loss

♋ 핵심 요약

정상 청력은 병력이 없는 젊고 건강한 성인의 평균인 0 dB HL이다. 청력의 정상 범위는 언어 습득이나 학령기 아동의 경우 15 dB HL까지로, 언어를 습득한 성인의 경우 25 dB HL까지로 본다. 청력손실은 가청 역치가 한 개 이상의 검사 주파수에서 정상 범위를 초과하는 것을 말하며, 이 기준을 초과하더라도 청력손실을 느끼지 못할 수도 있다. 청력손실을 자각하기 위해서는 가청 역치가 어음역을 포함한 여러 개 주파수에서 기준보다 높아야 한다. 청력손실 자각은 상황에 따라 다르다. 그러나 가청역치가 음성의 서비스 영역(serviceable range)에서 속삭임 정도의 작은 말소리 강도(softest speech energy)인 20 dB HL이나 보통 크기의 말소리 강도(average speech energy)인 40 dB HL을 넘어서면 청력손실을 느낄 수

* 허승덕, 김수진(2018). 미세-경도 감각신경성 난청 성인의 보청기 사용. In: 허승덕(2018). 청각학-프로젝트 기반 청각재활. 서울: 학지사.

Heo, SD; Kim, SJ (2018). Use of Hearing Aid in Adult with Slight-to-Mild Sensorineural Hearing Loss. In: Heo, SD (2018). *Audiology-project based audiological rehabilitation*. Seoul: HakJiSa.

있다.

보청기는 난청자가 청력손실을 자각하고 보청기 사용의 필요성을 느껴야 만족할 만한 효과를 얻을 수 있다. 그러나 청력손실이 특정 주파수에 국한되어 있거나 자각 정도가 낮은 경우 돋보기 사용처럼 대화 상황에 따라 도움이 필요한 경우에만 제한적으로 사용하는 경우도 흔하다.

이 예제는 어음역에서 미세부터 경도의 청력손실을 가진 성인 난청자의 보청기 사용 결정과 사용 이득 등에 대하여 고민하고자 한다.

⑨ 병력

대상자는 업무 조정 역할이 많은 중견 간부로 사무직에 종사하는 45세 남자이다. 질병을 앓았거나 사고 및 소음 노출 경험이 없으며, 건강을 위하여 테니스, 자전거 타기 등 운동을 좋아하는 것으로 진술하였다. 청력은 정기적인 건강보험 검진에서도 이상이 있다는 말은 듣지 못한 것으로 보고하였다.

자신은 청력손실을 의심하지 않았으며, 간간이 말의 정확한 의미를 파악하지 못하는 경우도 있었으나 이를 발화자가 얼버무리듯 발화했기 때문이라고 생각한 것으로 보고하였다. 이러한 현상은 동료나 후배들과의 대화보다 상급자와의 대화에서 특히 잦았으며, 여러 명이 회의하는 경우 더 심각하였던 것으로 보고하였다. 최근에는 가족들과 TV를 시청하면서 대화하면 대상자가 TV 볼륨을 올리고 말소리를 너무 크게 해서 가족들의 불편이 많아졌다고 보고하였다.

청각학적 평가를 받기로 한 결정은 본인의 의지보다 가족의 권유가 더 크게 작용하였으며, 직장에서 느끼는 불편도 가족의 권유를 수용하는 데 기여한 것으로 보고하였다.

⑨ 청각학적 평가

청각학적 평가는 고막운동성계측(tympanometry), 순음청력검사(pure tone audiometry: PTA), 어음청력검사, 일과성 유발 이음향방사(transient evoked otoacoustic emission: TEOAE) 등을 시행하였다.

고막운동도는 양측 모두 외이도 용적, 정적 탄성, 중이강 압력이 정상 범위에 있는 A형으로 관찰되었다([그림 10-1]).

등골근 반사 역치는 두 귀 모두 동측과 대측 반사 역치가 상승되거나 소실되지 않았고 정상적으로 관찰되었다([그림 10-1]).

PTA에서 3분법 순음청력손실 평균(3 frequency pure tone average: 3 PTAs)은 오른쪽 25 dB HL, 왼쪽 26.7 dB HL이고, 고음역 청력손실이 큰 완만한 하강형 감각신경성 난청으로 확인되었다([그림 10-2]). 청력손실 자각이나 의사소통 불편 정도 등을 예측하기 위하여 가변 순음청력손실 평균(varied pure tone average: VPTA)을 구하였으며, VPTA는 두 귀 모두 35 dB HL로 관찰되었다.

Tympanogram

	Type	Peak pressure	Static compliance	Ear canal volume
LE	A	-15 daPa	0.4 cc	1.0 cc
RE	A	-15 daPa	0.4 cc	1.0 cc

Acoustic reflex threshold (dB HL)

	Frequency in Hz			
ipsilateral to the LE	90	90	90	
contralateral to the LE	90	90	90	
contralateral to the RE	90	90	95	
ipsilateral to the RE	90	90	90	
	500	1000	2000	4000

[그림 10-1] 고막운동도와 등골근 반사 역치

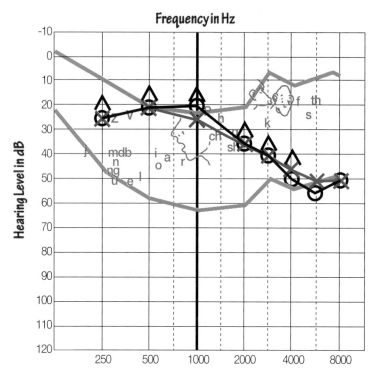

[그림 10-2] 순음청력도

어음청력검사에서 어음청취역치(speech reception threshold: SRT)는 오른쪽 20 dB HL, 왼쪽 25 dB HL로 3 PTAs와 일치하였다. 어음이해도 (speech discrimination score: SDS)는 두 귀 모두 92%로 정상 범위에서 관찰되었고, 어음 잡음을 주고 10 dB SNR의 강도로 구한 잡음하 어음이해

	SRT		SRT		SDS			SDS		
	dB HL	mask	dB HL	mask	%	mask	dB SL	%	mask	dB SL
Right	20				92		30	72		+10 dB SNR
Left	25				92		30	72		+10 dB SNR

[그림 10-3] 어음청력검사

도(speech in noise)는 두 귀 모두 72%로 관찰되었다.

TEOAE는 두 귀 모두 1,600 Hz 이상의 고음역에서 방사음 강도가 3 dB SNR 이하로 낮게 관찰되어 순음청력도 양상을 지지하는 결과였다.

♋ 예제 해석 방향

1. 성인의 미세-경도 난청은 의사소통에 영향을 주고 있는가?
2. 성인의 미세-경도 난청에서 청각재활 서비스 제공을 어렵게 하는 요인은?
3. 경계선 범위의 난청 재활에서 중요한 점은?
4. 미세 및 경도 난청에서 기대할 수 있는 보청기 사용 효과는?
5.

♋ 청각재활 & 고찰

이 대상자는 2 PTAs, 3 PTAs가 낮고, 경도 난청의 VPTA에도 SDS와 +10 dB SNR의 SDS가 높게 관찰되었다. 이 경우 일상적이고 친숙한 환경에서 대화에는 불편을 느끼지 않았을 것으로 추정된다. 다만, VPTA는 여전히 왕성한 사회활동을 하고 있는 대상자가 다소 작은 소리로 말하는 고위직 참여 회의에서 불편을 느낄 수 있는 정도이다. 회의에서 느낀 불편과 높은 VPTA는 가족의 청각 평가 권유와 재활 서비스 권유를 받아들이는 데 어느 정도 기여했을 것으로 보인다.

정상 경계선 범위에 있는 난청자는 조용하거나 거실과 같이 익숙한 곳에서 가족들과의 대화에 불편을 느끼지 않으며, 상대가 가족이라면 다소 소란스럽더라도 추측을 통해 의미를 파악할 수 있어서 청력손실을 자각하지 못하기도 한다. 그러나 처음 만나는 사람과 예측할 수 없는 주제로 대화하는 경우에는 조용한 장소일지라도 듣고 이해하는 데 어려움을 느낄 수 있고, 환경 소리가 소란스럽거나 경쟁 잡음이 있다면 의사소통 불편이 커진다.

보청기는 청력손실을 자각하고 음향 이득으로 충분히 보상할 수 있는 정도일 때 착용 만족도가 가장 높다. 청력손실 정도에 따라서는 중등도 난청에서 만족도가 가장 높다. 그러나 경도 난청은 청력손실 자각 정도가 낮아 착용만족도도 낮다. 실지로 자가 평가(abbreviated profile of hearing aid benefit: APHAB)에서도 경도 난청의 착용만족도는 중등도보다 낮다(윤두환, 윤태현, 이광선, 2000).

미세-경도 난청의 보청기 사용은 청각학적 평가 결과에만 집중하면 보청기를 서랍형(in the drawer)으로 만들 가능성이 크다(허승덕, 2017; Martin & Clark, 2015). 이를 피하기 위해서는 난청 자각 정도, 청력손실 보상에 대한 욕구, 보청기에 대한 전반적 인상, 보청기 사용자에 대한 인상, 증폭 음향에 대한 첫인상 등을 충분히 상담하고, 보청기에 대한 기대치를 조절하는 것이 중요하다.

보청기 사용 결정 이후에는 돋보기 사용자들처럼 직장에서의 회의, 가정에서의 중요한 대화, 세미나 참여 등과 같이 청각적 자극이 중요한 대화 환경에서만 선택적으로 사용할 가능성이 높다. 그러나 보청기는 필요한 음성만을 선택해서 받아들이지 않고, 가까운 소리를 먼저 받아들여 증폭하므로 화자와의 거리가 멀어질수록 효과가 급격하게 나빠진다. 따라서 다화자 상황에서는 보청기가 말소리를 증폭하는 데 가장 유리한 좌석을 선택하는 것이 중요하다. 만약 좌석을 결정할 수 없다면 시각적 단서를 함께 활용하도록 권유하고, 상황에 따라서는 화자에게 미리 양해를 구하거나 대화의 의미를 되묻고 이해하는 행동을 습관화하는 것도 중요하다. 보청기는 사용 목적이 극히 제한적이더라도 회의 상황에서 고위급 간부 사원들의 작은 음성을 충분히 이해하기 위해서는 양이 장착을 고려하는 것이 도움이 될 수 있다. 아울러 회의용 마이크(conference microphone) 등과 같은 청각보조기기(assist listening device: ALD) 사용을 적극 추천할 수 있다.

☞ 남겨진 문제 …

ᘓᢀ 참고 및 추천 문헌

윤두환, 윤태현, 이광선(2000). 보청기 착용환자에서 APHAB을 이용한 만족도 조사. 대한이비인후과학 두경부외과학회지, 43(7), 698-702.

허승덕(2017). Audible Field를 이용한 인공와우 MAP 검증 예제. 대한치료과학회지, 9(1), 73-80.

Martin, F. N., & Clark, J. G. (2015). *Introduction to Audiology* (12th ed.). 허승덕 역(2016). 청각학개론(12판), 서울: 박학사.

제11장 경도-중등도 노인성 감각신경성 난청자의
청취 환경에 따른 보청기 사용 만족도

허승덕(대구대학교), 고도흥(한림대학교) *

Chapter 11

Satisfaction Degree of Hearing Aids According to Listening Environment in Elderly with Mild-to-Moderate Sensorineural Hearing Loss

♋ 핵심 요약

인구·사회학적 구조의 변화로 홀로 식사('혼밥')하거나 홀로 술을 마시는('혼술') 사람들이 늘고 있다. 이와 같은 유행은 낮은 출산율과 외둥이로 출생하여 지나친 보호 속에서 성장한 개성이 강한 젊은 층을 중심으로 나타났으며, 이제는 다양한 연령층에서 나타나는 사회 현상 중 하나이다. 우리나라는 근대화 과정에서 핵가족화가 빠르게 진행하였고, 지역에 따라 다소 차이가 있으나 인구 구성에서 노인인구가 14% 이상인 고령사회에 이미 도달하였다. 핵가족 구조와 고령사회에서 나타난 또 다른 사회 현상 중 하나는 홀로 거주하는 노인('독거노인')들이 증가한 것이다. 노인들의 독립적 생활은 고령사회에서는 자연스러운 생활방식 중 하나일 수 있다. 그러나 이에 따른 여러 사회 문제와 경중에 관계없이 노인들이 가

---

* 허승덕, 고도흥(2018). 경도-중등도 노인성 감각신경성 난청자의 청취 환경에 따른 보청기 사용 만족도. In: 허승덕(2018). 청각학-프로젝트 기반 청각재활. 서울: 학지사.
Heo, SD; Ko, DH (2018). Satisfaction Degree of Hearing Aids According to Listening Environment in Elderly with Mild-to-Moderate Sensorineural Hearing Loss. In: Heo, SD (2018). *Audiology-project based audiological rehabilitation*. Seoul: HakJiSa.

지고 있는 퇴행성 질환은 필요한 보살핌을 제공할 수 없는 문제를 안고 있다.

노인의 청력손실(노인성 난청)은 퇴행성 증상 중 하나이며, 나이가 많아지면서 급격하게 증가한다(허승덕, 2017). 노인성 난청은 경도부터 중등도의 청력손실이 많아서 자각 정도가 상황에 따라 다르며, 말소리 이해에 어려움을 느끼는 경우가 많다. 특히 사회 참여 정도가 낮아지거나 가족과의 접촉 기회가 줄어들면 청력손실을 무시하거나 난청 자각 정도도 낮아져서 높은 품질의 청각재활 서비스 제공이 필요하다. 실지로 혼자 생활을 하는 노인들의 경우 한두 번 방문하는 자녀들과 짧은 시간 동안 안부 대화나 주제가 일정한 이웃과의 대화가 소통의 전부인 경우가 많다. 여기에 퇴행성 말초 병증이 있으면 크기가 작은 보청기 조작에 어려움을 느끼기도 하여 지속적인 도움이 필요한 경우가 많다.

이 예제는 가족 방문이나 가족과의 전화 통화, 텔레비전 시청 등 다양한 청취 환경에서 노인성 난청자가 보청기 사용 중에 느끼는 문제들을 살펴보고, 이들의 재활 서비스 만족도 향상을 위한 청각재활 과정에서 발생하는 문제들을 고민하는 데 목적이 있다.

㉠ 병력

대상은 아파트에서 홀로 생활하는 76세 여자이다. 대화 상대는 주중 한 번의 저녁 시간과 주말에 잠시 들러 안부를 전하는 아들과 손자 정도이다. 다른 친지나 이웃과의 교류는 거의 없어서 대화의 기회가 적다. 특별한 병력은 없고, 노인들이 흔히 겪을 수 있는 가벼운 퇴행성 질환(관절염)과 혈압으로 약물 치료를 받고 있다. 진공청소기 또는 음식물 분쇄기 동작 시 소리가 작기도 하고 텔레비전 말소리가 들리지 않아 음량을 높이면 귀가 불편하기도 하여 그림만 보는 경우가 많고, 전화 통화는 가족과 필요한 말만 하거나 일방적으로 용건만 전하는 것으로 보고하였다.

청력손실은 60대 중반 무렵에 아들과 손자들이 먼저 인지한 것으로 보고하였다. 청력손실을 인지하고 보청기센터에서 청력검사를 받았다. 청력은 경도의 난청이 양쪽에 있고, 이를 보상하기 위해 보청기 사용을 권유받았다. 보청기는 돋보기처럼 사용하고, 오른손 사용자임을 고려하여 오른쪽 귀속형[외이도형(in the canal: ITC)로 추정]을 구입한 것으로 보고하였다. 보청기는 구입 후 추적하지 않았고, 70대 초반에는 청력이 더욱 나빠진 것을 느끼고 거주지 대학병원에서 청력검사를 다시 받았다. 보청기는 보청기센터에서 비노출 외이도형(completely in the canal: CIC)으로 추가 구입한 것으로 보고하였다.

보청기는 도움이 되는 것 같으나 사용하고 싶다는 욕구가 크지 않으며, 간간이 착용하려 하면 귀에 들어가지도 않고 '삑' 소리가 들리며, 착용 시간이 길어지면 외이도에 통증이 느껴지는 등 불편이 많아 여전히 사용 시간이 많지 않은 것으로 보고하였다. 방문은 자녀의 적극적인 권유가 있었으며, 보청기 조절이나 추가 구입 등을 상담하고자 하였다.

♋ 청각학적 평가

청각학적 평가는 고막운동성계측(tympanometry), 순음청력검사(pure tone audiometry: PTA), 불쾌 청취 강도(uncomfortable loudness level: UCL), 어음청력검사 등을 검사하였다.

고막운동도는 두 귀 모두 외이도 용적, 정적 탄성, 중이강 압력이 정상 범위에 있는 A형 고막운동도를 보였다.

Tympanogram

	Type	Peakpressure	Staticcompliance	Earcanal volume
LE	A	-15 daPa	0.4 cc	0.8 cc
RE	A	-20 daPa	0.4 cc	0.8 cc

[그림 11-1] 고막운동도

PTA상 3분법 순음청력손실 평균(3 frequency Pure Tone Average: 3 PTAs)
은 오른쪽 40 dB HL, 왼쪽 38.3 dB HL인 완만한 하강형(gently slop) 대칭
성 감각신경성 난청이었다.

UCL은 80~90 dB HL 범위로 고음역에서 낮아졌으며, 가청 범위
(dynamic range: DR)는 저음역에서 55 dB 정도이지만 4 kHz에서 25 dB까
지 좁게 관찰되었다.

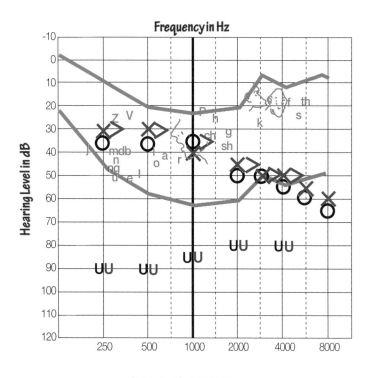

[그림 11-2] 순음청력도

	SRT dB HL	mask	SRT dB HL	mask	SDS %	mask	dB SL	SDS %	mask	dB SL
Right	20				92		30	72		+10dB SNR
Left	25				92		30	72		+10dB SNR

[그림 11-3] 어음청력도

어음청력검사에서는 어음청취역치(speech reception threshold: SRT)가 오른쪽 40 dB HL, 왼쪽 35 dB HL이었고, 어음이해도(speech discrimination score: SDS)는 오른쪽 80%, 왼쪽 84%이었다. 어음잡음을 함께 주고 +10 dB SNR에서 구한 SDS는 두 귀 모두 56%로 관찰되었다.

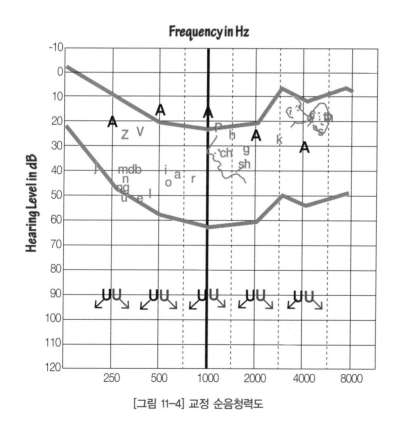

[그림 11-4] 교정 순음청력도

보청기의 경우 최초 구입한 ITC는 고장으로 사용하지 않고 있어서 최근 구입한 CIC만 2 cc 커플러(coupler)에 연결하여 전기음향 특성(electroacoustic characteristic)을 검사하였고, 출력 음압이 난청자에게 불쾌감을 주지 않을 것으로 판단한 뒤, 추가 조절 없이 실이 계측(real ear measurement: REM)으로 실이 교정 반응(real ear aided response: REAR)과 실이 포화 응답(real ear saturation response: RESR) 등을 구하였다.

전기음향 특성에서 출력 음압은 고음역에서 90 dB SPL로 관찰되었고, 모든 주파수에서 불쾌 역치를 초과하지 않을 것으로 판단되었다. REM과 음장 검사 과정에서 모든 주파수 90 dB HL의 주파수 변조음(frequency module)을 들려주고 UCL 도달 여부를 확인하였으나 불편을 느끼지 않았다. 강음에 대한 UCL 감시는 사전에 껌(ear putty)과 헤드폰으로 왼쪽 외이도와 외이를 막고 시행하였다.

전기음향 특성의 음향 이득과 REM의 실이 삽입 이득(real ear insertion gain: REIG)은 주파수마다 가청 역치의 $\frac{1}{3} \sim \frac{1}{2}$에 해당하는 적정한 수준으로 판단하였다.

이상의 결과는 대상자의 가청 역치와 음향 이득 및 출력 음압은 교정 청력을 개선하고 누가현상(recruitment phenomenon)으로 좁아진 DR을 보상할 수 있을 것으로 판단된다. 하지만 대상자는 보청기에 대한 부정적 인상이 있고, 경도 난청으로 난청 자각 정도가 낮으며 사용 시간이 많지 않아서 효과에도 만족하지 못하고 있다.

☞ 예제 해석 방향

1. 노인성 난청자가 보청기 사용에 익숙하지 않는 흔한 이유는?
2. 노인성 난청자가 청력손실을 자각하지 못하거나 무시하는 이유는?

3. 노인성 난청에서 가족의 역할은?

4. 적절한 음향 이득과 출력 음향에도 불구하고 보청기 사용 시간이 짧은 이유는?

5.

☾ 고찰

노인성 난청은 신체 기능 노화와 관련되며, 그 원인에 따라 감각성, 신경성, 대사성, 와우 전음성 등으로 분류한다(Schmiedt, 2010). 감각성 난청은 와우 내 코르티(Corti) 기관의 유모세포와 지지세포에서, 신경성 난청은 구심성 청신경에서, 대사성 난청은 와우 림프 순환에 관여하는 혈관조에서, 와우 전음성 난청은 기저막에서 각각 변성이나 긴장, 위축 등이 생겨 발생한다.

노인성 난청은 대부분 양측성으로, 청력손실이 고주파수 가청 역치부터 나빠지고 심해지면서 어음역 주파수 대역과 저음역의 가청 역치도 낮아진다. 노인성 난청은 청력손실 특성과 신체 기능의 전반적 퇴행에 따라 난청 정도에 비하여 말소리를 알아듣는 능력이 더욱 낮아지는(음소회귀) 특성이 있으며(Martin & Clark, 2015), 인지 기능이 낮아질 수 있고, 치매 발생과도 높은 관련이 있다(Lin et al., 2011).

보청기는 소리를 증폭하여 손실된 청력을 개선하는 장치이며, 말소리의 의미는 난청자가 자신의 청각과 중추 기능으로 이해하게 된다. 노인성 난청의 경우 청신경이나 중추에서도 기능적 퇴행이 있기 때문에 보청기 증폭만으로는 말소리 이해에 어려움이 있을 수 있다. 말소리 이해는 난청자가 보청기 사용만으로 향상시킬 수 없고, 가족이나 주변 사람의 도움이 필요하다. 도움은 매우 간단하며, 말을 천천히 또박또박 하는 것이 도움의 핵심이다. 가족 도움에 대해서는 보청기 사용 결정과 장착 등의 과정에서 전문가가 상담을 통해 반복해서 강조하는 것이 좋고, 대화 상대방의 도움은 난청자가 자신의 청력손실을 자랑하듯 알려 주면서 말소리를 크게 하지 말고 천천히 또박또박 말해 줄 것을 요청하는 것도 큰 도움이 된다.

보청기는 청력손실을 보상하기 위한 전자장치로 이개에 걸거나 외이도에 삽입하여 사용한다. 이 과정에서 보청기를 외이도에 올바르게 삽입하지 않으면 외이에 심한 통증과 함께 염증이 생길 수 있다. 또 사용 중에는 '삐' 하는 날카롭고 불쾌한 소리[되울림 소리(howling)]가 들릴 수 있다. 이들 문제는 무딘 손동작과도 관련되며, 안전하게 사용하기 위해서는 장치의 기능과 사용법 그리고 여러 가지 주의사항 등을 주의 깊게 듣고 반복해서 연습해야 한다. 보청기 사용 교육은 여러 차례에 걸쳐 수시로 진행하는 것이 좋다. 특히 노인들의 경우 설명을 수시로 들을 수 있고 도움을 받을 수 있어야 한다. 따라서 보청기는 사랑방처럼 들러 설명을 듣고 도움을 받을 수 있는, 집 가까운 곳에서 구입하는 것이 중요하다. 청각 및 보청기 전문가들은 보청기 사용자와의 잦은 접촉 기회를 적극적이고 밀착된 서비스를 제공하는 것으로 인식할 필요가 있다.

보청기는 난청자의 기대와 달리 사람의 말소리만을 선택해서 증폭하지 못하고, 마이크 가까운 소리부터 증폭한다. 이 때문에 보청기는 주변 소음에 민감하여, 사용자 주변에서 여러 사람이 한꺼번에 말하거나 경쟁 잡음 등이 있으면 말소리를 이해하기 곤란해진다. 우리가 생활하는 곳의 소음은 주간 실내 50~60 dB(A), 주간 실외 60~80 dB(A), 야간 40~60 dB(A) 정도로 규제하고 있으나 현실은 이보다 높다. 이 정도 소음은 말소리를 작게 하거나 크게 하였을 때의 범위인 40~80 dB SPL 정도로 보청기 사용자가 대화를 듣는 데 큰 지장을 줄 수 있는 정도이다. 이들 외부 소음 이외에도 선풍기, 에어컨, 온풍기, 청소기 등의 전자제품에서 발생하는 소음, 설거지, 텔레비전이나 라디오 소리 등 다양한 생활 소음이 있다.

　　노인성 난청자들이 다양한 생활 및 환경 소음에서 보청기로 잘 들을 수 있도록 수시로 조절하며 사용하기란 여간 어려운 일이 아니다. 보청기는 이런 환경에서 적응할 수 있도록 잡음 억제 기술과 같은 내장 기술 이외에도 몇 가지 기능들이 있다. 보청기는 물리적으로는 하나이지만 여러 대와 같이 사용할 수 있는 기능들이 있는데, 다중 기억장치(multi memory)도 그중 하나이다. 다중 기억장치는 보청기의 음향 이득과 출력 음압을 여러 가지로 조절하여, 내장된 기억장치에 보관할 수 있다. 다중 기억장치는 보청기마다 대개 2~4개 정도가 있으며, 조용한 곳, 시끄러운 곳, 전화 통화, 음악 감상 등 서로 다른 음향 환경에서 선택하여 소리를 들을 수 있게 해 준다. 여러 개로 조절된 프로그램들은 보청기에 부착된 스위치로 전환할 수 있다. 노인들은 매우 작은 스위치 조작에 어려움이 클 수 있다. 이러한 문제는 원격조절기(remote controller)를 활용하면 보다 쉽게 조작하여 보청기 사용 효과를 높일 수 있다. 최근에는 보청기가 작동되는 동안 주변 환경의 소음 수준과 평균 사용 시간 등을 감시하는 기능[데이터 로깅(data logging)]이 폭넓게 사용되고 있다. 이 정보는 다양한 환경에 맞게 보청기를 조절하여 프로그램 하는 데 유용하게 활용할 수 있다.

　　진공청소기나 분쇄기 등의 생활 소음은 제조회사에서 표시한 것과 달리 65~80 dB(A) 정도로 크고 거리가 가까워지면 이보다 강해진다. 텔레비전은 선택한 음량에 따라 달라지지만 난청자들이 습관적으로 음량을 높이는 점을 고려하면 난청자 가정의 텔레비전 소리는 심각한 소음으로 볼 수 있다. 이 정도 소음은 난청자가 말소리를 이해하는 데 방해가 되기도 하지만 피로감이나 불쾌감, 심한 경우 통증으로도 느낄 수 있다. 이 예제에서 난청자는 보청기를 사용하지 않았을 때 간간이 불편을 느꼈고 청각학적 평가에서도 청력손실 정도에 비하여 UCL이 낮게 관찰되었다. 이 현상은 유모세포 손상으로 소리의 크기 변화를 비정상적으로 크게 느끼는 누가현상에 의한 것으로 강하게 추정할 수 있는데, 반복될 경우 청각

민감증(hyperacusis)으로 이어질 수도 있다.

보청기는 압축 기술을 적극적으로 활용하면서부터 증폭은 물론, 강한 소리로부터 난청자의 청각을 보호하는 기능도 가지고 있다. 이 예제에서 보청기를 착용 후 90 dB HL의 강한 자극에 불쾌감을 느끼지 않은 것은 이를 증명한다. 이 외에도 보청기의 음향 이득과 출력 음압 등이 청력손실 보상에 도움이 될 수 있게 잘 조절된 상태이다. 다만, 이미 언급한 것처럼 노인성 난청자가 보청기를 유용한 장치로 인식할 수 있도록 사용 중 느끼는 불편을 경청해 주고 필요한 경우 조절이나 상담을 차분히 반복해서 진행하는 것이 중요하다. 보청기는 소리를 키워 주는 장치이며, 대부분 사람들은 이 점만을 기억하며, 말소리만 키워 줄 수 있을 것으로 기대한다. 성공적인 보청기 사용을 위해서는 난청자가 자신에게 청력손실이 있다는 것을 느끼고 받아들이면서 사용에 대한 욕구가 있어야 한다. 만약 대화 기회가 적어서 난청을 자각하지 못하고, 필요성을 느끼지 않으며, 사용에 불편이 많은 귀찮은 것으로 인식하면 보청기는 서랍형(in the drawer)으로 전락할 수 있다.

보청기에는 경청을 도와주는 청각 보조 장치(assist listening device: ALD)가 있다. ALD에는 적외선(infrared) 장치, 유도파(induction loop) 장치, FM(frequency modulation) 장치 등이 있다. 이 중 적외선이나 유도파 장치는 가격이 저렴하고 간단히 설치할 수 있어서 노인성 난청자들이 텔레비전 시청이나 초인종 소리 인식 등을 위해 편리하게 사용할 수 있다.

고령사회에서 노인의 사회 참여는 매우 중요한 문제이다. 하지만 청력손실은 노인의 사회 참여를 제한하는 중요한 요인 중 하나이며, 보청기를 사용하더라도 불편이 많으면 사회 참여를 더욱 망설이게 한다. 이 예제에서 살펴본 것처럼 보청기 조절이 적절한 경우에도 올바른 사용과 적절한 작동 방법을 이해하지 못하면 보청기에 대해 부정적 인상을 가질 수 있고, 보청기를 사용하더라도 여전히 들을 수 없다는 절망감을 안겨 줄 수 있다. 이러한 실망과 절망은 사회 참여에 한계가 많은 상황에서 고립을 더욱 부추기는 모양이 될 수 있다.

보청기 사용 목적은 목표 교정 청력이 정상에 이르지 못하더라도 지금보다 더 잘 듣고, 말소리를 더 잘 이해하여, 모든 사람과 공감하고 소통하면서 삶의 질을 향상시키는 데 있다. 보청기 사용과 작동은 전문가들이나 익숙한 사용자들에게는 너무나도 당연한 일이어서 가벼이 여길 수 있다. 하지만 초보 사용자들에게는 너무나 절실하면서도 보청기 사용이 쉽게 받아들여지지 않는 심리 상태여서 한두 번의 설명만으로 사용을 포기하기 쉽다. 더욱이 노인 난청자들은 노화에 따른 우울도 있을 수 있어서 더욱 배려가 필요하다. 청각 전문가들은 난청자들이 만족하고 행복할 수 있도록 청각학 및 관련 학문 분야 지식을 동원하여 최상의 서비스를 제공하여야 한다. 사용 방법 설명은 너무나 간단하고 기본적인 것이지만 이를 충분히 익히지 않으면 청각재활이 실패로 이어질 수 있다.

♋ 남겨진 문제 ⋯

참고 및 추천 문헌

허승덕(2016). 청각학-청각학적 평가와 해석 기초. 서울: 박학사.

허승덕(2017). Hearing Handicap Inventory for Elderly (HHIE)로 확인한 노인성 난치 실태, *Communication Sciences & Disorders, 22*(1), 170-176.

Lin, F. R., Metter, E. J., O'Brien, R. J., Resnick, S. M., Zonderman, A. B., & Ferrucci, L. (2011). Hearing loss and incident dementia. *Archives of Neurology, 68,* 214-220.

Martin, F, N., & Clark, J, G, (2015). *Introduction to Audiology* (12th ed.). 허승덕 역(2016). 청각학개론(12판). 서울: 박학사.

Schmiedt, R. A. (2010). The physiology of cochlear presbycusis. In: Gordon-Salant, S. (Ed.), *The aging auditory system.* NY: Springer.

제12장 | 비대칭성 난청에서 양측 보청기 순차적 사용

허승덕(대구대학교) *

Chapter 12

Sequential Binaural Hearing Aids Fitting in Asymmetric Bilateral Hearing Loss

♋ 핵심 요약

보청기 기술은 급격하게 발전하고 있어서 보청기 조절과 적용 범위도 크게 확장되었다. 이러한 기술 발전의 가장 큰 수혜 영역 중 하나는 비대칭성 난청자에 대한 양측 보청기 장착이다. 아직까지도 비대칭성 난청자에 대한 착용 귀 결정이나 예후 및 착용 평가를 선형보청기 시대의 기준을 이용하기도 한다.

비대칭성 난청은 두 귀 청력 차이가 30 dB 이상이거나 어음이해도 (speech discrimination score: SDS) 차이가 20% 이상인 경우를 말한다. 비대칭성 감각신경성 난청에서는 두 귀의 가청 역치 차이가 매우 크고, 한 귀의 SDS가 심하게 낮은 경우 청력손실이 크거나 SDS가 낮은 귀의 보청기 장착을 고려하지 않기도 한다. 최신 기술을 사용하는 보청기들은 유효 주파수

* 허승덕(2018). 비대칭성 난청에서 양측 보청기 순차적 사용. In: 허승덕(2018). 청각학-프로젝트 기반 청각재활. 서울: 학지사.

Heo, SD (2018). Sequential Binaural Hearing Aids Fitting in Asymmetric Bilateral Hearing Loss. In: Heo, SD (2018). *Audiology-project based audiological rehabilitation*. Seoul: HakJiSa.

대역을 여러 개의 채널로 나누고 다양한 압축 기술 등을 적용하고 있다. 이들 기술은 두 귀 교정 가청 역치 차이가 양이 청취를 기대할 수 없을 정도로 크지 않다면 가청 범위(dynamic range: DR)가 좁고 SDS가 낮아도 만족도를 높일 수 있다. 또 두 귀의 교정 가청 역치 차이가 현저하게 크더라도 보청기를 청력이 좋은 귀만 사용할 때보다 두 귀에 함께 사용할 때 소리가 크고 입체감이 있는 것처럼 느껴진다면 신호 대 잡음비(signal to noise ratio: SNR)와 방향성 검사(directional test)를 시행한 후 장착하기도 한다.

이 예제는 가청 역치의 심한 비대칭과 한 귀의 SDS가 매우 낮은 양측 감각신경성 난청의 양이 청취를 위하여 SDS를 감시하면서 순차적으로 두 귀 보청기를 장착한 예를 고찰하고, 보청기 청각재활 서비스 만족도를 높일 수 있는 장착 과정과 단계별 평가 그리고 순차적 장착 등에 대하여 고민하고자 한다.

♋ 병력

대상은 비대칭성 양측 감각신경성 난청이 있으나 왼쪽 귀의 청력손실만 자각하고 있는 초등학교 5학년 여학생이다. 부모는 자녀의 청력손실을 자각하고 있어서 교우 관계를 원만하게 유지하면서 학교생활을 할 수 있도록 적극적으로 지원하는 등 노력을 아끼지 않고 있다.

일상에서 때로 환경 소리나 말소리 등의 방향을 혼돈하기도 하고, 말의 뜻을 이해하지 못하기도 하지만 적극적으로 대처하면서 이해하려고 노력하는 편이다. 성적은 혼자 하는 과목보다 토론과 설명이 필요한 교과목이 다소 낮은 편이다. 가족이나 친한 사람과의 대화에는 크게 어려움을 느끼지 않지만 처음 보는 사람이나 생소한 환경에서의 대화는 분위기 흐름을 방해하지 않기 위해 추측을 하기도 하고, 내용을 무시하거나 되묻는 횟수가 많아진다.

대상 학생은 가정과 학교에서 듣기에 불편을 느끼는 경우가 많아지는 것 같다며 보청기 사용에 적극적이었다.

보청기는 사전 평가를 통해 청력손실이 심하고 SDS가 낮은 왼쪽부터 장착을 시작하였다. 왼쪽 귀 보청기에 대한 착용 평가와 사용 만족도 등을 계속 감시하였고, 장착 후 개선된 듣기 능력으로 오른쪽 보청기 사용에 관심을 갖기 시작하였다. 오른쪽 보청기는 왼쪽 장착 6개월 후 장착하였다.

♋ 청각학적 평가

청각학적 평가는 이미턴스 청력검사(immittance audiometry: IA), 순음청력검사(pure tone audiometry: PTA), 어음청력검사(speech audiometry: SA) 등을 시행하였고, 보청기 장착 교정 청력은 PTA와 SA로 확인하였다. 보청기 성능과 조절 상태 평가는 2cc 커플러(coupler)를 이용하여 전기음

Tympanogram

	Type	Peakpressure	Staticcompliance	Earcanal volume
LE	A	5 daPa	0.3 cc	1.0 cc
RE	A	10 daPa	0.3 cc	1.0 cc

Acoustic reflex threshold (dB HL)

Frequency in Hz			
ipsilateral to the LE	A	A	A
contralateral to the LE	115	110	A
contralateral to the RE	A	A	A
ipsilateral to the RE	100	105	90
500	1000	2000	4000

[그림 12-1] 이미턴스 청력도

향 특성을 평가하였다.

IA는 고막운동도(tympanogram)를 구한 후, 등골근 반사 역치(acoustic reflex threshold: ART)를 동측과 대측을 자극하여 각각 구하였다.

고막운동도는 두 귀 모두 외이도 용적, 정적 탄성, 중이강 압력 등이 미국언어청각협회(American Speech-Language Hearing Association: ASHA) 기준 정상 범위에 있는 A형을 보였다([그림 12-1]).

ART는 탐침을 왼쪽에 두고 왼쪽에 소리를 자극하였을 때[동측(ipsi-lateral)] 반사가 관찰되지 않았으나 오른쪽에 소리를 자극하면[대측(contra-lateral)] 역치가 상승되어 관찰되었다. 탐침을 오른쪽에 둔 경우 동측 자극은 역치가 상승하였고, 대측 자극은 반사가 관찰되지 않았다([그림 12-1]).

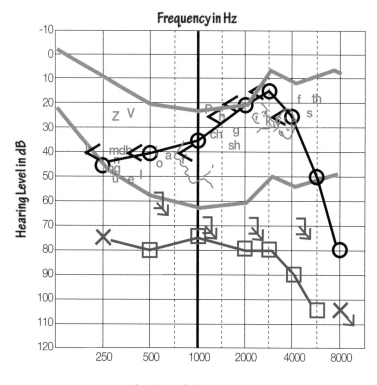

[그림 12-2] 순음청력도

PTA는 오른쪽의 경우 3분법 순음청력손실 평균(3 frequency pure tone average: 3 PTAs)이 31.7 dB HL이며, 가청 역치가 경도 난청(mild hearing loss)인 저음역의 가청 역치가 2 kHz에서 미세 난청(slight hearing loss)으로 급격하게 좋아졌다가 다시 낮아지기 시작하여 8 kHz에서 80 dB HL에 이르는 감각신경성 난청을 보였다. 왼쪽의 경우 3 PTAs가 78.3 dB HL인 수평형 감각신경성 난청을 보였다([그림 12-2]).

SA는 어음청취역치(speech reception threshold: SRT)를 구한 후, 어음 쾌적 청취 강도(most comfortable loudness level: MCL)에서 어음이해도 (speech discrimination score: SDS)를 검사하였다. 왼쪽 SRT와 SDS는 모두 차폐(masking)하여 구하였다.

SRT는 오른쪽 25 dB HL, 왼쪽 80 dB HL이었고, SDS는 오른쪽 72%, 왼쪽 16%로 관찰되었다. SDS는 어음에 대한 두 귀 각각의 MCL을 구한 후, 두 귀를 동시(diotic)에 자극하여 크기가 편하다고 표현한 어음 강도에서 시행하여 76%로 관찰되었다([그림 12-3]).

Speech Discrimination Score

Rt 72% @ MCL   ※ Open Set, Only Hearing

귀 딸 안 침 구 편 양 잔 물 개 산 역 돈 김 너 끝 은 팔 짐 도 입 색 붓 목 비
　 　 　 　 　 　 　 　 　 　 　 　 　 　 　 끈 근 　 질 오 　 해 부 　 이
담 월 금 정 요 활 손 법 틀 소 눈 말 형 군 시 자 책 설 밭 혀 돌 적 강 날 키

Lt 16% @ MCL with masking

코 떡 알 좀 겨 풀 양 솜 불 기 못 연 달 꽃 나 길 음 철 선 뒤 읍 절 병 만 배
오 억 　 오 어 으 아 으 을 　 곡 으 아 　 아 　 으 데 어 이 역 얼 여 안
님 원 극 집 이 심 상 별 낮 새 장 문 국 한 차 터 죽 신 들 해 살 관 동 간 표
　 　 근 　 짐 결 악 　 　 　 　 　 　 　 　 심 　 　 　 고

Both 76% @ MCL of each ear

[그림 12-3] 어음청력도

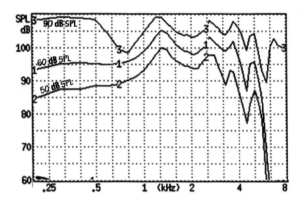

[그림 12-4] 왼쪽 보청기의 2cc 커플러 전기음향 특성

보청기는 대상자가 청력손실을 자각하고 있으며, 낮은 SDS에도 불구하고 양이 SDS가 낮아지지 않았던 점을 근거로 왼쪽 귀에 귀걸이형 (behind the ear: BTE)을 시험 장착하였다. 대상자는 왼쪽으로 시험 장착한 보청기의 증폭음 첫인상을 '매우 만족스럽다.'고 하면서 '두 귀로 들어 기쁘다.'고 표현한 점 등을 근거로 왼쪽 보청기 사용을 최종 결정하였다.

보청기는 향후 발생 가능한 청력 변화와 가청 역치가 현저하게 좋은 오른쪽 귀와의 균형을 고려하여 귀걸이형을 권유하였고, 대상자와 부모 모두 이 제안을 받아들였다. 장착 당시 보청기의 전기음향 특성은 평균 음향 이득 42 dB, 평균 출력 음압 105.6 dB SPL로 조절하였다([그림 12-4]). 이 보청기를 장착하여 구한 교정 청력은 3 PTAs상 28.3 dB HL로 관찰되었다([그림 12-6]). 교정 SDS는 84%로 청력이 좋은 오른쪽 귀의 72%보다 낮아지지 않았다([그림 12-7]).

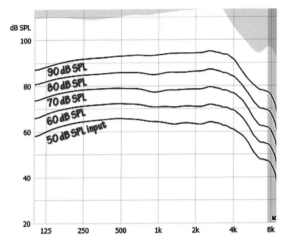

[그림 12-5] 오른쪽 보청기의 2cc 커플러 전기음향 특성

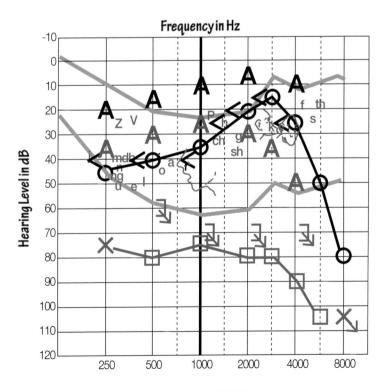

[그림 12-6] 교정 순음청력도

대상자는 두 귀로 듣는 것에 대해 만족하면서 오른쪽 귀 보청기 사용에 관심을 갖기 시작하였고, 왼쪽 장착 6개월 후 사용을 결정하였다. 장착 당시 오른쪽 보청기의 전기음향 특성은 평균 음향 이득 14.7 dB, 평균 출력 음압 94.3 dB SPL로 조절하였다. 이 보청기를 장착하여 구한 교정 청력은 3 PTAs상 10 dB HL로 관찰되었다([그림 12-6]).

두 귀 교정 청력은 왼쪽 4 kHz를 제외한 모든 주파수에서 서비스 영역 (serviceable range)에 들고, 저음역의 3개 주파수에서 두 귀 가청 역치 차이가 15 dB을 유지하고 있다([그림 12-6]). 양이 청취 상황에서 어음역의 대역 잡음 45~55 dB HL의 소리에 편안해하였고, 주파수 변조(frequency modulation: FM)음 90 dB HL의 소리에 불편을 느끼지 않았다. 양이 교정 SDS는 84%로 청력이 좋은 오른쪽 맨 귀의 72%보다 낮아지지 않았다([그림 12-8]).

Speech Discrimination Score
※ Open Set, Only Hearing

Both 84% @ MCL (Rt. Unaided + Lt Aided)

귀 딸 안 침 구 편 양 잔 물 개 산 역 돈 김 너 끝 은 팔 짐 도 입 색 붓 목 비
에 　　　　　　　　　　　　　　　　　　 김 　 북 　 귀
담 월 금 정 요 활 손 법 틀 소 눈 말 형 군 시 자 책 설 밭 혀 돌 적 강 날 키
물 동 전 　 밥 　　　　　　 긍 　 저 　　 한 　　 한

Rt Unaided 72% @ MCL

[그림 12-7] 왼쪽 보청기 장착 후 시행한 교정 어음청력도

Speech Discrimination Score

Both Aided 84% @ MCL
※ Open Set, Only Hearing

담 월 금 정 요 활 손 법 틀 소 눈 말 형 군 시 자 책 설 밭 혀 돌 적 강 날 키
감 　　　 힐 　 트 　　　　　　　　　　 박

[그림 12-8] 양측 보청기 장착 후 시행한 교정 어음청력도

☞ 예제 해석 방향

1. 결과의 신뢰도는 양호한가?
2. 신뢰도를 위와 같이 판정한 근거는?
3. 감각성 난청으로 추정할 수 있는가?
4. 감각성 난청으로 평가하는 데 교차 검증을 위한 추가 평가가 필요하다면 무엇이 있는가?
5. 맨귀 및 교정 순음청력검사는 양이 청취 이득이 있는 것으로 판단할 수 있는가?
6. 맨귀 및 교정 어음이해도는 양이 청취 이득이 있는 것으로 판단할 수 있는가?
7. 보청기의 순차적 양이 장착 과정에서 우선 고려해야 할 사항은?
8. 대상자의 학습능력 증진을 위해 청각 보조 장치는 도움이 될 수 있는가?
9. 청력과 보청기 상태를 자가 감시하기 위한 추천이 있다면?
10.

☞ 고찰

청각학적 평가에서 ART는 청각선별 도구로 활용하기도 하지만 유모세포 손상으로 암시하는 누가현상(recruitment phenomenon)을 확인하는 데도 유용하다. 누가현상은 역치상 소리를 비정상적으로 크게 느끼는 것을 말한다. ART는 청력손실이 30 dB HL 이상이면 관찰되지 않는다. 그러나 미로성(감각성) 난청에서 누가현상이 있으면 청력손실이 60~70 dB HL 까지 상승하더라도 ART가 나타날 수 있다. 이 예제에서 오른쪽은 가청 역치가 정상부터 경도 범위에 분포하고 있고, ART도 역치 상승이 관찰되어 누가현상 유무를 쉽게 판단하기 어렵고, 왼쪽은 청력손실의 정도가 커서 누가현상이 있더라도 ART를 관찰하기 어렵다. 다만, 양측 고막운동도가 A형을 보였고, 등골근 반사 양상이 순음청력검사의 감각신경성 난청을 지지한다. 여기에 어음이해도 변화와 교정 가청 범위를 근거로 신경성 난청을 배제할 수 있다. 따라서 대상자의 난청을 가청범위가 넓은 감각성 난청으로 추정할 수 있고, 보청기 효과도 양호하게 예상할 수 있다. 보청기 검증 결과도 이를 지지한다.

이 예제에서 첫 번째 보청기 장착 귀는 청력손실이 심하고 SDS가 낮은 왼쪽 귀로 결정하였다. 이렇게 결정한 것은 왼쪽 청력손실을 신경 병리로 단정할 수 있는 근거가 없고, 청력손실이 심한 귀의 교정 청력이 잘 들리는 반대 귀의 청력과 함께 양이 청취 효과를 기대할 수 있다는 판단을 근거로 하였다. 여기에 청력손실이 큰 왼쪽 귀의 청각적 박탈(auditory deprivation)을 예방할 수 있다는 점도 고려하였다. 장착 과정에서는 청각적 박탈보다 듣기 능력을 우선 고려하였다. 이것은 청각전달로는 그 정도가 같지 않지만 시각전달로와 마찬가지로 교차가 일어나며, 청각 교차는 뇌간의 여러 영역에서 일어나고, 수술 간격이 긴 순차적 인공와우 이식자의 자기공명영상(magnetic resonance image: MRI)에서 청각적 박탈에도 불구하고 대뇌 청각영역에서 활발한 발화가 확인된 증거가 있기 때문이다. 청각적 박탈은 여전히 논란의 여지가 있으며, 착용 귀 선정은 청각적 박탈보다 청력손실 특성과 예상되는 청력손실 보상 효과를 우선 고려하여야 한다.

비대칭성 난청에서 양이 보청기 장착 효과를 극대화하기 위해서는 당연하지만 두 귀가 듣는 소리의 균형[양이 균형(binaural loudness balance)]을 가장 우선 고려하여야 한다. 이 과정에서 음향 이득과 출력 음압은 청력손실을 고려한 목표 교정 청력(target aided hearing) 도달 여부를 확인하는 것이 좋다. 따라서 보청기 조절은 제조회사 등이 권장하는 것보다 가청 역치와 역치상 다양한 크기의 소리들을 어떻게 청취하는지를 감시하면서 조절하는 것이 좋다.

편측성 또는 비대칭성 난청에서 교정 양이 청취 효과는 피검자의 주관적 만족과 청각학적 평가 결과를 근거로 결정할 수 있다.

피검자는 두 귀 모두 잘 들린다고 표현하거나 좋은 귀만 사용할 때보다 청력손실이 심한 귀에 함께 사용하면 더 잘 들린다고 하면서 만족을 표현할 수 있다. 때로 청력손실이 심한 귀만 사용하면 크게 도움 되지 않는다는 표현을 하기도 하지만 양이 합산(binaural summation)과 양이 진압(binaural squelch) 효과는 충분히 제공된다.

선형 증폭기 시대에는 가청 역치가 15 dB 이상, MCL과 불쾌 청취 강도(uncomfortable loudness level: UCL)가 6 dB 이상, SDS가 10% 이상의 차이를 보이는 비대칭성 난청의 경우 보청기 사용을 제한하기도 하였다. 하지만 현재의 보청기 기술은 이러한 장착 한계를 효과적으로 극복할 수 있는 수준이다. 따라서 교정 청력이 비대칭성 청력손실에도 불구하고 양이 청취 효과를 얻을 수 있을 것으로 판단된다면 장착을 시도하는 것이 좋다.

청각학적 평가는 두 귀 각각의 교정 가청 역치와 교정 SDS, 양이 교정 가청 역치와 교정 SDS, 양이 역치상 소리 듣기 능력, 방향성 검사(directional test), 양이 신호 대 잡음비, 양이 잡음하 어음 이해(speech in noise) 검사 등을 통해 평가할 수 있다. 이들 평가 중에서 양이 어음 이해 성적은 양이 간섭(binaural interaction) 효과를 예측할 수 있다.

양이 청취는 두 귀의 교정 가청 역치가 저음역을 포함한 적어도 3개 이상의 주파수에서 보통 말소리 강도를 들을 수 있어야 하고[서비스 영역(serviceable range)], 동일 주파수의 두 귀 가청 역치 차이가 적어도 2~3개 이상의 주파수에서 15 dB 이내일 때 효과적이며, 두 가지 조건은 동시에 충족되어야 한다.

이 예제는 왼쪽 보청기만 사용하는 경우 왼쪽 교정 청력과 오른쪽 맨 귀 청력이, 그리고 두 귀 모두 보청기를 사용하는 경우 두 귀 교정 청력이 왼쪽 4 kHz를 제외한 모든 주파수에서 서비스 영역에 있고, 두 귀 가청 역치 차이가 저음역의 3개 주파수에서 15 dB을 유지하고 있다. 따라서 이 대상자는 충분히 양이 청취 효과를 얻고 있는 것으로 판단할 수 있다. 아울러 양이 상황에서 MCL은 45~55 dB HL에서 관찰되었고, UCL은 90 dB HL에서도 나타나지 않아 양이 합산으로 인한 부정적 효과가 없는 것으로 판단할 수 있다. 이러한 판단은 대상자가 증폭음의 첫인상을 만족스럽게 표현하고 있고, 반대쪽 보청기 사용에 적극적이었던 점을 통해서도 읽을 수 있다. 만약 보청기를 청력손실이 심한 한 귀 또는 두 귀를 장착하였는데도 불구하고 충분한 양이 청취 효과가 나타나지 않는다면 CROS (contralateral routing of signal) 보청기나 골도 이식기(bone anchored hearing aid: BAHA) 등을 사용할 수 있다.

양이 청취 효과는 교정 SDS를 통해서도 확인할 수 있다. 교정 SDS는 MCL에서 두 귀 각각과 양이 상황에서 모두 구하여야 한다. 두 귀 각각의 SDS는 보청기 장착 효과와 난청 성질을 예측할 수 있고, 양이 SDS는 청력손실이 심한 귀의 보청기 사용 가능성과 장착 효과 등을 예측할 수 있다.

이 예제에서 왼쪽 교정 SDS 및 양이 교정 SDS는 청력손실이 심한 오른쪽 SDS보다 낮아지지 않아서 보청기 장착이 의사소통을 방해하지 않는 것으로 판단할 수 있고, 가소성을 포함한 양이 청취로 구어 의사소통에 도움이 클 것으로 판단할 수 있다.

청각 보조 장치(assist listening device: ALD)는 적외선(infrared), 유도파(induction loop), FM 장치 등을 사용할 수 있으며, 블루투스(bluetooth) 기술을 다양하게 접목할 수 있다.

적외선 장치는 텔레비전 시청 장치로 많이 소개되어 있고, 햇빛이 들지 않는 실내에서 송신기와 마주한 상태로 사용하기 때문에 이 예제의 대상자가 사용하기는 한계가 있다. 유도파 장치는 적은 비용으로 거실이나 교실에 장치하여 큰 도움을 얻을 수 있다. 이 장치를 사용하기 위해서는 텔레코일(telecoil, audiocoil)이 보청기에 내장되어 있어야 하고, 거실 등에서 사용할 경우 회의용 무지향성 송화기(conference omnidirectional microphone)를 설치하는 것이 좋다. FM은 수업 중 듣기 능력을 크게 개선할 수 있으나 교사가 별도의 송신기를 장착하여야 한다. 블루투스는 전화기, 노트북 컴퓨터 등과 연결하여 사용할 수 있으며, 통화 품질을 향상시키고 인터넷 강좌 수강 등에 유리하다.

이 예제는 두 귀 청력손실 차이가 크고 완벽한 양이 청취에 여전히 한계가 있으며, 오른쪽은 청력이 미세 및 경도 범위에 있어서 필요에 따라 보청기를 선택적으로 사용하여도 좋다. 이러한 난청의 경우 청력손실을 보상하고 구어 의사소통에 도움을 얻는 것도 중요하지만 청력보존 노력도 매우 중요하다. 이를 위해서는 청력과 보청기 상태를 수시 및 정기적으로 추적 관찰하는 것이 중요하다. 수시 점검은 난청자가 직접 문제를 확인하고 적극적으로 이를 개선하는 데 도움이 되지만 습관적으로 시행하는 방법은 정확하지 않고 서서히 느리게 진행되는 청력이나 보청기의 변화를 확인할 수 없다. 이 경우 스마트폰 애플리케이션을 활용하면 크게 도움을 받을 수 있다. 스마트폰 애플리케이션에는 순음청각선별, 음장 순음청각선별, Ling 6 음소 검사, 어음이해도 검사 등이 있다.

♋ 남겨진 문제 …

📷 참고 및 추천 문헌

김나연, 소원섭, 하지완, 허승덕(2017). 학령 전기 경도 및 중등고도 대칭성 고음 급추형 감각신경성 난청의 청각학적 평가 해석 예제. 재활복지공학회논문지, 11(1), 9-14.

허승덕(2014). 비대칭 음 강도 양이 동시 자극 청성뇌간반응의 양이간섭치. 재활복지공학회논문지, 8(2), 95-99.

허승덕(2016). 보청기 교정 청력 개선 예제 보고. 한국언어청각임상학회 학술대회논문집.

허승덕(2017a). Audible Field를 이용한 인공와우 MAP 검증 예제. 대한치료과학회지, 9(1), 73-80.

허승덕(2017b). Hearing Handicap Inventory for Elderly(HHIE)로 확인한 노인성 난청 실태. *Communication Sciences and Disorders, 22*(1), 170-176.

허승덕, 박찬호, 송병섭(2017). 스마트폰 애플리케이션 기반 청각선별과 설문 청
　　각선별의 비교. 재활복지공학회논문지, 11(1), 73-79.

허승덕, 유영상(2004). 청각학(3판 2쇄). 부산: 동아대학교출판부.

Martin, F. N., & Clark, J. G. (2015). *Introduction to Audiology* (12th ed.). 허
　　승덕 역(2016). 청각학개론(12판). 서울: 박학사.

Project Team for Audiology Study Group (2014). Ling 6 Sound Test app.
　　https://play.google.com/store/apps/details?id=appinventor.ai_
　　powerjoguh.Ling6&hl=ko.

Project Team for Audiology Study Group (2015). Pure tone screening
　　app. https://play.google.com/store/apps/details?id=com.chanho.
　　puretone&hl=ko.

허승덕(대구대학교) *

Chapter 13

Unilateral Hearing Aid Fitting in Asymmetric Hearing Impaired

♋ 핵심 요약

보청기는 청력손실이 양쪽에 있으면 두 귀에 모두 장착하는 것이 원칙이다. 그러나 여러 가지 이유로 두 귀 사용이 곤란한 경우가 있다. 대개의 경우 청력손실의 비대칭이 심하거나 교정 청력 개선의 한계로 양이 청취 효과를 얻을 수 없는 경우가 많고, 청력손실 보상 효과를 기대할 수 있으나 경제적인 문제로 두 귀 사용을 못하는 경우도 있다.

양측성 난청자가 한 귀 보청기만을 결정해야 한다면 가장 먼저 고려해야 할 문제는 청력손실 특성과 예상되는 장착 효과이며, 가청 역치 차이

---

* 허승덕(2018). 비대칭성 난청에서 편측 보청기 사용. In: 허승덕(2018). 청각학-프로젝트 기반 청각재활. 서울: 학지사.

  Heo, SD (2018). Unilateral Hearing Aid Fitting in Asymmetric Hearing Impaired. In: Heo, SD (2018). *Audiology-project based audiological rehabilitation*. Seoul: HakJiSa.

가 크지 않은 대칭성 난청이라면 청각학적 요인 이외에 생활 습관 등 다양한 요인들도 함께 고려해야 한다.

이 예제는 비대칭성 양측 난청자의 한 귀 보청기 사용 예제를 살펴보면서 대칭 또는 비대칭성 양측 난청에서 한 귀 보청기 사용 결정에 대하여 고민하고자 한다. 아울러 효과적으로 청력손실을 보상할 수 있는 합리적인 착용 귀 선택 방법 등에 대해 고민하고자 한다.

㉑ 병력

수년 전 은퇴한 65세 남자이다. 퇴직 전에는 조용한 사무실에서 행정 업무를 맡았으며, 퇴직을 앞두고 미래에 대한 불안 등으로 스트레스가 원인이 되어 한쪽 귀가 들리지 않았다고 한다. 청력손실을 자각하였을 당시 하루 이틀 정도 이명이 있었던 것으로 기억하나 다른 증상은 경험하지 않은 것으로 보고하였다. 사람들과의 접촉이 많지 않아 청력손실로 인한 큰 불편을 느끼지 못했고, '이러다 회복하겠지.' 하면서 치료도 받지 않은 것으로 보고하였다.

가족이나 친구들과의 대화 과정에서는 특별한 불편이나 청각적 욕구가 없으나 한쪽 귀가 들리지 않는 것 때문에 불편을 느낀다고 하였다. 가족이나 친구들이 오른쪽에 앉으면 되묻는 경우가 많아지며, 소란스러운 곳에서나 여러 사람이 함께 이야기하는 것처럼 경쟁 잡음이 있으면 말을 알아듣는 데 어려움이 있는 것으로 보고하였다.

♋ 청각학적 평가

Tympanogram

	Type	Peakpressure		Staticcompliance		Earcanal volume	
LE	A	-10	daPa	0.4	cc	0.7	cc
RE	A	-5	daPa	0.4	cc	0.7	cc

Acoustic reflex threshold (dB HL)

	Frequency in Hz			
ipsilateral to the LE	90	90	90	
contralateral to the LE	A	A	A	
contralateral to the RE	120	115	120	
ipsilateral to the RE	A	A	A	
	500	1000	2000	4000

[그림 13-1] 두 귀 고막운동도 결과와 동측 및 대측 등골근 반사 역치

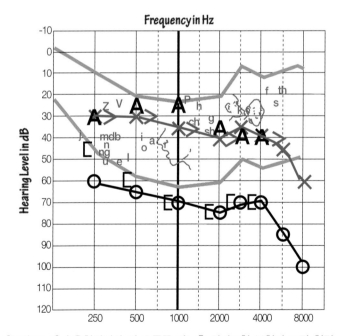

[그림 13-2] 순음청력검사 및 오른쪽 비노출 외이도형 보청기 교정 청력.
오른쪽 교정 청력은 왼쪽 외이도를 막고 검사함.

Speech Audiogram

	SRT dB HL mask	SRT dB HL mask	SDS % mask dB SL	SDS % mask dB SL
Right	70 masked		40 masked 20	40 masked 105dBHL
Left	30		84 40	84 90dBHL
Both			84 85/65	

[그림 13-3] 어음청력도

청각학적 평가는 이미턴스 청력검사(immittance audiometry), 순음청력 검사, 어음청력검사 등을 시행하였다.

이미턴스 청력검사는 고막운동도와 등골근 반사 역치(acoustic reflex threshold: ART)를 검사하였다. 고막운동도는 양측 모두 외이도 용적, 중이강 압력, 정적 탄성이 정상 범위에 포함되는 A형으로 관찰되었다 [American Speech-language-Hearing Association(ASHA) 기준]. ART는 500, 1,000, 2,000 Hz의 단속음을 동측으로 90 dB HL부터 최대 110 dB HL까지, 대측으로 90 dB HL부터 최대 120 dB HL까지 각각 자극하였다. 등골근 반사 역치는 오른쪽 귀 동측 및 대측 자극에서 반응이 관찰되지 않았고, 왼쪽 귀 동측을 자극하여 90 dB HL에서, 대측을 자극하여 115~120 dB HL 범위에서 확인되었다([그림 13-1]).

순음청력검사는 3분법 순음청력손실 평균(3 frequency pure tone average: 3 PTAs)이 오른쪽 70 dB HL, 왼쪽 35 dB HL인 감각신경성 난청으로 나타났다([그림 13-2]).

어음청력검사에서 어음청취역치(speech reception threshold: SRT) 는 오른쪽 70 dB HL, 왼쪽 30 dB HL로 나타났고, 어음이해도(speech discrimination score: SDS)는 두 귀 모두 쾌적 청취 강도(most comfortable loudness level: MCL)인 20 dB SL에서 검사하여 오른쪽 40%, 왼쪽 84%로

나타났다. 오른쪽 105 dB HL와 왼쪽 90 dB HL의 어음 강도에서 SDS는 각각 40%, 80%로 관찰되어 롤 오버(roll-over)는 나타나지 않았다. 두 귀에 쾌적 강도 범위로 1음절 낱말을 동시에 들려주고 구한 SDS는 84%로 관찰되었다([그림 13-3]).

♋ 예제 해석 방향

1. 청력손실 특성상 양측 보청기 사용을 할 수 없는 경우는?
2. 양측성 난청 두 귀 보청기 장착을 위한 평가는?
3. 경제적인 이유로 비용 부담이 어려운 난청자를 위한 지원 방향은?
4. 비대칭성 난청에서 두 귀 보청기 사용이 곤란한 경우는?
5.

♋ 고찰

왼쪽 귀 청력손실은 충분히 자각할 수 있는 수준이다. 그러나 대상자의 연령이나 직업, 대화 욕구 등을 고려하면 왼쪽 청력손실을 자각하는 정도나 이를 보상하고자 하는 욕구는 그다지 높지 않을 것으로 예상된다.

오른쪽 귀의 청력손실은 비교적 수년 이내에 발생한 것으로 보고하였다. 대상자는 청력손실의 정도가 서비스 영역을 벗어나서 일상적 말소리를 듣기 어려운 상태이고, 이에 따른 불편을 느끼고 있다. 청각생리학적 측면에서는 진압(squelch) 효과 등에 의한 양이 간섭이 생기지 않기 때문에 양이 청취 효과를 기대하기 어렵고, 실지로 대상자도 경쟁 잡음이 있으면 대화 내용을 이해하는 데 어려움을 느끼고 있었다. 이러한 문제는 노화와 관련하여 나이가 들수록 점차 심해질 수 있다. 현재는 난청자가 '들리지 않는다.'라고 생각하는 오른쪽에 관심이 집중되기 때문에 청력손실 보상 욕구가 오른쪽 귀로 한정되어 나타날 수 있다.

　보청기는 두 귀 청력손실 보상을 위하여 필요하다. 보청기 장착 과정에서는 양쪽을 선택하거나 오른쪽을 선택하려 한다면 장착 효과를 예측하기 위하여 추가 평가가 필요하다. 이 예제처럼 두 귀 각각에 역치상 충분히 강한 최대 강도에서 SDS를 구하여 roll-over를 확인하고, 두 귀에 쾌적 청취 어음 강도를 동시에 들려주고 구한 SDS를 통해 신경 병리 존재 유무를 확인해야 한다.

　선형 증폭기만을 사용하던 과거에는 두 귀의 PTAs, MCL, 불쾌 청취 강도(uncomfortable loudness level: UCL), SDS 등의 차이가 양이 균형 범위를 벗어나면 보청기 사용을 금지하기도 하였다. 그러나 이 예제의 경우 등골근 반사 역치는 난청 정도에도 불구하고 관찰되어 누가현상(recruitment phenomenon)이 있는 내이 병변을 추정할 수 있고, SDS는 roll-over가 없으며 양이 청취 조건에서도 낮아지지 않아서 신경 병리를 배제할 수 있다. 따라서 보청기는 출력 가청 범위(output dynamic range)를 조절하면 어음이해도 저하나 복청을 우려하지 않고 만족스러운 효과를 기대할 수 있다.

　비대칭성 난청에서 보청기 사용자가 느끼는 양이 청취는 두 귀의 교정 청력 또는 좋은 귀의 가청 역치와 반대쪽 귀의 교정 청력의 차이에 따라 달라진다. 난청자가 두 귀로 소리를 듣고 있는 것처럼 느끼게 하려면 두 귀의 가청 역치 또는 교정 청력이 어음역에서 서비스 영역에 반드시 포함되어야 하고, 저음역을 포함한 3개의 같은 주파수에서 역치 차이가 15 dB 이내여야 한다. 이 예제는 왼쪽 가청 역치와 오른쪽 교정 청력이 이상의 조건을 충족하여 양이 청취 효과를 기대할 수 있다.

　정상 청력(normal hearing)은 0 dB HL이며, 청력 정상 범위(normal limits

of hearing)는 언어를 습득하기 이전이나 그 과정에 있다면 15 dB HL까지, 언어를 습득하였다면 25 dB HL까지로 본다. 그러나 증폭장치 마이크 감도는 지나치게 낮게 할 경우 내부 잡음이 커지고, 환경 잡음을 지나치게 증폭하여 말소리 이해를 어렵게 할 수 있어서 목표 교정 청력은 15~25 dB HL 정도로 본다. 이 예제의 가청 역치나 교정 청력은 정상 범위에 포함되지 않는다. 다만, 대상자가 퇴직한 연금 생활자로 대화 욕구가 강하지 않기 때문에 청각재활에 문제가 있는 것으로 판단하지 않는다. 만약 보청기 사용 후보자가 대화 욕구가 강하고, 왕성한 사회 활동을 하고 있다면 청각재활 목표가 달라져야 한다.

양측성 난청에서 보청기 착용 귀 결정은 지금까지 살펴본 난청 성질 이외에 청력손실의 정도와 어음이해도가 중요하다.

보청기 만족도는 난청자가 청력손실을 자각해야 높아지고, 청력손실이 보청기로 보상할 수 있어야 하므로 지나치게 심하지 않은 것이 좋다.

듣는다고 하는 것은 주관적인 감각이므로 나이, 직업, 청각적 욕구 등에 따라 난청을 지각하는 정도도 달라진다. 따라서 청력이 같을지라도 듣는 데 불편을 느낄 수도 있고, 그렇지 않을 수도 있다. 청력이 서비스 영역 이상이면 본인 또는 타인 모두 분명히 지각할 수 있다. 그러나 경도 난청이면 타인이 먼저 지각할 수 있고, 미세 난청이면 본인이나 타인 모두 지각하지 못하는 경우가 많다. 이를 고려하면 보청기는 중등도 난청 이상에서 사용 효과가 좋고 만족도도 높아진다. 그러나 청력손실이 심해지면 보청기의 최대 음향 이득에 한계가 있어서 교정 청력 개선에도 한계가 따르고 만족도도 낮아진다. 이 한계는 말소리 강도와 음성 언어 이해 등을 고려하여 70 dB HL 정도까지로 본다(ANSI 70 dB rule). 따라서 대칭 또는 비대칭성 난청에서 한 귀 보청기 사용을 결정하려는 경우 장착 귀는 가청 역치가 70 dB HL에 가까운 청력을 가진 귀가 유리하다.

보청기 사용 귀는 청력손실 자각 정도 및 보청기 효과와 만족도 등을 고려하여 결정한다. 청력손실 정도만을 고려할 경우에는 청력이 중등도부터 중등-고도(moderate-to-severe degree) 범위에 포함된 귀를 선택한다. 두 귀가 비슷한 경우 청력도 양상(pattern of audiogram)이 경사지지 않고 수평한 귀를 선택하며, 경사진 경우 고음역일수록 내려가는 경사를 선택하는 것이 효과가 좋고 만족도도 높아진다.

이음이해도는 검사에 사용한 1음절 단어의 수에 따라 정상 범위가 달라지고, 바르게 응답한 비율로 청각기관 및 청신경계통의 상태를 예측하는 데 도움이 크다. 우리나라는 25개 단어로 SDS를 구하는 기관이 많은데, 이 경우 80~85% 이상을 정상 범위로 보고, 65~80%를 의사소통에 지장이 있는 정도, 50~65%를 의사소통에 현저한 지장이 있는 정도, 50% 미만을 의사소통이 곤란한 정도로 판단한다. 보청기 사용 효과는 SDS가 높을수록 좋다. 만약 사용 효과 예측 과정에서 순음청력검사 결과와 SDS가 상반된다면 SDS가 높은 귀를 선택할 수 있다. 또 이 예제에서 고찰한 것처럼 roll-over나 복청(diplacusis)이 나타나지 않는다면 SDS가 낮아도 보청기를 사용하는 것이 양이 청취에 도움이 된다. 그러나 비대칭 청력에서 두 귀 보청기 장착은 교정 청력에서 불균형이 나타날 수 있으므로 장착 전후 청각학적 평가가 특히 중요하다.

보청기 구입에는 많은 비용이 든다. 이 때문에 경제적 어려움을 이유로 보청기를 사용하지 못하거나 양이 청취를 포기하고 한 귀만 사용하는 경우가 여전히 많다. 청각 및 보청기 전문가들이 이러한 난청자들에게 복지 서비스가 제공될 수 있도록 지원 경로 등을 안내하는 것도 중요한 임무 중의 하나이다.

☞ 남겨진 문제 …

♨ 참고 및 추천 문헌

허승덕(2016). 보청기 교정 청력 개선 예제 보고. 한국언어청각임상학회 학술대회논문집.

허승덕(2017). Audible Field를 이용한 인공와우 MAP 검증 예제. 대한치료과학회지, 9(1), 73-80.

허승덕, 강명구, 고도흥, 정동근(2004). 이명과 청각민감증을 동반한 편측 고음 급추형 감각신경성 난청의 청각재활. 음성과학, 11(3), 175-180.

허승덕, 김리석, 정동근, 고도흥, 박병건(2004). 가청범위압축방식 보청기의 청각학적 이득에 관한 연구. 음성과학, 11(2), 19-25.

Martin, F. N., & Clark, J. G. (2015). *Introduction to Audiology* (12th ed.). 허승덕 역(2016). 청각학개론(12판). 서울: 박학사.

| 제14장 | 보청기 출력 강도 범위 불일치 |

제14장 보청기 출력 강도 범위 불일치

허승덕(대구대학교) *

Chapter 14

Output Dynamic Range Mismatch

☺ 핵심 요약

청취 영역(audible field)은 20~20,000 Hz에 이르는 가청 음역(audible range)과 최대 120 dB에 이르는 가청 범위(dynamic range)를 포함하는 2차원 면적을 의미한다. 청력이 정상이면 청취 영역은 충분히 넓다. 청취 영역이 넓을수록 다양한 주파수의 소리들을 구분하여 들을 수 있고, 각각의 주파수 소리는 겨우 들을 수 있는 매우 작은 크기부터 불편을 느끼지 않는 아주 강한 크기까지 그 변화를 효과적으로 인지할 수 있다. 따라서 청력이 정상인 사람들은 다양한 음색과 크기 변화를 높은 변별력으로 인지할 수 있어서 소리가 품고 있는 의미를 쉽게 해석할 수 있다.

청각기관 손상 등으로 청력이 손실되면 역치가 상승하여 가청 범위가 좁아지고 이에 따라 가청 음역과 청취 영역도 함께 좁아진다. 보청기

---

* 허승덕(2018). 보청기 출력 강도 범위 불일치. In: 허승덕(2018). 청각학-프로젝트 기반 청각재활. 서울: 학지사.

Heo, SD (2018). Output Dynamic Range Mismatch. In: Heo, SD (2018). *Audiology-project based audiological rehabilitation*. Seoul: HakJiSa.

를 사용하여 청력손실을 보상한다는 것은 난청자들에게 충분히 넓은 청취 영역을 제공한다는 것을 의미한다. 따라서 보청기 조절은 음향 이득 제공은 물론, 역치상 크기의 소리들을 서로 다르게 느끼도록 도와주는 것을 충분히 고려해야 한다. 이 예제는 쾌적 청취 강도(most comfortable loudness level: MCL)와 불쾌 청취 강도(uncomfortable loudness level: UCL)를 검사하여 보청기 조절 상태를 검증하고, 보청기 조절과 평가 등에 대하여 생각하는 기회를 갖고자 한다.

♋ 병력

대상자는 청력손실이 없는 부모 사이에서 태어났으며, 제왕절개로 출생한 19세 남자 대학생이다. 출생 당시 산모와 아이 모두 건강하였고, 2세경 고열로 앓았던 경험이 있었다.

청력손실은 의심하지 않았으나 3세경 어린이집 교사가 언어 자극에 대한 반응이 느려서 청각 평가를 권유하였다. 청각학적 평가는 거주지 대학병원에서 시행하였고, 평가 결과 청각장애 2급에 해당하는 청력손실이 있는 것으로 나타났다.

보청기는 청력손실을 진단받은 직후 양쪽 외이도형(in the canal: ITC) 보청기를 구입하여 종일 사용하였으며, 현재는 비노출 외이도형(completely in the canal: CIC) 보청기를 사용하고 있다.

일상적 대화는 독순(lip reading)에 크게 의존하고 있으나 화자의 부담을 고려하여 표정 읽기(speech reading)를 주로 사용하며, 화자는 여자일 때보다 남자일 때 편안하고 이해가 쉬운 것으로 보고하였다. 치조 마찰음 청취와 치조 마찰음과 경구개 파찰음 구분을 어려워했다. 교육은 중학교까지 정규학교를 다녔으나 고등학교는 특수학교로 진학하였다. 수업은 수화 통역에 의존하고 있으며, 비트가 강하지 않은 노래 듣기를 좋아하는 것으로 보고하였다.

사용 중인 CIC 보청기의 전기음향 특성을 검사한 후, 음향 이득과 출력 음압 조절을 시도하였으나 소프트웨어(예를 들어, hearing aid fitting s/w, NOAH based fitting module s/w) 버전이 일치하지 않았고 케이블 연결이 원활하지 않았다. 이후 소프트웨어 업데이트와 케이블 확보 도중에 관찰 추적이 중단되었다[추적 소실(follow up loss)].

♋ 청각학적 평가

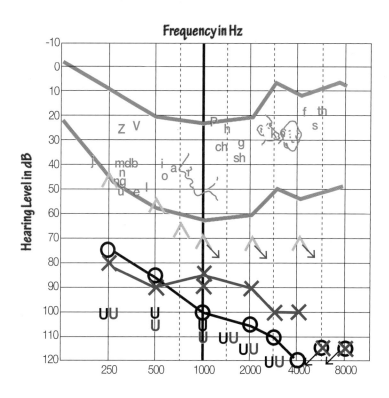

[그림 14-1] 순음청력검사와 역치상 쾌적(m) 및 불쾌(u) 청취 강도

청각학적 평가는 순음청력검사를 시행하였다. 보청기 전기음향 특성을 분석하였고, 보청기 착용 후 검사는 교정 순음청력검사, 교정 역치상 검사(aided suprathreshold test), 교정 어음이해도(aided SDS) 검사를 시행하였다.

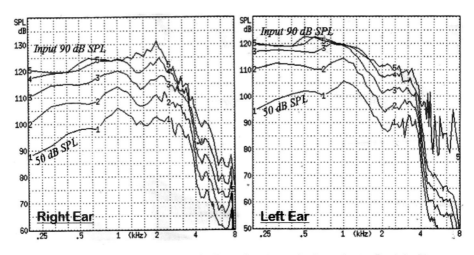

[그림 14-2] 사용 중인 오른쪽 귀(우측 그림)과 왼쪽 귀(좌측 그림) 비노출 외이도형 보청기의 2 cc 커플러 전기음향 특성

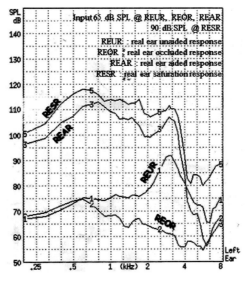

[그림 14-3] 사용 중인 왼쪽 보청기의 실이 계측

교정 역치상 검사는 사용 중인 보청기의 출력 강도 범위(output dynamic range)와 난청자의 가청 범위를 비교하여 청취 능력을 확인하고자 시행하였고, 주파수 변조(frequency module)음을 이용하였다. 교정 어음이해도는 보기를 주지 않고(open set) 청각적 단서만 주거나(only hearing, auditory only: AO) 청각적 단서와 함께 시각적 단서(auditory visual: AV)를 제공하면서 검사하였다.

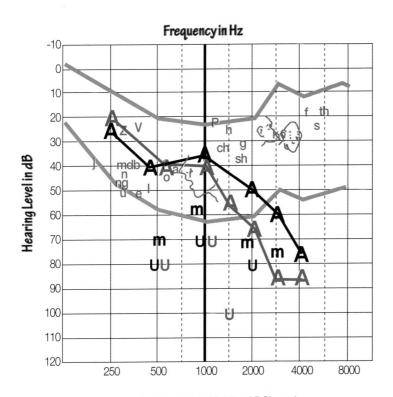

[그림 14-4] 사용 중인 보청기를 이용한 교정.
순음청력검사(A)와 쾌적(m) 및 불쾌(u) 청취 강도

Speech Discrimination Score   ※ Open Set

Lt: 12% only hearing @ MCL

귀 딸 안 침 구 편 양 잔 물 개 산 역 돈 김 녀 끝 은 팔 짐 도 입 색 붓 목 비

그 아   흐 퉁 언 안 단 구 중   잔 나 온   어 엇 으   진 혼 / 혼 적 옷 드

Rt: 12% only hearing @ MCL

담 월 금 정 요 활 손 법 틀 소 눈 말 형 군 시 자 책 설 밭 혀 돌 적 강 날 키

다 언 손 던 오 /   저 흐 / 유 전 꺼 쿤 히   꺼 헐 아 어 흐   쿤 저 찌

Lt 44% with auditory & visual cue @MCL

코 떡 알 좀 겨 풀 양 솜 불 기 못 연 달 꽃 나 길 음 철 선 뒤 읍 절 병 만 배

억 아 온 언 훌 생 손   어   언 단   땅 이   저   으

Rt 48% with auditory & visual cue @MCL

님 원 극 집 이 심 상 별 낫 새 장 문 국 한 차 터 죽 신 들 해 살 관 동 간 표

이   그 입 짐 벼   창   국   진   사 과 됴 강 통

[그림 14-5] 사용 중인 보청기를 이용하여 쾌적 청취 강도에서 시행한 어음이해도

청력손실 정도는 순음청력검사상 3분법 청력손실 평균(3 PTAs)이 오른쪽 96.7 dB HL, 왼쪽 88.3 dB HL이었고, 난청 성질은 감각신경성이었다([그림 14-1]).

사용 중인 CIC 보청기의 전기음향 특성은 2 cc 커플러를 통해 분석하였다.

음향 이득은 입력 음압 50 dB SPL에서 어음역 주파수 평균이 오른쪽 50 dB, 왼쪽 48.3 dB이었고, 최대 출력 음압(maximum power output: MPO) 평균은 오른쪽 126.3 dB SPL, 왼쪽 118.3 dB SPL이었다. 정점 최대 출력 음압(peak maximum power output: peak MPO)은 오른쪽이 2,000 Hz에서 133 dB SPL, 왼쪽이 500 Hz에서 123 dB SPL이었다([그림 14-2]).

외이 공명 이득은 실이 외이도 응답(real ear unaided response: REUR)으로 확인하여 2,700 Hz 범위에서 27 dB 정도이며, 실이 삽입 이득(real ear insertion gain: REIG)은 실이 증폭 이득(real ear aided gain: REAG)과 실이 외이도 이득(실이 공명 이득, real ear unaided gain: REUG) 차이로 구하여

500 Hz에서 34 dB, 1,000 Hz 34 dB, 2,000 Hz에서 21 dB로 각각 관찰되었고, 최대 실이 이득은 800 Hz 근처에서 43 dB로 관찰되었다. 실이 포화 응답(real ear saturation response: RESR)은 평균이 113 dB SPL, 최대가 600 Hz 근처에서 119 dB SPL로 관찰되었다([그림 14-3]).

　사용 중인 보청기를 이용한 교정 청력은 순음청력검사상 3 PTAs가 오른쪽 56.7 dB HL, 왼쪽 38.3 dB HL이었다. 교정 가청 범위는 두 귀 모두 낮았고, 낮게는 70 dB HL에서 불쾌감을 느끼고 있었다([그림 14-4]).

　교정 어음청력검사에서 open set 어음이해도는 AO에서 오른쪽이 12%, 왼쪽이 12%로, AV에서 오른쪽이 48%, 왼쪽이 44%로 각각 관찰되었다([그림 14-5]).

　언어병리학적 평가는 조음기관 구조·기능 선별검사(speech mechanism screening test: SMST), 한국어 표준 그림 조음 음운 정밀검사(The Korean standard picture of articulation and phonological test: KS-PAPT), 국립특수교육원 말지각 발달 검사(Korea national institute for special education-developmental assessment of speech perception: KNISE-DASP) 등을 시각적 단서를 제공하는 대면 방식으로 시행하였다.

　SMST는 턱이 좁고 치아가 안쪽으로 모여 조음에 어려움이 있다고 호소하여 검사를 시행하였다. 결과는 조음기관 구조, 기능, 음성, 조음 규칙성 및 정확성, 발성 시간, 말속도 등에서 경계선 범위에 걸친 성적을 보였다.

　KS-PAPT는 조음 방법에 따라 유음, 조음 위치에 따라 연구개 자음 오류가 많았고, 어말 종성 모음의 오류가 많았다. 세부적으로는 어두 및 어중 초성에서 치조 마찰음의 경구개 파찰음화, 어중 종성에서 연구개 파열음의 치조 마찰음화, 어말 종성에서 양순 파열음의 연구개 파열음화, 치조 파열음의 생략, 연구개 파열음의 생략, 양순 비음의 연구개음화·왜곡·생략, 유음의 생략 등이 나타났다.

KNISE-DASP에서 Ling 6 음소 중 '쉬' '스'를 일관되게 응답하지 못했다. 모음은 'ㅏ' 'ㅓ' 'ㅣ'의 변별 80%, 확인 67%, 'ㅗ'의 변별 57%, 확인 33%의 수준을 보였고, 자음은 'ㄴ' 확인이 67%로 가장 높았으나 마찰 성분이 많은 고주파수 대역 자음일수록 오류가 많아졌다. 단어인지는 1음절에서 AO 50%, AV 92%였고, open-set 문장 이해는 AV 조건에서 30%로 관찰되었다. 이야기 이해 검사는 AV 조건에서 82%를 보였으며, '왜' '어떻게' 대신 '무엇'과 같은 구체적 명칭을 묻는 질문에 대답을 어려워했다.

☞ 예제 해석 방향

1. 가청 범위가 좁아지는 원인은?
2. 좁은 가청 범위를 보상하는 방법은?
3. 보청기와 관련한 다른 문제 가능성은?
4. 보청기 교환은?
5. 언어병리학적 평가 결과는 청각학적 평가 결과를 지지하는가?
6. 추가 재활 방향은?
7.

☞ 고찰

가청 범위는 청각기관이 수용할 수 있는 가장 낮은 크기인 역치부터 와우 내부 림프가 수용할 수 있고 불편을 느끼지 않는 크기까지를 말하며, 그 폭은 난청 성질에 따라 달라지고, 좁아지는 모양도 다양하다.

　전음성 난청은 외이 또는 중이에 병변이 있고, 내이 기능이 정상이다. 따라서 소리 전달은 외이 또는 중이에서 감쇠되어 내이에 도달한다. 내이에 도달하는 이후에는 정상 청력에서와 마찬가지로 크기 변화를 인지하고, 소리가 강할지라도 외이 또는 중이가 감쇠하기 때문에 쉽게 불쾌감을 느끼기 어렵다. 그러나 림프로 가득 찬 내이는 파동 전달의 한계가 있어서 매우 강한 크기에 이르면 빠르게 포화되고 불쾌감은 정상 청력에서와 같은 수준이다.

　신경성 난청은 손상된 청신경의 피로[청각피로(auditory fatigue)] 현상과 관련하여 신경전달 과정에서 심한 왜곡이 발생한다. 청신경에 피로가 생기면 뇌로 전달하는 신경 정보의 소실(decay)이 나타나 소리는 초기 정보 일부만 전달되고 이후 정보는 전달되지 않는다. 마치 전파 난청 지역에서 운전하면서 라디오를 청취하면 들렸다가 지지직거리기를 반복하는 것처럼 들릴 수 있다.

　감각성 난청은 역치상 소리 변화를 매우 민감하게 수용한다. 외유모세포는 진행 파동이 최대 정점을 이룰 때 예민하게 반응하는데(mechano-electrical transduction), 이는 작은 소리를 40~60 dB SPL 증폭하여 주파수 변별력을 높이는 데 기여한다. 따라서 외유모세포가 손상되면 40~60 dB SPL보다 작은 소리를 듣지 못하고, 내유모세포까지 손상되면 청력손실이 이보다 높아진다(Martin & Clark, 2015). 또 청신경의 원심성 경로에서 외유모세포의 연접 전(presynaptic) 효과와 내유모세포의 연접 후 효과는 유모세포의 운동성을 둔화시켜 강한 소리로부터 청신경을 보호하는 역할을 한다. 그러나 유모세포가 손상되면 원심성 지령이 전달되더라도 강한 소리를 감쇠시키지 않고 청신경으로 그대로 전달하기 때문에 쉽게 불쾌감이나 통증을 느낄 수 있다. 내이 손상에 의한 감각성 난청은 역치가 상승하고 불쾌역치가 낮아져서 가청 범위가 매우 좁아질 수 있다[누가현상, recruitment phenomenon)].

보청기는 청력손실로 좁아진 가청 범위와 가청 음역을 넓게 하여 청취 영역을 확장할 수 있다. 청취 영역 확장은 다양한 주파수의 역치상 소리를 높은 해상도로 변별하는데 크게 기여한다. 특히 보청기의 압축 기술은 감각성 난청에서 누가현상으로 좁아진 가청 범위를 최대한 넓게 하는데 유용하다. 감각신경성 난청은 청력손실 정도에 따라 가청 범위가 다르고, 가청 범위 안에서 소리 크기 변화에 따른 청취 양상이 달라질 수 있다. 이를 보상하기 위해서는 압축 역치를 달리하거나 두 개의 압축 역치 사용, 압축비 조절, 압축 개시 시간(attack time) 및 압축 중지 시간(release time) 조절 등이 필요하고, 압축만으로 한계가 있을 경우 정점 차단(peak clipping)을 하는 방법을 사용할 수 있다.

이 예제는 조절 상태로 보아 보청기 판매자가 난청자의 좁은 가청 범위를 인지하고 있었을 것으로 추정된다. 평가에서도 맨 귀의 불쾌 청취 강도가 낮아진 것을 확인할 수 있고, 2 cc로 분석한 전기음향 특성에서도 출력 음압이 불쾌 청취 강도를 초과하는 것을 확인할 수 있다. CIC 보청기의 외이도 내부 삽입 깊이와 잔류 용적을 고려하면 출력 음압은 2 cc로 분석한 출력 음압보다 높아질 수 있다. 이를 고려하면 보청기가 사용자에게 큰 불편을 주었을 것으로 추정되는데, 이를 수정하려는 시도는 없었다. 사용자도 보청기를 오랫 동안 사용하면서 이에 습관화되었을 것으로 추정되며(learned helplessness), 즐겨 듣는 노래도 역치상 청취 특성이 적용할 수 있는 곡들일 것으로 보인다. 이 외에도 맨 귀 및 교정 역치상 검사에 사용한 주파수 변조음의 첫인상이 결과에 영향을 끼쳤을 가능성도 배제할 수 없다. 이에 대해서는 추가 상담과 반복 평가를 통해 확인할 필요가 있다.

출력 음압이 불쾌 청취 강도를 초과하는 것으로 확인되면 맨 귀 역치상 크기 균형(loudness growth function)을 평가하여 압축비 등을 결정해야 하고, 맨 귀에서 확인된 가청 범위를 고려하면 정점 차단이 추가로 필요할 수 있다.

보청기 조절 상태는 앞서 언급한 것처럼 난청자의 좁은 가청 범위를 판매자가 인지하였을 것으로 생각되는데, 고음역 이득은 음향 되울림 (howling)을 고려해서 지나치게 제한하였을 가능성도 있다. 만약 부족한 고음역 이득의 원인이 되울림에 있었다면 틀(shell) 교환과 되울림 억제 기능 적용 등을 사용했어야 했다.

보청기는 효과적인 청력손실을 보상하고 의사소통 능력을 높이는 데 분명히 한계가 있다. 비록 역치상 듣기 능력은 압축 등을 조절하여 개선할 수 있을지라도 CIC의 음향 이득을 고려하면 교정 가청 역치는 개선하기 어렵다. 그렇다고 음향 이득과 출력 음압이 높은 귀걸이형 보청기로 교환을 결정하기도 쉽지 않다. 만약 보청기 교환을 검토한다면 고주파수 대역의 교정 가청 역치 개선을 크게 고려해야 하는데, 귀꽂이에 의한 공명 손실과 잔류 외이도 용적의 증가, 마이크 위치에 따른 공명 이득 감소 등에 의해 한계가 있다.

언어병리학적 평가는 보청기 사용에도 불구하고 조음 위치가 입술 안쪽에 있는 음소의 오류가 많았고, 특히 고주파 대역에 분포하는 음소의 탈락이 많았다. 이 외에도 탐지, 인지, 이해 등에서 수행력 저하가 관찰되었는데, 이들 문제는 청각학적 평가 결과와 일치하는 소견이다.

맨 귀 청력과 교정 청력을 고려하면 잔존 청력과 보청기 등을 활용한 의사소통에는 분명한 한계가 있다. 한계 극복을 위하여 인공와우 이식도 대안으로 검토할 수 있으나 시술 결정을 위해서는 기대치 조절이 필요하다. 기대치 조절 상담에는 나이, 내이 상태, 보청기 사용 기간, 술후 예상되는 청각적 수행력과 발화 명료도 등의 요인들을 포함하여야 한다.

♋ 남겨진 문제 …

Acknowledgement: 결과 활용을 동의해 준 대상자와 이강문 선생께 감사를 전한다.

📼 참고 및 추천 문헌

허승덕(2004). 청각학(3판 2쇄). 부산: 동아대출판부

허승덕, 김리석, 정동근, 고도흥, 박병건(2004). 가청범위압축방식 보청기의 청각학적 이득에 관한 연구. 음성과학, 11(2), 19-25.

허승덕, 김리석, 정동근, 최아현, 고도흥, 김현기(2005). 편측 인공와우 이식자의 보청기 사용. 음성과학, 12(4), 197-202.

Martin, F. N., & Clark, J. G. (2015). *Introduction to Audiology* (12th ed.). 허승덕 역(2016). 청각학개론(12판). 서울: 박학사.

<table>
<tr><td>제15장</td><td>관련 전문가 검증을 통한 보청기 조절 실패 수정</td></tr>
</table>

제15장 관련 전문가 검증을 통한 보청기 조절 실패 수정

허승덕(대구대학교) *

Chapter 15

Modification of Hearing Aid Fitting Failure by Verification of Related Scientist

♋ 핵심 요약

청각언어재활은 청각적 단서를 제공하는 것만을 의미하지 않는다. 청각적 단서가 제공되면 소리에 주의를 기울이고, 다양한 감각 정보와 기억 정보 등을 통해 연합하여 분석하고 이해하는 청각적 처리 과정이 진행된다. 이러한 일련의 처리 과정은 언어 처리와도 밀접하게 관련된다. 따라서 청력손실을 보상한다는 것은 자극-반응의 생리학적 측면 이외에도 학습, 인지, 정서 등 다양한 측면에서 효과적으로 강화할 수 있다는 것을 의미한다. 개인의 발달에 강화를 제공하기 위해서는 난청자는 물론, 가족 구성원과 청각학, 언어병리학, 특수교육학 등 다양한 분야 전문가들이 함께 노력해야 한다. 특히 관련 분야 전문가들은 서로가 적극적으로 자문하고, 개방적 자세로 교차 검증을 받아들여 최상의 재활 효과를 얻기 위한

* 허승덕(2018). 관련 전문가 검증을 통한 보청기 조절 실패 수정. In: 허승덕(2018). 청각학-프로젝트 기반 청각재활. 서울: 학지사.

Heo, SD (2018). Modification of Hearing Aid Fitting Failure by Verification of Related Scientist. In: Heo, SD (2018). *Audiology-project based audiological rehabilitation*. Seoul: HakJiSa.

노력을 당연히 계속해야 한다(Martin & Clark, 2015).

보청기는 제조 및 공급 과정에서 출력이 저하되거나 고장이 발생할 수 있으므로 주기적인 점검이 필요하고, 출력 음압은 서비스 공급자의 역량, 난청자의 선호 및 청력 변화 등 다양한 원인으로 달라질 수 있어서 추가 조절이 필요하다(허승덕, 2016). 보청기 조절은 올바른 청각 정보를 전달할 수 있도록 청력손실 특성을 고려하여 출력 음압과 음향 이득을 결정하여 반영하고, 난청자의 주관적 요구를 고려하여 반영해 주는 것까지를 말한다. 이를 위해서는 단계별 평가와 관련 분야 전문가들의 자문 및 교차 평가가 필요하며(Martin & Clark, 2015), 이러한 절차를 생략하면 청각을 활용한 난청자의 의사소통 능력과 전반적 삶의 질에 부정적 영향을 줄 수 있다(허승덕, 2017a).

난청자들의 보청기 구입은 다른 상업적 활동과 마찬가지로 상호 신뢰를 바탕으로 하는 단골 매장을 이용하는 경우도 많다. 이들의 보청기 조절은 정기 점검을 소홀히 할 수 있어서 장착 단계가 특히 중요하다. 이 외에도 보청기 사용 기간이 길어질수록 수행력 향상보다 불편함이 없다는 것에 만족하여(learned helplessness) 조절 평가 및 검증을 게을리할 수 있다. 또 보청기를 구입하는 경우 개선된 성능이나 새로운 기능 등을 확대 해석하는 경향이 있어서 착용 평가와 검증은 더욱 중요하다.

이 예제는 장기간 유지된 단골 매장에서 구입한 보청기 조절 오류를 청각학적 평가를 통해 확인하고, 조절 오류가 청각재활에 미치는 영향에 대하여 고민하고자 한다. 아울러 난청자와 접촉 기회가 잦은 언어병리 전문가의 교차 검증자로서의 역할에 대하여 고민할 기회를 갖고자 한다.

☺ 병력

대상자는 22세 여자이며, 제왕절개로 출생하였다. 출생 당시 체중은 2.1 kg이었고, 신생아 중환자실에서 일주일 동안의 입원 치료 및 3세경 고열로 인한 치료 병력이 있다.

난청은 3세경 고열 치료 과정에서 어머니가 의심하였다. 청력 평가는 거주지역 대학병원에서 1차로 시행하였고, 서울지역 의료기관에서 시행한 후 청각장애 2급으로 진단받았다.

보청기는 진단 직후부터 우측에 장착하였고, 언어재활은 4세경 거주지 의료기관에서 1년 정도 받은 것으로 보고하였다. 본인의 노력과 교육에 대한 부모의 적극적 지원으로 대학까지 진학하였으며, 재학 중 청각언어재활 서비스 수혜를 위하여 청각학적 평가와 보청기의 전기음향 특성을 분석하였다.

사용 중인 보청기는 음향 이득과 출력 음압 등이 청력손실 특성과 일치하지 않았고, 이에 대한 설명과 보청기 조절 등에 대한 상담을 제공하였다. 상담은 구화, 수화, 필담 등을 모두 사용하였다. 상담 후, 문제를 수정하기 위하여 동의를 구하였으나 부모와의 상의를 원하였다. 부모는 단골 매장에 자문을 구하였고, 협조에 부정적인 답변을 들은 것으로 보고하여 이후 과정을 중단하였다. 재활서비스 제공 중단은 1.5개월 정도였다.

대상자는 지금까지 자신이 느껴 온 불편과 평가 후 개선 가능성을 포함한 상담 내용에 희망을 갖고 부모와 다시 상의하여 조절을 결정하였다.

☺ 청각학적 평가

최근 청각학적 평가에서 고막운동도는 양측 A형, 난청은 3분법 순음청력손실 평균(3 pure tone averages: 3 PTAs)이 우측 81.6 dB HL, 좌측 100 dB HL 인 감각신경성이었다([그림 15-1]). 보청기는 거주지 판매상에게 두 귀에 비노출 외이도형(completely in the canal: CIC)으로 구입하였으며, 강한 소리 에 간간히 불편을 느끼고 있었다. 보청기 착용 Ling 음소 검사는 50cm 거리 에서 마주보며 언어병리 전문가가 호기 발성하여 시행하였으며, /s/를 인지 하지 못했다.

사용 중인 보청기를 이용한 교정 청력(aided hearing)은 3 PTAs가 48.3 dB HL이었다. 교정 어음이해도(aided speech discrimination score: aided SDS)는 쾌적 청취 어음 강도로 청각적 단서만을 제공하여 낱말에 24%, 음소에 40%로 관찰되었다. 교정 SDS에서 반응 특성은 초성 /ㅍ/, /ㅈ/,

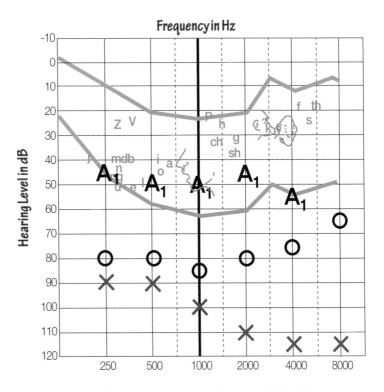

[그림 15-1] 맨 귀 및 사용 중인 보청기 교정 순음청력검사

/ㅅ/, /ㄷ/, /ㅂ/을 /ㄱ/으로 조음하는 연구개음화가, 자음 /ㄴ/, /ㄱ/은 /ㅂ/
으로, /ㄷ/은 /ㅁ/으로 대치하는 양순음화가, 모음 /ㅜ/, /ㅡ/는 /ㅗ/로, /ㅡ/
와 /ㅜ/는 각각 /ㅜ/와 /ㅟ/로 대치가, 종성 /ㄴ/, /ㄷ/, /ㄱ/의 생략 등 조
음위치 관련 오류가 많았다.

대화는 보청기를 착용하고도 구화와 수화에 더 크게 의존하였으며, 화
자가 입을 가리고 청각적 단서만으로 말하면 이해하지 못하였다.

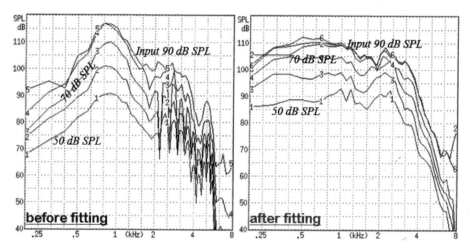

[그림 15-2] 사용 중인 보청기의 조절 전(왼쪽), 후(오른쪽) 2 cc 커플러 전기음향 특성

전기음향 특성은 2cc 커플러(coupler)로 검사하였다. 음향 이득은 청력
손실 특성과 일치하지 않았고, 출력 음압은 중심 주파수 범위에서 지나치
게 높았다. 주파수 응답은 2 kHz 이상의 고주파수 대역에서 심한 왜곡이
관찰되었다([그림 15-2]의 왼쪽).

보청기 조절은 난청자와 보호자가 동의한 1개월 이상이 지난 후 개입
하였다. 청력손실 특성을 고려하여 조절한 보청기의 전기음향 특성은 [그
림 15-2]의 오른쪽과 같이 조절하였고, 착용 후 불쾌감은 모든 검사 주파
수 90 dB SPL의 강한 소리에서도 느끼지 않았다.

추가로 시행한 스마트폰 기반 Ling 음소 검사(Ling 6, 대구대학교 청각학 연구회 Ling my bell)에서 모든 음소를 올바르게 응답하였다.

조절 후 시행한 교정 청력은 교정 3 PTAs가 23.3 dB HL([그림 15-3]의 A₂), 교정 SDS가 낱말에서 52%, 음소에서 78.4%로 관찰되었다.

교정 반응 특성은 초성 /ㄷ/를 /ㄸ/로, /ㅌ/를 /ㅋ/으로 조음 위치와 방법이 비슷한 음소로 대치하였고, 종성 /ㄴ/을 /ㄹ/으로 대치하였으나 생략은 나타나지 않았다.

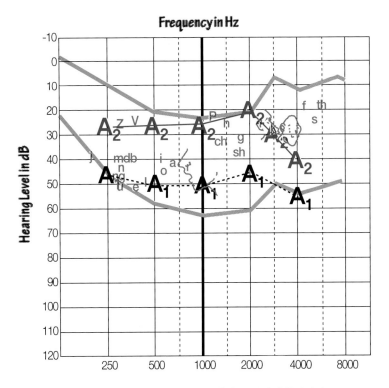

[그림 15-3] 보청기 조절 전(A₁), 후(A₂) 교정 순음청력검사

언어병리학적 평가는 보청기 조절을 전후로 시각적 단서를 제공하면서 아동용 발음 평가(assessment of phonology and articulation for children:

APAC)와 기초 학습 기능 수행 평가(basic academic skills asessment: BASA) 읽기 검사를 각각 시행하였다.

APAC는 보청기 조절 전 단어수준 원점수 7점, 자음정확도 90%로 관찰 되었다. 오류는 연구개음화, 이완음화, 종성탈락 등이 나타났다. 연결발 화 자음정확도 90%, 이해가능도 96%였다. 조절 후에는 단어수준 원점수 5점, 자음정확도 92.9%로 관찰되었다. 연결발화 자음정확도 95%, 이해 가능도 98%였다. 파열음화, 긴장음화 오류가 여전히 남아 있지만, 오류 빈도가 줄고 연구개음화, 종성탈락, 이완음화는 나타나지 않았다.

BASA는 조절 전의 경우 성문음화와 탈비음화가 각 11회, 연구개음화 7회, 종성 생략 2회, 연구개음 전방화와 이완음화 각 1회로 관찰되었고, 음절정확도는 95%였다. 조절 후에는 성문음화와 종성대치만 나타났다. 음절정확도는 97.9%로 향상되었다.

조절 후 언어재활 과정에서 "집에서 많이 연습했어요." "열심히 해 보겠 습니다." "전에는 안 됐었는데……." 등의 문장을 사용하며 조절 전보다 적극적, 긍정적이었다. 청각 및 시각적 단서를 함께 제공하면 5문장 4사 건 수준에서 어려움을 느끼지 않았다. 다른 곳을 보면서 말하거나 새로 운 낱말을 사용하면 이해하지 못하고 되묻기도 하였다. 발화 특성은 /ㅅ/ 을 /ㅎ/으로 대치하였고, /꽃/을 /꼭/으로, /반기다/를 /박기다/로, /온데 간데/를 /옥데각데/로 조음하는 등 종성 /ㄴ/, /ㅇ/, /ㄱ/ 조음을 어려워 했다.

✿ 결과

보청기 조절 전 교정 청력은 48 dB HL로 조용한 환경과 가까운 거리에 서 말하는 보통 크기의 목소리도 듣기 어려운 상태였다. 그러나 보청기 조절 후 교정 청력은 23 dB HL로 성인의 정상 교정 청력 범위에 포함되었다.

☞ 예제 해석 방향

1. 문제의 핵심은 무엇인가?
2. 일상적 청각 행동을 근거로 문제의 조기 발견 가능성은?
3. 발견 후, 재활 서비스를 조기에 제공하지 못한 원인은?
4. 언어재활 전문가의 역할은?
5.

☞ 고찰

　대상자의 연령과 청각선별이 시행되지 않았던 시대적 상황을 고려하면, 청력손실은 비교적 조기에 발견한 것으로 판단된다. 그러나 대상자는 난청을 조기에 발견하였고, 발견 직후부터 보청기 장착과 언어재활 서비스를 제공하였으며 난청자가 대학에 진학할 정도로 부모의 교육적 지원이 있었음에도 불구하고 청각적 수행력이 낮았다. 이러한 원인에는 재활 수행력에 대한 관련 분야 전문가의 교차 평가가 이루어지지 않은 것을 포함할 수 있다.

　이 예제에서 언어재활 전문가는 난청자에 대한 애정으로 난청자의 청각적 수행력에 대한 합리적 의문을 가졌다. 전문가로서 당연한 이러한 의문은 수행력 개선에 커다란 힘이 되었다. 문제를 발견하고 해결하는 과정은 명확한 근거를 바탕으로 하여야 하고, 신속하게 진행해야 한다. 그러나 보청기 조절상 오류를 수정하기까지는 불필요한 시간 소모가 있었다. 시간 소모는 단골 관계인 판매자의 입장을 배려한 보호자의 고민과 개인 정보 보호를 위한 3자 개입 금지 정책을 주된 원인으로 볼 수 있다.

전문직 서비스는 때로 과도한 경쟁이 불필요한 혼란을 야기할 수 있어서 본인이나 가족의 동의를 절대적으로 요구하면서 3자 개입을 금지하고 있다. 이 예제의 경우 단골 관계인 서비스 공급자는 상황을 잘못 인식하였고, 보호자는 오랜 기간 동안 신뢰가 형성된 공급자의 반대에 따라 즉각적인 개선을 보류하기도 하였다.

단골 형성에 가장 중요한 것은 서비스 품질이다. 인터넷 기반 쇼핑몰에서 단골 형성은 유지 관리, 구매자의 상품평, 품질, 가격, 상품 다양성 등에 관한 구매자들의 가치 지각에 따라 결정된다(장영혜, 박명호, 김상우, 2005). 그러나 전문직 서비스는 수요자가 원하는 서비스 품질도 중요하지만 제공자의 공급 의도가 우선되기도 한다. 이러한 공급 시스템에서 서비스 제공자는 높은 수준의 전문직 윤리 의식과 공공에 대한 책임 의식을 갖는 것이 중요하다.

AAA(American Academy of Audiology), ASHA(American Speech-Language Patholgy Hearing Association), WHO(World Health Organization) 등은 금전적 문제를 고려하여 청각 전문가의 보청기 장착을 금지하기도 하였으나 난청자의 피해가 심각하여 20여 년 전부터 허용하고 있다. 이러한 금지 조치는 이상에서 언급한 전문직 윤리와 공공에 대한 책임과 관련이 있었다.

이 예제에서 언어재활 전문가는 관련 분야 전문가로서의 판단을 믿었다. 이 때문에 난청자와 보호자가 쉽게 이해할 수 있는 방법을 사용하여 청각 자극의 중요성, 평가 결과를 기초로 한 합리적인 조절 방향, 지속적인 점검과 조절 필요 등에 대한 상담과 교육의 시간을 할애한 것이다. 다행히도 이러한 노력이 불편 개선을 희망하는 난청자 동기와 보호자의 서비스 요구를 자극하여 합리적인 의사 결정을 하게 하였다.

언어재활 대상자 중에서 청력손실이 주된 원인인 경우는 많지 않다. 따라서 언어재활 전문가들은 무의식중에 시각적 단서를 제공하고 평가하기도 하며, 이를 토대로 재활 계획을 수립하는 경우가 여전히 있다. 이 예제도 일부 평가에서 이러한 불일치가 관찰되고 있음을 상기하고 싶다.

보청기 상태와 간단한 착용 평가 및 검증은 언어병리 전문가들에게도 허용하고 있다(Martin & Clark, 2015). 이 정책은 청각재활에서 언어병리 전문가 역할의 중요성과 직무상 책임을 강조하는 것이다.

청각언어재활은 이 대상자와 같은 상황에도 불구하고 전자제품인 보청기의 안정적이고 지속적인 A/S 등을 위해 단골관계는 중요하다. A/S 과정에서는 선별 또는 간단한 청력검사를 포함한 청각학적 평가와 보청기의 전기음향 특성에 대한 분석을 반드시 함께 시행하는 것이 중요하다. 이러한 절차는 청각 및 보청기 전문가들의 직무상 책임이며, 윤리적 의무이다.

보청기 사용자의 자가 평가 및 선별은 재활 과정에서 매우 중요하다. 이것은 청력손실이 느리고 천천히 추가로 발생할 수 있고, 보청기의 전기음향 특성이 땀이나 습기, 먼지 등으로 서서히 변할 수 있기 때문이다. 이러한 문제는 우리나라의 스마트폰 보급과 애플리케이션 활용 정도, 특히 높은 난청자의 활용 비율을 고려하면 매우 효과적인 대안이 될 수 있다. 스마트폰 애플리케이션에는 Ling 6 음소 검사와 음장 순음청각선별 등이 있다(허승덕, 2017b; 허승덕, 박찬호, 송병섭, 2017; PTASG, 2014, 2015).

♋ 남겨진 문제 …

♒ 참고 및 추천 문헌

장영혜, 박명호, 김상우(2005). 인터넷 쇼핑몰의 선택 기준, 쇼핑몰 가치 및 쇼핑
　　몰 단골의도와의 관계. 경영연구, 20(1), 29-55.

허승덕(2016). 보청기 교정 청력 개선 예제 보고. 한국언어청각임상학회 학술대회논
　　문집.

허승덕(2017a). Audible Field를 이용한 인공와우 MAP 검증 예제. 대한치료과학회
　　지, 9(1), 73-80.

허승덕(2017b). Hearing Handicap Inventory for Elderly(HHIE)로 확인한 노인
　　성 난청 실태. *Communication Sciences and Disorders, 22*(1), 170-176.

허승덕, 박찬호, 송병섭(2017). 스마트폰 애플리케이션 기반 청각선별과 설문 청
　　각선별의 비교. 재활복지공학회논문지, 11(1), 73-79.

허승덕, 안예진(2016). Problem Case in Hearing Aid Fitting. *The 4th International Conference on KSLHA-Communication Disorders and Related Sciences*, 333-334.

허승덕, 우수민(2017). 역치상 음량 불균형이 있는 Bimodal 청취자의 어음 인지. 한국음성학회 봄 학술대회 논문집, 32-33.

Martin, F. N., & Clark, J. G. (2015). *Introduction to Audiology* (12th ed.). 허승덕 역(2016). 청각학개론(12판). 서울: 박학사.

Project Team for Audiology Study Group (PTASG) (2014). Ling 6 Sound Test app. https://play.google.com/store/apps/details?id=appinventor.ai_powerjoguh.Ling6&hl=ko.

Project Team for Audiology Study Group (PTASG) (2015). Pure tone screening app. https://play.google.com/store/apps/details?id=com.chanho.puretone&hl=ko.

제2부 청각언어재활

Audiology & Speech-Language Pathological Rehabilitation

제16장 언어 이전 단계 무발화 지적장애 아동의
언어재활

문윤국(밀양교육지원청), 허승덕(대구대학교) *

Chapter 16

Speech-Language Rehabilitation for a Child with Intellectual Disability with Nonverbal in Prelingual Stage

♋ 핵심 요약

중도 지적장애로 의사소통에 어려움을 겪는 아동 중에는 생활연령이 높더라도 의미 있는 발화를 못하는 경우가 있다. 이러한 경우에도 의사소통 의도가 전혀 없는 것은 아니며, 의사소통 수단을 제공할 수 있도록 노력해야 한다(황보명 외, 2010). 이들에게는 주로 전 상징기 수준이나 초기 상징 수준에서 치료가 가능하고, 보완대체 의사소통(augmentative and alternative communication: AAC)을 사용할 수도 있다(권도하 외, 2010). 의사소통은 구어나 문어를 통한 언어적 요소와 몸짓이나 자세, 얼굴 표정, 눈 맞춤, 목소리, 억양 등과 같은 비언어적 표현을 통해 가능하다. 최근에는 의사소통에 어려움을 겪는 사람들을 위한 재활 연구와 기기의 보급이 확대되고 있는 추세이며, 의사소통 욕구의 충족 필요성도 커지고 있다.

* 문윤국, 허승덕(2018). 언어 이전 단계 무발화 지적장애 아동의 언어재활. In: 허승덕 (2018). 청각학-프로젝트 기반 청각재활. 서울: 학지사.

Moon, YK; Heo, SD (2018). Speech-Language Rehabilitation for a Child with Intellectual Disability with Nonverbal in Prelingual Stage. In: Heo, SD (2018). *Audiology-project based audiological rehabilitation*. Seoul: HakJiSa.

언어로 의사 표현이 불가능하여 소리만 지르는 아동의 경우 요구하기나 가리키기 등의 언어 이전 단계 훈련이 필요하다. 임상에서 무발화 아동에게 새로운 단어를 가르치면 많은 시간이 지나 몇 개의 단어 표현에 성공하기도 하며, 이 경우에도 실생활에서는 적절한 단어 사용에 어려움을 느끼는 경우가 많다.

자녀를 대하는 부모의 태도 등 양육 행동은 일반 및 장애 아동 모두에게 전반적 발달, 인성, 행동 양상 등에 직접적이고 결정적인 영향을 준다. 가정에서 부모의 역할은 장애 아동의 언어발달과 의사소통 능력의 향상에 있어 매우 중요한 요인이다. 많은 장애 아동 부모들은 양육과 교육에 여러 가지 어려움을 경험한다(이은경, 석동일, 2006). 이들은 발달 단계에 관한 정보 부족 때문에 아동 발달을 촉진하기 위한 단계별 자극 방법을 모를 수 있으므로, 부모교육을 통해 실제적인 언어중재자로서 역할을 할 수 있도록 해야 한다.

이 예제는 무발화 지적장애 아동의 초기 의사소통 수행력 향상을 위한 언어 이전 단계에서의 중재 사례를 소개하고, 이 과정에서 부모가 장기적이고 중추적인 역할을 할 수 있도록 부모교육에 대해서도 고민해 보고자 한다.

㉠ 병력

임신 중 심장 기형이 확인되었고, 3.2 kg으로 태어난 8세 1개월 남아이다. 출생 후 심장 기형으로 불규칙 호흡 등이 발견되어 심장 수술을 받았다. 현재 22번 염색체 미세결실로 인한 선천성 심장 기형, 뇌전증, 위궤양 등에 대한 의학적 치료가 진행 중이다.

옹알이는 8개월경에 시작하였고, 형태와 빈도는 정상적 과정으로 보였

다. 그러나 호흡기세포융합바이러스(respiratory syncytial virus: RSV)에 의
한 감염 치료를 위해 중환자실에 입원 치료를 받은 후부터 눈 맞춤 등의
상호작용과 옹알이가 소실된 것으로 보고하였다. 이후 최근까지 사물이
나 사람을 가리키며 함께 주시하면서 집중하기[공동 주의(joint attention)]
를 어려워하고 초어 산출이 늦어지면서 언어 문제를 인식한 것으로 보고
하였다. 초어는 5세경 "엄마", 7세경 "아빠"를 산출한 이후 현재까지 다른
어휘의 출현은 없었다. 요구나 의사 표현은 주로 소리를 지르는 것으로
하며, 드물게 자곤(Jargon)을 이용하기도 한다.

지적장애는 7세경 거주지 인근 대학병원에서 지능검사와 적응행동검
사를 통해 1급으로 진단받았다. 이후 생활적응 능력 향상과 전인적 언어
발달을 위해 치료지원 서비스를 신청하였다. 부모는 문제행동(울기, 떼쓰
기)보다 전반적인 의사소통에 크게 관심을 가지고 있었다.

♋ 청각학적 및 언어병리학적 평가

청각학적 평가는 시행하지 않았다.

전반적인 의사소통 능력과 인지 능력 향상, 장애 정도 등을 확인하기
위하여 영유아 언어발달검사(sequenced language scale for infants: SELSI)
(김영태, 김경희, 윤혜련, 김화수, 2003), 언어 이전 단계 의사소통 기술검사
(evaluating acquired skill in communication, pre-language level: EASIC) (신
문자, 1991), 상징놀이 검사(김영태, 2002) 등을 시행하였다.

SELSI 검사에서 수용언어 16점, 표현언어 23점으로 언어 전반 등가연
령 11개월로 나타났고, 언어의 수용과 표현이 전반적으로 어려울 것으로
판단된다.

EASIC 검사는 언어 이전 단계에 시행하였다. 결과는 대분류 검사 항목

에서 사물 개념과 거부 및 요구 나타내기 등 2개 항목을 완전 습득하였고, 세부 항목에서 감각 자극, 수단-목적 관계 이해, 몸짓으로 전달하기 등 3개 항목에서 발달상 차이가 있었으며, 동작모방, 짝짓기, 사회성 등 3개 항목은 모두 발달하지 않았다. 언어 이전 단계에서는 26개 문항 중 5개만 통과하였고 간단한 감각 자극과 사물의 개념 및 수단-목적 관계 등을 이해하였으며, 언어 이해 및 표현에서는 몸짓으로 의사를 전달하는 언어 이전 단계의 수준으로 관찰되었다.

상징놀이 검사에서는 9개월부터 12개월 사이에 해당하는 탐험적인 놀이가 가장 많았고, 최고 수준의 행동은 전 상징적 행동이었다.

이상의 언어병리학적 평가를 종합하면, 언어 이전 단계의 초기 의사소

〈표 16-1〉 대상자 특성

성별	남
생활연령	8세 1개월
언어검사도구(SELSI)	수용언어 등가연령: 9개월
	표현언어 등가연령: 14개월
	언어 전반 등가연령: 11개월
5초 이상 제자리에 앉기	가능
눈 맞춤	불규칙
비언어 제스처	불규칙
구강 근육 운동 모방	불규칙
1음절(유사어) 모방	불규칙
1단계 지시 따르기 기술(예: 이리 와, 앉아)	가능
3개 이상 일상용품 인지	가능
3개 이상 일상용품 명명	불가능
제스처 이용하여 요구, 표현	불규칙
1음절 혹은 유사어 사용하여 요구 표현	불규칙
자유 놀이 시 관찰되는 음성	엄마, 아, 깨, 아빠빠

통 기능과 상징적 기술, 사회성 발달 등에서 전반적으로 지체되었다. 언어 이해와 표현은 점수가 낮았지만 몸짓과 동반되는 발성이 간헐적으로 출현하였다.

◐ 언어병리학적 재활

치료는 언어병리학적 평가를 근거로 구조적 상황에서 기능적 의사소통 기술의 습득과 문제행동을 줄이도록 중재하고, 부모교육을 시행하였다. 치료는 회기마다 40분씩, 주 2회 방문하여 제공하였다.

1. 요구하기

강화물은 언어 반응과 의사 표현을 유도하기 위하여 사용되며, 이 예제의 경우 요구를 촉진하기 위한 방법으로 환경을 구조화하였다. 구체적으로는 대상 아동이 좋아하는 장난감을 보여 주면서 "○○아, 줄까?"라고 말한 후, 요구하는 뜻을 보이면 두 손을 모아 강화물을 달라고 하는 동작을 언어적 표현과 함께 보여 주어 모방을 유도하였다. 성공적으로 수행하면 언어적 표현으로 칭찬하면서 요구를 들어주었다.

2. 호명 시 반응하기

사회적 상호작용의 가장 기초 단계는 자신을 불렀을 때, 상대방과 눈을 마주치거나 음성 언어로 대답하는 것이다. 치료 과정에서는 음성 언어 자극에 반응하는 것이 상대와 소통하는 것이라고 느끼도록 의도적으로 의사소통 행동을 증가하였다. 반응 행동은 강화물을 이용하였고, 강화물을 음성 자극 제공자의 눈 가까이로 서서히 옮겨 눈을 마주칠 수 있게 하였다. 이 외에도 요구 모델 기법(mand-model technique)을 사용하였다.

3. 함께 집중하기

함께 집중하기는 일상에서 다른 사람과 함께 어떤 물체에 주의를 기울이는 기술이며, 의사소통 초기 단계에서 발달한다. 언어를 사용하지 못하는 영아들의 중요한 소통 기술이며, 사회적·인지적 성숙을 동반하여 언어발달에 밀접하게 관련된다. 구체적으로는 대상 아동이 손으로 만질 수 없는 거리에 노트북 컴퓨터를 두고 손가락으로 노트북을 가리켜서 시선을 유인한 후, 이를 실행하면 강화 영상을 제공하는 방식으로 진행하였다.

4. 가리키기

가리키기는 발달 과정에서 자신의 요구나 의사를 표현하기 위해 사용하는 기술이다. 이 예제에서는 요구 모델 기법으로 반응을 요구하고, 동작을 보여 주면서(모델링) 모방 반응을 교정하고 강화하였다. 대상 아동이 노트북 컴퓨터를 손가락으로 지시하는 동작을 보이면 치료사가 손가락을 잡고 닿게 하는 방법으로 의사를 확인한 다음, 강화 영상을 제공하는 방식으로 진행하였다.

5. 행동 모방

모방은 생애 초기 단계에서부터 세상을 배우기 위해 나타나는 동작이며(김은영, 송현주, 2011), 다른 사람의 행동을 따라 하는 능력으로 언어발달과 사회적 학습을 가능하게 하는 기제이다. 이 예제에서는 뿌리기, 손뼉 치기, 두드리기 등을 포함한 활동을 기능적 사물이나 장난감을 이용하여 수행하였다.

6. 부모교육

부모교육은 치료 활동을 관찰하게 한 후, 상담 형식으로 진행하였다.

진단 결과를 설명하면서 수준에 맞는 재활 방향과 현 단계에서 습득이 필요한 의사소통 기술 등을 설명하고, 목표 설정 등에 대해서도 의견을 교환하였다. 아울러 다음 회기까지 언어재활 서비스 제공자로서 어머니의 역할과 놀이 활동에 대하여 자문을 제공하였다. 마지막 단계에서는 참여 과정에서 어려운 점이나 궁금한 점 등을 경청하고 함께 해결하려는 노력을 보여 주었다.

☞ 결과

1. 친밀감
친밀감은 대상 아동이 좋아하는 자극, 장난감 놀이 활동 등을 제공하여 첫 3회기부터 형성되었다. 물건을 던지며 치료사의 입실과 활동을 거부하던 행동 대신 울지 않고 머리 만지기 등 신체 접촉을 허용하는 행동에서 친밀감이 관찰되었다.

2. 부적절한 행동 소거
부적절한 행동은 입실과 활동 거부, 울거나 물건 뺏기 등으로 의사를 표현하는 것이었다. 입실과 활동 거부는 친밀감 형성으로 소거하였고, 부적절한 소통 방식은 무시, 자극-반응-강화의 행동주의적 접근과 지연보상 접근으로 소거하였다. 그러나 손뼉 치기, 팔 흔들기 등의 자기 자극적 행동은 소거되지 않았다.

3. 요구하기
요구하기는 환경 중심으로 접근하였고, 중재 초기 단계에서는 15분 동안 평균 0~1회였으나 20회기에서 15분 동안 평균 6회로 개선되었다. 이러한 변화는 적절한 강화와 함께 반복적이고 지속적으로 요구 모델 방법으로 접근하여 향상된 것으로 판단된다.

4. 호명 시 반응하기

호명 시 반응하기는 구조화된 상황에서 중재하였으며, 5분간 반응은 3~5회기에서 발성 반응 행동이 0회, 몸짓 반응이 0~1회였다. 그러나 20회기에서는 발성 행동 반응이 3회 이상, 몸짓 반응이 평균 2회, 발성과 몸짓 동반 반응이 3회로 관찰되었다. 호명 시 반응 행동은 작은 단위로 나누어 제공하였고, 반짝이는 장난감과 같은 선호 자극을 지속적으로 제공하여 유도하였다.

5. 함께 집중하기, 가리키기

함께 집중하기는 환경 중심으로 접근하였고, 10분간 평균 행동 빈도가 3~5회기에서 0회였으나 20회기에서 3회로 개선되었다. 함께 집중하기 동작은 치료사가 요구하는 사물을 바라보거나 "엄마마마."라고 부르며 요구하는 사물을 검지로 지시하였다.

6. 행동 모방

행동 모방은 환경 중심으로 접근하였고, 10분간 평균 행동 빈도는 3~5회기에서 0회였으나 20회기에서 7회로 개선되었다. 대상 아동은 치료사의 몸동작이나 사물을 기능적으로 조작하는 행동 모방, 동작 모방 전 집중하여 관찰하기 등을 보였고, 칫솔이나 빗 등 일상용품에 대해 관심을 보였다.

♋ 예제 해석 방향

1. 언어 이전 단계 무발화 아동의 조기 언어중재가 필요한 이유는 무엇인가?
2. 높은 생활연령의 무발화 언어중재의 효용성은 얼마나 유효한가?
3. 환경 중심 언어중재, 아동 중심 접근법이 가지는 문제점은 무엇인가?
4. 상황에 따른 무발화 아동의 의사소통 유도는 어떻게 하는가?
5. 실질적 언어중재 서비스 제공자로서 부모 역할 수행 과정에서의 문제점은?
6.

♋ 고찰

발달장애 아동의 언어중재는 일상에서 기능적 언어 및 의사 표현을 자연스럽게 산출할 수 있게 하고, 사회적 상호작용을 통해 의사 표현을 적극적으로 할 수 있도록 하여야 한다. 이러한 활동은 발화가 일상 환경에서 사건이나 자극들과 관련지을 수 있어야 하고, 의사 표현 행동이 실용적 언어 습득을 촉진하고 사회성 향상으로 이어질 수 있어야 한다(박영수, 2002). 아울러 발성이나 발화 지도를 통해서 자신의 의사를 표현할 수 있도록 계획적이고 일관성 있는 중재가 계속 이루어져야 한다.

진전 상태 단계별 의사소통의 문제를 파악하고 적절한 부모교육을 제공하여야 한다. 부모교육의 장점은 부모의 우울과 스트레스를 낮추고, 자신감과 재활 성공에 대한 기대감을 높일 수 있다(이은경, 석동일, 2006).

이 예제에서 부모는 언어재활에 대한 지원을 약속하고 적극적으로 참여하였으며, 참여를 통해 자녀와의 소통 기술을 습득하면서 교육 방식과 가치관에도 영향을 받은 것으로 보고하였다. 부모는 정기적인 의학적 치료를 위해 의료기관을 방문하는 과정에서도 많은 긍정적 변화가 나타났다.

언어 이전 단계 무발화 아동의 언어중재 접근은 상황 판단도 중요하다. 상황 판단은 일련의 연속선상에 있는 다양한 중재에 도움이 된다. 즉, 언어재활은 대상자의 상태나 욕구, 반응과 효과를 고려하여 적절한 기법을 선택하는 것이 중요하다(김지아, 2014). 문제행동을 소거하고 의사소통 기능의 습득과 일반화에는 환경을 재구성하고, 자연스러운 상황에서 우발 학습(incidental teaching)법과 치료사 중심의 직접 지도(direct instruction) 방법을 적절하게 혼용하는 것이 좋다.

중도 이상 지적장애에서 청력손실이 발생한다면 이상의 재활 서비스를 제공하면서 동시에 다양하고 개별화된 추가 지원이 필요할 것이다. 청력손실 보상을 위한 청각재활 서비스는 물론, 모든 관련 전문가와의 협력을 통한 종합적 지원이 필요하다. 특히 청력손실 보상을 위한 보장구 사용과 효과 극대화를 위한 적극적인 노력이 필요하다.

♋ 남겨진 문제 …

참고 및 추천 문헌

권도하, 신후남, 이무경, 전희숙, 김시영, 유재연, 신명선, 황보명, 박선희, 신혜정, 안종복, 남현욱, 박상희, 김효정(2010). 언어치료학개론. 한국언어치료연구소.

김영태(2002). 다오 언어장애의 진단 및 치료. 서울: 학지사.

김영태, 김경희, 윤혜련, 김화수(2003). 영·유아 언어발달 검사: 전문가용. 파라다이스복지재단 장애아동연구소.

김은영, 송현주(2011). 형태론적 정보를 활용한 만 3세 아동의 타인행동 모방 능력. 한국심리학회지: 발달, 24(4), 83-97.

김지아(2015). 아동중심 놀이언어치료 프로그램의 개발 및 효과: 치료사중심 언어치료와의 비교. 명지대학교 대학원 박사학위논문.

박영수(2002). 전언어기 환경중재법이 무발어 발달장애 아동의 초기의사소통행동에 미치는 영향. 단국대학교 대학원 석사학위논문.

신문자(1991). 자폐 및 심한 언어 장애 아동의 언어평가. 언어치료교사연수회. 대구: 한국언어치료학회.

이은경, 석동일(2006). 부모참여 유형별 언어장애아동 부모교육 내용고찰. 언어치료연구, 15(4), 33-48.

황보명, 김경신(2010). 지적장애아동 언어치료. 서울: 학지사.

단순 언어장애의 언어재활

박하정(손종욱 언어심리치료 센터), 허승덕(대구대학교) *

Chapter 17

Speech-Language Pathological Rehabilitation for Specific Language Impairment (SLI)

♋ 핵심 요약

　단순 언어장애(specific language impairment: SLI)는 지능, 청력, 신경학적 손상, 구강 구조나 기능 등의 문제가 없이 언어발달에서만 문제가 있는 경우를 말한다. SLI 아동은 언어 기술을 습득하는 속도가 늦지만 습득 양상이 이상하거나 표준을 벗어나지 않으며, 기타 영역에서 정상 발달 수준을 보인다. 보통 4세까지는 SLI 대신 '말 늦은 아동(late talker)'으로 분류하는데, 이들은 조기에 위험군으로 분류하고 관찰하는 것이 좋다. 이것은 말 늦은 아동이 언어처리 과정에서 또래와 차이가 나타나고, 음운인식 능력 결함으로 읽기 발달에 문제가 생길 수 있으며, 20~70% 정도에서 학습장애가 나타날 수 있기 때문이다.

　이 예제는 SLI 아동에게 아동중심접근법과 치료사중심접근법을 이용하

* 박하정, 허승덕(2018). 단순 언어장애의 언어재활. In: 허승덕(2018). 청각학-프로젝트 기반 청각재활. 서울: 학지사.

Park, HJ; Heo, SD (2018). A Case of Speech-Language Pathological Rehabilitation for Specific Language Impairment (SLI). In: Heo, SD (2018). *Audiology-project based audiological rehabilitation*. Seoul: HakJiSa.

고 다양한 언어중재기법을 적용시켜 언어재활 서비스를 제공하였을 때, 개선 정도를 살펴보면서 이들의 언어발달을 촉진할 수 있는 접근법에 대하여 고민하고자 한다.

♋ 병력

대상자는 건강한 부모 사이에서 태어난 만 3세 4개월 남아이다. 임신기간 중 특이사항은 없었으며, 제왕절개로 출산하고 당시 몸무게는 3.2 kg이었다.

주 양육자는 어머니이며, 발달은 6개월경 앉기, 11개월경 걷기가 가능하였고 배변은 31개월 이후부터 가리고 있다. 옹알이와 초어는 정확한 시기를 알 수 없으나 형제나 또래와 크게 차이가 없는 것으로 보고하였다. 감각, 신체, 협응운동, 청력이나 지능은 문제가 없는 것으로 보고하였다.

현재 어린이집에 다니고 있으며, 간단한 지시에 반응할 수 있고 다른 사람의 말을 이해하고 끄덕이거나 가리키기는 가능하지만 의미 있게 사용하는 어휘가 없고 단순 발성만 가능하다. 일반적인 의사소통에서 어려움을 느끼고 있다.

언어치료는 어린이집 교사의 추천으로 시작하였고, 요구사항을 구어로 표현할 수 있기를 바라고 있다.

♋ 언어병리학적 평가

청각학적 평가에 대한 정보는 없으나 청력이 정상이라는 사실만 인지하고 있다.

언어병리학적 평가는 영유아 언어발달검사(sequenced language scale for infants: SELSI)와 수용·표현 어휘력 검사(receptive & expressive vocabulary test: REVT)를 시행하였다. SELSI 성적은 수용언어 20개월, 표현언어 8개월, 언어 전반 14개월로 나타났다(〈표 17-1〉). REVT에서 수용어휘 등가연령 30개월 미만, 표현 어휘는 반응이 없었다.

〈표 17-1〉 영유아 언어발달검사 결과

	원점수	등가연령	백분위
수용언어	37점	20개월	1%ile 미만
표현언어	13점	8개월	1%ile 미만
언어 전반	50점	14개월	1%ile 미만

♋ 재활

장기 목표는 의사소통 상황에서 두 낱말 문장 자발 발화이며, 초기 단계에서는 50개 이상 사물 이름대기, 20개 이상 동사 사용하기, 요구하기와 호명에 반응하기 등으로 하였다. 아동 중심으로 접근하였으며, 회기를 진행하는 동안에는 구어 인사하기, 회기 종료 후 함께 정리하기, 숫자 세기(자동적인 구어), 스스로 동작 수행하기 등의 규칙 정하기 활동을 하였다. 교구는 아동이 직접 선택하게 하여 눈높이에 맞고, 일상에서 자주 사용하는 사물 관련 교구 중심으로 배치하였다. 특정한 교구에 집중하는 것을 막기 위해 회기마다 위치를 다르게 하였다.

초기 단계에서 동작(gesture) 사용이 많아 평행 발화기법과 모델링, 의성어·의태어와 1~2음절 단어 모방을 주로 유도하였다. 사물 이름 접근을 돕기 위하여 명칭을 연상할 수 있는 동요를 들려주거나 부르게 하였

다. 특정 어휘나 상황에 익숙해지면 시간지연기법으로 스스로 사물 이름
표현할 수 있도록 질문하였고, 이 과제에 어려움을 느끼면 선 반응 요구
후 시범 기법이나 첫 음절 자극 제시, 모델링 등을 하였다.

정반응에 대한 강화는 물질적 강화와 사회적 강화를 주었다. 강화 일정
은 50% 이상 정반응하였을 때 물질적 강화를 주었고, 정반응 빈도가 높
아지면 물질적 강화를 줄였다. 치료실과 가정에서 자발 발화 어휘가 나타
나면 같은 중재법과 강화 방법을 부모에게 교육하였다. 진전 평가 전 아
동 수준을 고려하여 단기 목표를 수정하고, 같은 중재를 통해 두 낱말 문
장 사용을 촉진하였다.

㎝ 결과

진전 평가는 중재 후 7개월째 SELSI와 REVT로 시행하였다.

SELSI 결과는 수용언어 29개월, 표현언어 26개월, 언어 전반이 모두
27개월로 관찰되었다. 수행력은 7개월의 생활연령 증가보다 빠르게 진전
되었다. REVT는 수용 및 표현 어휘가 30개월 미만이었으나 모두 진전을
확인할 수 있었다.

전반적인 언어 능력은 구어를 80% 이상 이해하고 적절하게 반응하였
다. 주로 두 낱말 문장을 사용하며, 세 낱말 이상은 70% 정도 모방할 수
있다. 그림을 보고 일상적 동사 어휘와 요구사항을 표현할 수 있다. 요구
사항은 "~주세요."로 하며 대명사보다 사물 이름을 구체적으로 사용할
수 있다. 네 가지 색깔을 이해하고 10까지 수 세기가 가능하다.

놀이 수준에서는 기능놀이에서 초기 역할놀이로 발전하였고, 정확하
지 않더라도 역할에 맞는 표현을 하고 있다. 한 가지 놀이만 고집하지 않
고, 여러 가지 놀이의 접목이 가능하다. 놀이는 먼저 시작하기도 하고, 유

도 활동을 따르기도 하지만 활동 유지 시간은 여전히 짧다.

어린이집이나 가정에서 상황에 맞는 자발 발화 빈도가 늘었고, 또래와 의사소통 상황에서 구어로 표현하는 빈도가 증가한 것으로 보고하였다.

♋ 예제 해석 방향

1. 아동중심교수법과 치료사중심교수법 중 대상자에게 적절한 기법을 선택하는 기준은?
2. 아동중심교수법의 단점은?
3. 아동중심교수법 단점을 보완할 수 있는 방법은?
4. 부모교육이란?
5. 언어발달 수행력 개선에 영향을 줄 수 있는 외부 요인은?
6. 아동중심교수법 중재 과정에서 추가 도입하여 도움이 되는 기법은?
7. 치료실과 가정 또는 어린이집에서의 언어 자극을 비교하면?
8.

♋ 고찰

SLI 아동의 특징은 초기 낱말 산출 패턴이 일반 아동과 유사하나 구문 속성이 강한 동사의 사용이 제한적이다. 구문 구조 이해와 산출은 3세경에 시작하기도 하여 지체가 나타나며, 구문 산출이 가능하지만 평균 발화 길이가 짧고 순서를 바꾸는 경우가 많다. 빠른 의미 연결(fast mapping)과 낱말 찾기(word-finding)는 어려움을 느끼면서 음운적 결함을 나타내기도 하며, 복문의 이해와 표현을 어려워하고 구문 확장 능력이 부족하다. 주요한 문법적 범주를 생략하기도 하고 비실현적인 문장을 이해하지 못한다. 형태 및 구문은 읽기 이해에, 낮은 작업 기억은 언어적 정보처리를 지연시켜 음운처리에 어려움을 느끼기 때문에 읽기 학습을 어려워한다. 담화 이해는 담화가 길어진 경우 작업 기억과 관련하여 추론을 어려워한다. 화용적인 측면에서는 또래와의 상호작용이 적고, 진행 중인 상호작용에 접근하거나 끼어들기도 어려워하기도 한다. 이미 기술된 사건에 대해서 알고 있다고 생각하는 전제(presupposition)나 이와 유사한 참조(reference) 기능에서도 지체가 발견된다.

SLI 언어중재 접근법에는 치료사중심접근법(clinician-oriented, minimally instrusive approach: CD approach), 아동중심접근법(child-oriented, minimally intrusive approach: CC approach), 절충적 접근법(hybrid approach)이 있다.

치료사중심접근법은 치료사가 사용할 자료, 아동이 그 자료를 사용하는 방법, 강화 유형과 빈도, 정반응의 형식, 활동 순서와 같은 모든 치료과정을 구체적으로 세우는 것이다. 기본적으로 전통적인 행동주의 접근법을 따른다. 여기에는 반복 연습 활동(drill, drill activity), 반복 연습 놀이(drill, drill play), 모델링(modeling)이 있다. 반복 연습 활동은 치료사가 기대하고 있는 반응을 지시 설명(instruction)하고 반복할 낱말이나 구와 같은 훈련 자극을 제공하는 가장 구조화된 활동이다. 치료사를 모방해서 바르게 반응할 수 있는 방법을 알려 주고 의도한 반응을 했을 때, 강화물을 제공하는 것이다. 반복 연습 놀이는 반복 연습을 통해 어느 정도 동기를 부여하는 것이다. 동기를 높여 주는 사건(antecedent motivating event)에 대해 아동이 바른 언어반응을 하면 그에 대한 강화물로 동기를 부여하는 사건(subsequent motivating event)을 제공한다. 모델링은 제3자의 모델을 사용하는 것으로 아동이 즉각적으로 따라 하지 않더라도 나중에는 산출하게 될 것이라고 기대하는 것이다.

아동중심접근법은 일상적 상황에서 아동을 살피다가 흥미를 느끼는 행동에 자연스레 참여하여 적절한 언어로 모범을 보이는 접근법이다. 특정한 목표 언어를 반복적으로 훈련하지 않는 '전반적 언어접근법(whole language approach)'과 같은 맥락이며, 평행 발화(parallel-talk)기법, 모델링, 모방 유도, 시간지연기법, 선 반응 요구 후 시범 기법, 질문하기, 첫 음절 자극 제시 기법 등을 사용한다. 평행 발화기법은 의사소통 상황에서 아동이 말할 만한 문장을 아동의 입장에서 말해 주는 것이다. 여기서는 직접적인 구어적 단서와 간접적인 구어적 단서를 사용한다. 직접적인 구어적 단서에는 질문하기와 목표 언어를 유도하는 대치 요청, 목표 언어를 시범 보이기 전 스스로 반응할 기회를 준 다음 시범을 보이는 선 반응 요구 후 시범 기법 등이 있다. 간접적인 구어적 단서에는 잘못 말한 것을 부분이나 전체를 수정하여 말해 주고 다시 말하도록 요청하는 수정 모델 후 재시도 요청하기(correction model/request), 바르게 말한 것을 다시 말하게 하여 강화하는 반복 요청하기(repetition request), 바른 목표 언어 사용에 긍정적 표현과 함께 그대로 따라 하는 모방(imitation), 발화 주제를 유지하면서 정보를 추가로 들려주는 확대(extension), 문장 구조를 유지하면서 문법적으로 수정하여 들려주는 확장(expansion) 등이 있다.

절충적 접근법은 아동중심접근법과 치료사중심접근법의 장점을 극대화한 방법으로 활동과 자료 선택을 치료사가 하고, 목표 발화를 아동이 자연스럽게 산출하도록 돕는 방식이다. 집중 자극(focused stimulation), 수직적 구조화(vertical structuring), 환경중심접근법(milieu teaching approaches)이 있다. 집중 자극은 아동에게 요구하지 않지만 아동이 산출할 수밖에 없는 맥락을 유도하는 것이다. 산출과 이해에서 모두 효과적이다. 수직적 구조화는 아동의 불완전한 발화에 관련된 질문으로 반응하는 것이다. 예를 들면, 함께 동물 그림을 보면서 치료사가 아동에게 "뭐가 보여?"라고 질문한다. 아동이 "사자"라고 대답하면 "뭐 하고 있지?"라고 물으며 다시 대답을 유도한다. 아동의 대답을 들은 후 "그래, 사자 울어."라고 완성시킨다. 환경중심 언어중재법(milieu language intervention)은 자연스럽게 기능적 의사소통을 할 수 있도록 친숙한 환경에서 관심과 흥미를 가지는 언어중재를 제공하는 것이다. 여기에는 함께 활동하면서 언어적 반응을 조용히 기다려 주는 시간지연기법(time-delay technique), 선 반응 요구 후 시범 기법이 있다.

이 외에도 음향-음소적 단서로는 첫 음절을 자극으로 주는 방법과 음절의 수를 손으로 두드려 알려 주는 방법이 있다.

이 예제는 생활연령이 어리고, 단순 발성 수준인 점 등을 고려하여 아동중심으로 접근하였다. 그러나 아동중심접근법만으로는 구어를 이끄는 데 한계가 있었다. 한번 습득한 구어 사용은 문제가 없었으나 다음 목표 행동으로의 이행이 어려웠다. 따라서 아동을 중심으로 진행하되 치료사 중심접근법을 이용하였다. 이러한 접근은 SLI 아동의 의사소통 의도, 어휘량, 기술적 의사소통 사용을 증진시키는 결과로 이어졌다. 행동 변화는 소통 상대방에게 자유롭고 능동적으로 표현하려는 의도가 나타났고, 자연스러운 구어 사용 연습을 추가하여 언어 활동이 크게 증가하였다.

최근 재활 경향은 언어의 기능적인 중재로 볼 수 있다. 이것은 언어 능력의 향상만으로 도달하기 어렵고 언어적 · 심리적 문제 등 다양한 측면에서 접근을 요구하고 있다.

◑ 남겨진 문제 …

참고 및 추천 문헌

고선희, 황민아(2008). 단순언어장애 아동의 추론에 대한 담화 길이의 영향. 언어청각장애연구, 13(1), 86-102..

김영태(2003). 아동언어장애의 진단 및 치료. 서울: 학지사

김영태(2014). 아동언어장애의 진단 및 치료 2. 서울: 학지사

박경호(2016). 절충적 언어치료 부모훈련프로그램이 언어발달장애아의 언어능력, 부모역량강화 및 상호작용에 미치는 효과. 명지대학교 대학원 석사학위논문.

박수진(2014). 읽기장애를 동반한 SLI 아동의 읽기 능력에 대한 예측 변인. 대구대학교 대학원 석사학위논문.

이진희(2013). 작업기억 활성화 훈련이 단순언어장애 아동의 담화이해능력에 미

치는 영향. 대구대학교 대학원 석사학위논문.

정선주(2008). 그림일기를 활용한 언어중재가 단순언어장애 아동의 화용적 언어 능력 향상에 미치는 영향. 대구대학교 대학원 석사학위논문.

재발성 삼출성 중이염을 가진 다문화 아동의
청각언어재활

정숙경(수성구 다문화가족지원센터), 김정완(대구대학교), 허승덕(대구대학교) *

Chapter 18

Audiological & Speech-Language Pathological Rehabilitation in Multicultural Child with Recurrent Otitis Media with Effusion

♋ 핵심 요약

　다문화 가정 자녀들은 대부분 모국어만을 사용하는 단일 문화 가정 자녀들과 달리 우리말과 또 다른 언어를 자극 받아 이중 언어 문제에 노출된다. 실지로 다문화 가정 자녀들은 단일 문화 가정 자녀들에 비해 언어발달 지체 위험이 높고(황상심, 2008), 언어발달 수준은 유의하게 낮다(이종우, 2011). 정부는 이러한 문제를 고려하여 2006년부터 다문화 가정 자녀의 언어발달 촉진 등을 지원할 목적으로 다문화가족지원센터를 설립하였다. 다문화가족지원센터는 '다문화가족자녀 언어발달지원사업'을 시행하고 있으며, 전국 총 205개소에서 300명의 '언어발달지도사'가 활동하고 있다. 언어발달지도사에게 언어 평가를 받은 아동의 실인원은 2012년 8,113명에서 2016년 9,731명으로 증가했고, 언어 교육을 받은 아동의 실

---

* 정숙경, 김정완, 허승덕(2018). 재발성 삼출성 중이염을 가진 다문화 아동의 청각언어재활.
　In: 허승덕(2018). 청각학-프로젝트 기반 청각재활. 서울: 학지사.

　Jung, SK; Kim, JW; Heo, SD (2018). Audiological & Speech Pathological Rehabilitation
　in multicultural child with recurrent otitis media with effusion. In: Heo, SD (2018).
　Audiology-project based audiological rehabilitation. Seoul: HakJiSa.

인원도 2012년 5,015명에서 2016년 5,648명으로 증가 추세를 보이고 있다(한국건강가정진흥원, 2017).

언어는 듣기, 말하기, 읽기, 쓰기 영역으로 나눌 수 있다. 이 중에서도 듣기와 말하기는 청각을 통한 음성언어이다. 청각은 아동 언어발달 과정에서 정상적인 음성의 주파수와 강도 등의 특성을 듣게 하는 데 중요한 역할을 한다(이지연, 2016). 청각전달로 손상은 의사소통의 출발선인 듣기에 영향을 주어 언어발달을 비롯한 구어 의사소통 전반에 부정적 문제를 발생시킨다(김은연, 2012). 성장기 유소아의 말·언어 장애의 70% 정도는 중이 질환으로 발생한 청력손실이 원인이며(Martin & Clark, 2015), 중이염은 특히 언어의 습득과 발달 과정에 있는 영아 및 유소아에게 빈번하게 재발한다(허승덕, 2015).

미국은 이비인후과협회, 소아과협회, 가정의학과협회 그리고 관련 분야 전문가들로 구성된 소위원회가 중이염에 대한 관심 촉구, 부적절한 대응, 치료 절차의 표준화 등에 관한 임상 지침서를 만들어 배포하고 있다. 이 지침서는 중이염에 의한 언어발달의 문제를 최소화하고 건강하게 성장할 수 있도록 적극적인 대처를 촉구하고 있다(Rosenfeld et al., 2004).

이 연구는 중이염이 빈발하는 시기에 있는 다문화 가정 아동의 언어발달 지체의 문제를 살펴보고, 언어발달 촉진을 위한 적극적인 중이 상태 감시와 청각언어재활 서비스에 대하여 고민하고자 한다.

♋ 병력

대상은 어머니가 베트남인, 아버지가 한국인이며, 한국에서 태어난 5세 남자이다. 어머니의 모국인 베트남에는 4세경 3주일 정도 방문하였으며, 베트남어를 학습받은 경험이 없었다.

출산과 신체 발달은 정상적이었고, 생후 100일경 폐렴으로 일주일 정도 입원한 병력이 있다. 어린이집에 다니고 있으나 감기를 자주 앓고, 비염이 있어서 결석이 많은 것으로 보고하였다. 초어 산출은 1세경이었으나 주변에서 또래보다 말이 늦다는 말을 듣고 언어발달 서비스를 신청하였다.

어머니는 베트남에서 대학교를 중퇴하고 한국으로 이민을 왔으며, 한국어 실력은 고급반인 4단계 수업을 듣고 있어서 일상적 대화에 어려움을 느끼지 않고 의사소통이 가능한 수준이다.

◎ 청각학적 및 언어병리학적 평가

청각학적 평가는 감기로 증상이 있을 때마다 받고 있으며, 최근 평가 후 고막이 움직이지 않고, 가벼운 난청이 있다고 들었다고 보고하였다.

언어병리학적 평가는 수용 · 표현 어휘력 검사(receptive & expressive vocabulary test: REVT) (김영태, 홍경훈, 김경희, 장혜성, 이주연, 2009), 취학 전 아동 수용 및 표현 언어 발달척도(preschool receptive expressive language scale: PRES) (김영태, 성태제, 이윤경, 2003), 우리말 조음 음운 검사(urimal test of articulation and phonation: U-TAP) (김영태, 신문자, 2004) 등을 2회에 걸쳐 시행하였다.

3세 5개월에 시행한 REVT는 수용 어휘력 원점수 18점, 백분위수 10%ile, 표준편차 −1SD~−2SD 초과, 등가연령 15개월, 표현 어휘력 원점수 16점, 백분위수 10%ile 미만, 표준편차 −2SD 미만, 등가연령 5개월로 각각 관찰되었다.

PRES는 수용언어 원점수 18점, 백분위수 8%ile 미만, 수용언어발달연령 34~36개월, 표현언어 원점수 10점, 백분위수 2%ile 미만, 표현언어

발달연령 28∼30개월로 확인되었다.

U-TAP은 낱말 수준에서만 진행하였으며 자음 정확도 90%, 모음 정확도 90%로 관찰되었다. 3세 남아 평균 자음 정확도 91.75%와 비교하여 mean∼-1SD 범위로 나타났다. 음운 변동 분석에서는 종성 /ㅂ/, /ㄷ/의 생략이 주된 음운 변동 양상으로 나타났다.

☺ 재활

중재 프로그램은 회기당 치료 40분, 부모 상담 10분, 모두 50분으로 주 2회씩 12개월 동안 제공하였다. 부모 상담은 목표 언어에 대한 반복 학습을 위해 가정 내 부모지도법과 다문화 가정이라는 환경적 요인, 재발성 삼출성 중이염으로 인한 청력손실에 대한 자가 감시 및 주기적인 청각학적 평가 등을 중심으로 상담을 진행하였다.

중재 활동에서 '장기계획 1'의 경우 "엄마 지금 뭐하고 있지?" "엄마 자." "엄마 먹어."와 같이 말하여 의미유형 관계를 확인하도록 하였고, "엄마 어디 있지?" "엄마 뭐 해?"와 같이 질문하여 "엄마 집에서 먹어." "엄마 집에서 자."와 같이 혼잣말 기법, 확장, 확대 및 모델링을 통하여 표현하도록 하였다. 의미유형 확인, 의미관계 확인, 의미관계 표현 단계를 계속하면서 세 낱말 조합 문장 산출을 유도하였다.

'장기계획 2'에서는 녹음기를 활용하여 그림카드를 보면서 목표 어휘를 녹음한 후, 재생하여 그림카드 찾기 등 가정에서도 복습할 수 있는 프로그램을 진행하였다. 이 과정을 반복하면서 시범(모델링), 기다리기, 질문하기 등의 촉진 기법을 사용하여 어휘 습득을 자극하였다.

'장기계획 3'에서는 숨어 있는 사람 찾기 활동, 보이지 않는 주머니를 활용한 놀이 활동 등 구조화된 놀이 상황에서 평행 발화와 혼잣말 기법, 선

반응 요구 후 시범, 질문을 통해 목표 의문사 이해와 표현을 촉진하였다.
또한 '장기계획 2'와의 연결선상에서 의문사 활동과 어휘 학습을 동시에 진
행하여 반복 및 심화 활동을 진행하였다.

〈표 18-1〉 장·단기 치료 목표

장기목표 1	구조화된 놀이 상황에서 다양한 세 낱말 의미관계 문장을 사용하여 말할 수 있다.
단기목표 1-1	구조화된 놀이 상황에서 '실체-배경-서술'의 의미관계를 나타내는 세 낱말 조합 문장을 다섯 번의 기회 중 연속 4회기 이상 정반응으로 말할 수 있다.
단기목표 1-2	구조화된 놀이 상황에서 '대상-배경-행위'의 의미관계를 나타내는 세 낱말 조합 문장을 다섯 번의 기회 중 연속 4회기 이상 정반응으로 말할 수 있다.
단기목표 1-3	구조화된 놀이 상황에서 '행위자-대상-행위' '행위자-배경-행위'의 의미관계를 나타내는 세 낱말 조합 문장을 다섯 번의 기회 중 연속 4회기 이상 정반응으로 말할 수 있다.
장기목표 2	상호작용 상황에서 또래 수준 고빈도 어휘 100개를 80% 이상 이해하고 말할 수 있다.
단기목표 2-1	상호작용 상황에서 가정의 일상생활 명사 50개를 80% 이상 이해하고 말할 수 있다.
단기목표 2-2	상호작용 상황에서 어린이집 어휘 30개를 80% 이상 이해하고 말할 수 있다.
단기목표 2-3	상호작용 상황에서 직업 관련 어휘 20개를 80% 이상 이해하고 말할 수 있다.
장기목표 3	구조화된 놀이 상황에서 의문사를 이해하여 주어진 질문에 적절히 대답할 수 있다.
단기목표 3-1	구조화된 놀이 상황에서 '누구'로 시작되는 의문사를 이해하여 각각의 질문을 90% 정확도 수준으로 이해하고 대답할 수 있게 한다.
단기목표 3-2	구조화된 놀이 상황에서 '무엇'으로 시작되는 의문사를 이해하여 각각의 질문을 80% 정확도 수준으로 이해하고 대답할 수 있게 한다.
단기목표 3-3	구조화된 놀이 상황에서 '어디'로 시작되는 의문사를 이해하여 각각의 질문을 70% 정확도 수준으로 이해하고 대답할 수 있게 한다.

☙ 결과

언어발달 수행력은 재활 서비스를 12개월 동안 제공한 후, 4세 5개월에 REVT, 구문 의미 이해력 검사(배소영 외, 2004), U-TAP으로 평가하였다.

REVT는 수용 어휘력 원점수 42점, 백분위수 40~50%ile 미만, 표준편차 mean~-1SD 초과, 등가연령 3세 6~11개월, 표현 어휘력 원점수 30점, 백분위수 10%ile 미만, 표준편차 -1SD~-2SD 초과, 등가연령 24개월로 각각 관찰되었다.

구문 의미 이해력 검사는 원점수 2점, 백분위수 6%ile 미만, 표준편차 -1SD~-2SD 초과로 나타났다.

U-TAP은 낱말 수준에서 자음 정확도 60%, 모음 정확도 70%로 관찰되었다. 4세 남아 자음 정확도 평균 94.16%와 비교하면 -2SD 이상 지체되고 있다. 감기와 비염에 의한 영향으로 콧소리가 관찰되었고, 자음 /ㅈ/, /ㅊ/의 연구개음화, 초성과 종성에서의 비음화가 관찰되었다. 음운 변동 분석에서는 동화가 주된 양상으로 관찰되었다.

☙ 예제 해석 방향

1. 다문화 아동 언어발달 지체의 원인은?
2. 유소아기 중이염이 언어발달에 미치는 영향은?
3. 다문화 가정 자녀의 재발성 중이염이 언어발달에 미치는 영향은?
4. 다문화 가정 자녀의 언어발달 촉진을 위한 언어병리 전문가의 역할은?
5. 다문화 가정 자녀의 언어발달 촉진을 위한 중재 전략은 ?
6. 유소아기의 효과적인 청각선별 방법은?

7. 중재 후 아동 수행력을 근거로 한 청각언어재활 방향은?

8.

☽ 고찰

다문화 가정 아동의 언어발달은 단일 문화 가정 아동보다 조음 오류, 경구개음 후방화와 이완음화 등에서 문제가 있고(박상희, 2011), 전반적인 언어 이해 및 표현에 어려움을 겪는 언어발달 지체가 많다(오소정, 김영태, 김영란, 2009). 이들의 문제는 가족 간 양육 방식의 차이, 차별, 또래 관계, 부족한 교육적 지원, 정체성 혼란, 문화적 차이, 환경적 차이, 검사 절차 등이 원인이며(김순규, 2011; 배소영, 곽금주, 김근영, 정경희, 김효정, 2009; 송미경, 지승희, 조은경, 임영선, 2008; 오소정 외, 2009), 언어발달 측면에서 고위험 비율이 높아 언어중재의 적극적 개입이 필요하다(배소영 외, 2009). 아동에게 나타나는 중이염으로 인한 평균 청력손실은 경도 정도이나 이 정도의 청력손실만으로도 유아기의 언어 습득에 부정적인 영향을 미칠 수 있고(허승덕 역, 2016), 중이염이 있는 경우 청력손실에 의해 언어 자극이 제한되기 때문에 음운 변동이 다양하고, 말소리 지각과 자음 정확도에서 문제가 있을 수 있다(심현섭, 송윤경, 진성민, 2005).

이 예제의 아동은 초기 평가에서 REVT, PRES 모두 생활연령과 차이가 나며 이해 및 표현 전반에 어려움을 보였고, 특히 부정문, 과거 및 현재 진행형 문장 등 인지 및 의미 영역보다 음운 및 구문 영역에서의 오류가 많았다. 또한 호칭을 포함한 두 낱말 문장 표현이 가능하고 20개의 어휘를 사용하였으나 세 낱말 문장 만들기, 단순한 질문 사용하기, 감정 표현하기 등 구어적 표현을 힘들어했다. U-TAP 검사 결과, 생략 및 첨가 음운 변동에서 삼출성 중이염 반복 감염이 있던 아동에서 많이 보이는 종성 생략(심현섭 외, 2005)이 나타나고 있다.

한국 다문화 가정의 경우, 다문화 어머니의 가족들과의 의사소통 환경이 주로 한국어 사용이라는 점, 또한 어머니가 서툰 한국어 자극을 영·유아기의 자녀들에게 준다는 점에서 초기 언어발달 및 인지, 의사소통의 어려움을 불러일으킬 수 있기 때문에 앞의 대상 아동 역시 가정에서의 문화적 요인과 재발성 삼출성 중이염의 생리적 요인이 함께 상충되면서 언어발달 지체를 야기한 것으로 볼 수 있다.

언어병리 전문가로서 언어치료는 더 이상 장애 아동만의 재활 서비스가 아니므로 대상자를 국한하여 생각하기보다 폭넓은 시각으로 접근할 필요성이 있다. 특히 다문화의 특성을 파악하여 다문화 가정 자녀들이 단순히 말 늦은 아동(late talker)인지, 언어발달 지체를 보이는 아동인지, 언어발달장애인지, 이중언어 상용(bilingualism)이 가능한 사람으로 성장하게 될 것인지를 조기에 선별할 필요가 있다. 또한 영유아기나 학령전기에 있는 다문화 가정 아동일수록 가족중심의 평가와 중재가 중요하므로(Rini & Hindenlang, 2006) 아동과의 직접적인 수혜뿐만 아니라 부모 상담 및 교육 또한 지속적으로 진행되어야 한다(여성가족부, 2014).

다문화 가정 아동이 가장 문제를 보이는 영역과 치료 시 가장 많은 효과를 보이는 영역은 어휘 영역과 의사소통 및 상호작용 영역이다. 이는 다문화 언어 영역에 비해 초기 언어자극의 정도가 매우 중요한(Naigles & Hoff-Ginsberg, 1998) 어휘 영역에서 다문화 가정 아동들이 교육 전 낮은 수행을 보이지만 환경적인 언어자극 결핍이 보완되면서 진전이 두드러지는 것으로 볼 수 있다(오소정, 박소현, 2014). 이 예제 아동의 경우에도 놀이 활동을 통한 상호적 주고받기, 확장하기, 모방하기 등 반응적 상호작용 전략과 후속자극을 통해 환경중심론적 접근으로 어휘 영역 및 언어 전반에서의 진전이 두드러지게 관찰된다. 하지만 U-TAP 결과는 감기와 비염에 의해 정확도가 낮았고, 이 점에 대해서는 언어병리 전문가들이 지속적이고 깊이 있게 관찰을 통하여 조음 훈련 등을 추가로 시행할 필요가 있다.

신생아부터 취학기까지의 아동들의 청력손실은 이 시기 가장 흔하게 앓는 질환 중의 하나인 삼출성 중이염에 의해서(정명현, 2002; 표시영 외, 2000)뿐만 아니라 여러 원인에 의해 발생한다(허승덕, 2015). 이 예제의 아동과 마찬가지로 유소아 청각선별을 위한 검사는 고막운동성계측(tympanometry)과 등골근 반사 역치(acoustic reflex threshold: ART)를 포함하는 이미턴스 검사, 자동화 변조 이음향방사(automated distortion product otoacoustic emission: AOAE), 순음청각선별(pure tone screening: PTS) 등이며(허승덕, 2015), 중이염에 의한 청력 변동을 수시로 감시할 수 있는 스마트폰과 애플리케이션을 활용하는 방법도 권장할 수 있다(허승덕, 2017; 허승덕, 박찬호, 송병섭, 2017; PTASG, 2014; PTASG, 2015).

◉ 남겨진 문제 …

🔊 참고 및 추천 문헌

김순규(2011). 다문화가정 자녀의 심리사회적 적응. 청소년학연구, 18(3), 247-272.

김영태, 성태제, 이윤경(2003). 취학전 아동의 수용언어 및 표현언어발달척도. 서울: 서울장애인종합복지관.

김영태, 신문자(2004). 우리말 조음 음운 평가. 서울: 학지사.

김영태, 홍경훈, 김경희, 장혜성, 이주연(2009). 수용 표현 어휘력 검사. 서울: 서울장애인종합복지관

김은연(2012). 난청환자를 위한 말·언어평가 프로토콜: 삼성병원. 제9회 동아청각 심포지엄.

김재옥, 김정완, 송윤경, 표화영, 허승덕 역(2015). 말, 언어, 청각의 해부와 생리(4판). Seikel, A. J., King, D. W., Drumringt, D. G. 저. 서울: 박학사.

김훼린, 한선경, 김영태(2014). 학령기 다문화가정 아동의 화용언어능력. 특수교육, 13(3), 371-385.

박상희(2009). 다문화가정 아동의 조음산출에 관한 종단적 연구. 언어치료연구, 18(1), 89-97.

배소영, 곽금주, 김근영, 정경희, 김효정(2009). 다문화 가정 어머니와 발달지원자 설문을 통해 본 아동의 언어 환경 및 언어발달실태. 언어치료연구, 18(4), 165-184.

송미경, 지승희, 조은경, 임영선(2008). 다문화가정 외국인 모의 부모경험에 관한 연구. 상담 및 심리치료, 20(2), 497-517.

심현섭, 송윤경, 진성민(2005). 삼출성 중이염 반복감염 아동의 말소리 지각 및 조음·음운 특성. 언어청각장애연구, 10(2), 80-100.

여성가족부(2014). 다문화가족 자녀 언어발달지원사업 부모교육 프로그램 매뉴얼. 서울: 태영T.S.

오소정, 김영태, 김영란(2009). 서울 및 경기지역 다문화가정 아동의 언어특성과 관련변인에 대한 기초 연구. 특수교육, 8(1), 137-161.

오소정, 박소현(2014). 다문화가정 아동의 언어평가 및 언어치료·촉진교육의 실제. 특수교육, 13(3), 249-271.

이종우(2010). 다문화가정 청소년의 언어능력과 자아정체성 및 학교적응의 상관연구. 대구대학교 대학원 석사학위논문.

이지연(2015). 학령전기 아동의 청각선별. 대구대학교 재활과학대학원 석사학위 논문.

정명현(2002). 급성 중이염과 삼출성 중이염. 대한이비인후과학회(편). 이비인후과학: 두경부 외과학 제 I 권 기초·이과. 서울: 일조각.

표시영, 홍남표, 추재학, 안회영, 차창일, 조종희(2000). 서울 성북 지역의 춘계 환절기 취학기 아동들의 삼출성 중이염에 대한 유병률 조사 및 영향 요인 분석. 대한이비인후과학회지, 43(11), 1058-1065.

하지완, 김영태, 심현섭(2010). 영어권 국가 거주 경험 한국 아동들의 언어혼란에 대한 환경요인. 이중언어학회, 42, 273-305.

한국건강가정진흥원(2017). 2016년 다문화가족 자녀 언어발달지원사업 결과보고서. 서울: 경성문화사.

허승덕(2015). 유소아 및 청소년 청각선별 결과. *Speech-Language & Hearing Disorders, 24*(3), 161-168.

허승덕(2017). Hearing Handicap Inventory for Elderly(HHIE)로 확인한 노인성 난청 실태. *Communication Sciences and Disorders, 22*(1), 170-176.

허승덕, 박찬호, 송병섭(2017). 스마트폰 애플리케이션 기반 청각선별과 설문 청각선별의 비교. 재활복지공학회논문지, 11(1), 73-79.

황상심(2008). 농촌지역 다문화가정 아동들의 언어 특성 연구. 대구대학교 대학원 박사학위논문.

Martin, F. N., & Clark, J, G. (2015). *Introduction to Audiology* (12th ed.). 허승덕 역(2016). 청각학개론(12판). 서울: 박학사.

Naigles, L., & Hoff-Ginsberg, E. (1998). Why are some verbs learned before other verbs? Effects of input frequency and structure on children's early verb use. *Journal of child Language, 25*(1), 95-120.

Project Team for Audiology Study Group (PTASG) (2014). Ling 6 Sound Test app. https://play.google.com/store/apps/details?id=appinventor.ai_powerjoguh.Ling6&hl=ko.

Project Team for Audiology Study Group (PTASG) (2015). Pure tone screening app. https://play.google.com/store/apps/details?id=com.chanho.puretone&hl=ko.

Rini, D., & Hindenlang, J. (2006). Family-centered practice. In Paul, R., & Cascella, P. (Eds.), *Introduction to clinical methods in communication disorders* (pp. 337-336). Baltimore: Paul H. Brooks.

Rosenfeld, R. M., Culpepper, L., & Doyle, K. A et al. (2004). Clinical practice guideline: Otitis media with effusion. *Otolaryngology-Head and Neck Surgery, 130*, S195-S118.

상대어 습득과 일반화를 위한 놀이 기반
언어중재

신동리(인애아동발달센터), 허승덕(대구대학교) *

Chapter 19

Play-Based Speech-Languge Intervention for Habilitation of Relative Terminology and Generalization

♋ 핵심 요약

일부 언어발달 지체 아동들은 어휘 습득이 느리고, 치료실에서 그림카드를 이용한 상황에서 습득한 어휘를 실제 생활에서는 표현하지 못하거나 부적절하게 표현하기도 한다. 특히 상대어 습득은 동사나 형용사 등의 어휘보다 더 어려워하고, 많은 시간과 노력을 필요로 하며, 장애가 없는 경우 3~4세 정도에 이르면 이해하고 표현할 수 있다(김영태, 2003).

상대어 중에서는 '크다' '길다' '무겁다' 등과 같은 긍정적 어휘만을 습득하여 표현하고, '작다' '짧다' '가볍다' 등과 같은 부정적 어휘는 '가볍다'를 '안 무겁다'와 같이 방식으로 부정 서술을 포함하여 습득하는 경우가 흔하다.

---

* 신동리, 허승덕(2018). 상대어 습득과 일반화를 위한 놀이 기반 언어중재. In: 허승덕 (2018). 청각학-프로젝트 기반 청각재활. 서울: 학지사.

Shin, DR; Heo, SD (2018). Play-Based Speech-Language Intervention for Habilitation of Relative Terminology and Generalization. In: Heo, SD (2018). *Audiology-project based audiological rehabilitation*. Seoul: HakJiSa.

이 예제 연구는 상대어 습득과 일반화를 위하여 놀이 기반 언어재활을 중재하고, 수행력을 언어 이해 인지력 검사(the bangs receptive checklist)로 비교 고찰하고자 한다.

♋ 병력

대상은 4세(A), 3세 11개월(B)의 남아 2명이다. 이들은 어린이집에 다니고 있으며, 수용 · 표현 어휘력 검사(receptive & expressive vocabulary test: REVT)에서 표준편차 −1 이상의 언어발달 지체가 각각 관찰되었다.

A 아동은 임신 38주에 출생하여 일주일 정도 인큐베이터 치료를 받았으며, 걷기와 첫 단어 산출이 16개월 이후에 나타났다고 보고하였다. 대근육 발달이 미흡하여 보행이 느리고 소근육의 움직임도 원활하지 못한 상태이다. 눈 맞춤 등의 상호작용은 적절하게 이루어지고 있었다.

B 아동은 걷기와 첫 단어 산출이 12개월 전후로 정상적이었으나 엄마의 산후우울증으로 언어자극이 적절하게 제공되지 않은 것으로 보인다. 이로 인해 제한된 어휘를 사용하였고, 질문에 동문서답 하였으나 눈-손 협응과 눈 맞춤은 가능하였다.

지능검사는 사회 · 심리학적인 측면의 영향을 알아보기 위해 시행하였고, 도구는 한국판 웩슬러 유아지능검사(Korean wechsler primary and preschool scale intelligence: K-WIPPSI-IV)를 이용하였다. 지능검사 결과는 A가 75점, B가 78점으로 경계선 범위였으며, 언어 영역보다 동작 영역에서 약간 높은 점수가 관찰되었다.

♋ 평가 및 재활

놀이 기반 언어중재는 개인치료실 대면(1:1) 상황에서 회기마다 40분 동안 제공하였고, 주 2회씩 모두 8회 시행하였다.

놀이 기반 언어중재 수행력 진전 평가는 언어 이해 인지력 검사를 이용하였다. 이 검사는 10분 정도가 소요되며, 두 가지 이상의 그림을 이용하여 길이, 무게, 양, 위치, 크기 등에 대한 상대어 개념 이해 정도를 평가한다.

상대어 습득은 길이('길다'와 '짧다'), 무게('무겁다' '가볍다' 또는 '안 무겁다'), 양('많다' '적다'), 위치('높다' '낮다'), 크기('크다' '작다')의 다섯 가지 범주를 목표로 하였다.

중재에 활용한 도구는 무지개 링, 동물 모형, 자동차, 비행기, 블록 등의 장난감이었고, 선택은 아동이 하게 하였다. 다섯 가지 하위 범주 중 무지개 링은 길이 개념을 촉진하였다. 무게, 크기, 위치 개념은 큰 비행기와 작은 자동차 장난감을 이용하여 습득하게 하였는데, 긍정적 개념으로 '무겁다'를 습득하게 한 후, 부정 서술인 '안 무겁다'와 상대어인 '가볍다'의 순서로 습득하도록 중재하였다. 크기와 양은 블록 장난감을 아동과 함께 나눈 후, '많다'와 '적다' '크다'와 '작다'의 순서로 중재하였다.

언어중재 전 평가에서 A 아동은 원점수 6점으로 또래 수준인 26~35점보다 낮았고, B 아동은 원점수 7점으로 또래 수준 14~24점보다 낮았다. 반응 양상은 '작다' 과제에 대해 '크다'로 표현하기도 하였고 길이, 무게, 양, 위치 등과 관련한 질문에서도 해당하는 그림을 지시하지 못했다.

언어중재 후 평가에서 A 아동은 원점수 16점으로 중재 전 평가보다 8점 높게 나타났다. 특히 크기, 양, 무게, 높이의 개념 중 긍정적인 어휘인 '크다' '많다' '무겁다' '길다' '높다' 등 다섯 가지를 모두 습득하였으며, 부정적인 어휘 중 '작다' '가볍다' '적다' '짧다' 등 네 가지를 습득하였다. B 아동은 17점으로 긍정적인 어휘와 부정적인 어휘 모두를 습득하였다.

중재 후 성적을 분석하면 크기, 위치, 양, 무게, 길이 등의 상대어 어휘에서는 일상생활에서 자주 사용하는 양('많다' '적다')과 크기 개념('크다' '작다')의 습득이 가장 빨랐고, 두 번째로 무게 개념('무겁다' '가볍다'), 세 번째로 자주 사용하지 않는 길이('길다' '짧다')와 높이('높다' '낮다') 개념 습득이 가장 늦게 나타났다.

어휘 중에서는 긍정적인 개념인 '크다' '많다' '길다' '무겁다' '높다'의 습득이 빨랐고, 부정적인 개념인 '적다' '작다' '가볍다' '낮다' '짧다'의 습득이 대체로 늦었다. 이들 어휘 중에서는 '작다'와 '적다'를 유사한 개념으로 이해하였으며, '가볍다'를 '안 무겁다'로 이해하였다가 7~8회기가 되어서야 '가볍다'로 이해하였다.

놀이 기반 언어중재의 일반화는 그림을 이용한 중재에서보다 치료실이나 실생활에서 빠르게 관찰되었다. 놀이 상황에서 아동이 선택한 장난감을 직접 조작하면서 길이와 크기의 변화에 대한 개념을 촉진시켰으며, 양탄자 장난감 위에 보물을 많이 두거나 적게 두어 무게와 양을 비교하는 모습을 시각적으로 관찰하면서 촉진시켰다. 블록 장난감으로 아동과 번갈아 높이 쌓아 아파트를 만들고 한쪽은 블록을 낮게 쌓아 서로 비교하며 높이 개념을 촉진시켰다.

☞ 예제 해석 방향

1. 상대어 습득과 일반화에 어려움을 느끼는 이유는?
2. 예제에서 상대어 습득에 긍정적 영향이 있었다고 판단하는 근거는?
3. 놀이 기반 언어중재가 상대어 습득과 일반화에 긍정적 효과를 미치는 원인은?

4. 상대 어휘 사이에서는 발달상 차이가 있었는가?

5. 이 예제에서 놀이 기반 언어중재의 한계는?

6. 상대어 습득에 놀이 기반 언어중재가 갖는 장점은?

7.

♋ 고찰

상대어 습득과 일반화는 상대어(대립어)가 문화적 성분을 포함하고 있어서(김억조, 2014) 두 사물의 모양, 위치, 방향, 순서와 같은 특성이 서로 반대되거나 모순되고, 상황이나 문맥에 따라 다의어로 사용된다. 아울러 보다 복잡하고 구체적인 사물을 특징짓기 때문에 의미가 다양해진다. 따라서 나이가 어릴수록 어휘의 다양성이 부족하여 한 쌍의 낱말을 이원적으로 사용하기도 한다.

상대어 습득과 일반화는 지적장애 아동을 대상으로 한 음악 활동(정영주, 김영태, 2008)이 도움을 줄 수 있으며, 대상아 수준별 교육이 필요하다(서기선, 2007). 아동은 나이가 어릴수록 놀이나 음악 활동에 흥미를 갖고 접근하기 쉽다. 이들을 대상으로 한 사물의 특징별 상대어 습득은 흥미와 상황에 따라 유동적으로 적용할 수 있는 놀이 및 음악 활동이 유용하다. 어휘 습득도 짧은 집중 시간 동안 조작과 듣기 경험을 통해 쉽게 가능하다.

이 예제에서 두 명의 남아는 언어발달에 중요한 시기 동안 적절한 언어적 자극을 받지 못하여 제한된 어휘력을 보인다. 상대어는 명사나 동사와 같이 일상생활에서 자주 사용하지 않는 어휘이며, 명사나 동작동사와 같은 눈에 잘 드러나거나 구분 지을 수 있는 특징들이 명확하지 않고 각각의 사람마다 크기, 무게, 양, 위치 등의 개념이 절대적인 비교가 아니기 때문에 쉽게 구분하기 어렵다. 또한 눈-손 협응에 어려움이 있거나 의미론적인 접근이 어려운 아동들에게 상대어 습득은 상대어를 습득할 때, 한 가지 사물에 한정지어 이해하거나 다양한 사물에 하나의 어휘를 과대 일반화시키는 경우도 다소 많다. 따라서 상대어 습득은 각각의 사물에 대한 비교를 통하여 사물의 특징을 구분하고, 나아가 구체적인 기능을 설명할 수 있으며, 간단한 수학 원리를 익히기 전에 반드시 습득이 필요한 개념이다.

이 예제에서 상대어 습득은 두 가지 그림을 선택 비교하는 방법보다 아동이 자신의 소근육을 사용하여 장난감을 직접 움직여 보고 아동이 시각적으로 관찰한 모양 변화에 대해서 치료사가 언어중재를 제공할 경우 긍정적인 변화가 나타났다. 그림카드를 이용하여 상대를 지시하는 방법은 주의 집중 정도가 낮아지면 중재 효과가 반감되었으나 놀이 기반 중재는 아동이 장난감에 흥미를 갖고 스스로 움직여 조작하고 변화를 관찰하여 적극적으로 표현하기 때문에 유리하다.

A, B 아동 모두 크기와 양 개념을 가장 먼저 습득하였는데, 이 두 개념 모두 가정이나 치료실 등 일상 생활에서 흔히 사용하는 어휘이기 때문인 것으로 판단된다. 또한 어휘 발달 과정에서 '많다' '크다'의 개념은 잘 나타나는 어휘이지만, '길이'와 '높이'의 개념은 일상에서 자주 나타나지 않고 3세 후반부터 4세 사이에 발달하는 어휘이다. '길이'와 '높이' 개념 습득이 늦는 것은 이와 관련이 있을 것으로 판단된다.

놀이 기반 언어중재에서 기차와 비행기 등 교통수단 모형을 이용하면 높은 관심과 재미를 보이면서 참여하였으며, 이 과정에서 익힌 어휘는 치료실 밖의 상황은 물론 치료실 상황에서 "많이 주세요." "큰 것 주세요." 와 같이 상대어 일반화가 관찰되었다. 다만, 변화를 표현할 수 없는 장난감이 있거나 아동이 선호하는 장난감이 있으면 이에 집중하여 중재 흐름이 끊어지기도 하므로 구조화된 놀이 환경과 같은 사전 준비가 필요할 것이다.

놀이 기반 언어중재는 아동이 사물이나 동물, 사람의 대략적 특징을 이해하고 표현하며 두 가지 대상을 상대어로 비교할 수 있게 된다. 여기서 대상은 본인의 신체를 비롯하여 사물 개념, 주변 세계로 확장하고, 세부적 특징을 구체적으로 설명하는 어휘로 발전하는 계기가 될 수 있다. 따라서 상대어 습득과 일반화는 외부 세계를 이해하기 위한 수단으로도 중요하다고 판단된다.

모든 재활과 마찬가지로 가정과 어린이집, 유치원 등의 시설에서도 상대어를 자유롭게 사용할 수 있도록 관찰과 지도를 병행하고, 교육적 연계가 이루어질 수 있도록 하는 것이 중요하다.

예제를 요약하면, 이 중재는 대상 아동에게 사물이나 사람, 동물 등의 대략적인 특징별 상대어를 이해시키고, 두 가지 대상을 비교하여 표현하도록 할 수 있다. 대상은 본인의 신체를 이용하는 것에서 시작하여 사물 개념, 주변 세계 등으로 확장한다. 회기를 늘려 가면서 보다 세부적인 특징을 구체적으로 설명할 수 있도록 하여, 어휘 발달로 이어지게 할 수 있다. 이를 위해서는 무엇보다 기초적인 상대어 습득과 일반화가 아동에게 사물의 특징과 외부 세계를 이해하는 데 필수라고 생각된다.

♋ 남겨진 문제 …

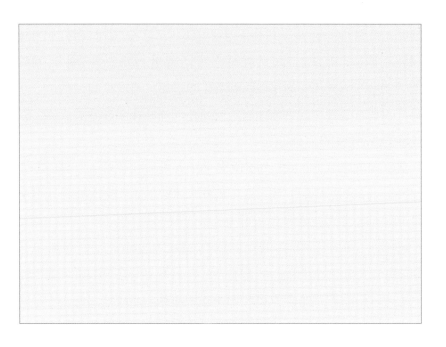

🎙 참고 및 추천 문헌

김억조(2014). 어휘 외적 대립어 설정에 관한 인지언어학적 접근. 국제언어문학,
  30, 187-205.

김영태(2003). 아동 언어장애의 진단 및 치료. 서울: 학지사.

서기선(2007). 상대어 지도 방법에 대한 연구. 부산교육대학교 대학원 석사학위
  논문.

정영주, 김영태(2008). 음악을 이용한 언어중재가 지적장애 아동의 상대어 개념
  습득에 미치는 효과. 특수교육, 7(2), 139-159.

| 제20장 | 부모가 난청인 아동의 언어중재 |

황지혜(대구대학교 대학원), 하지완(대구대학교), 허승덕(대구대학교) [*]

Chapter 20

Language Intervention for the Child with Hearing Impaired Parents

♋ 핵심 요약

초기 언어발달은 언어학적 · 인지적 · 사회학적 영역을 기초로 하는 다원적 언어 습득이 이루어지고 있다. 다원적 언어 습득은 환경적 상호작용이 인지 · 사회 · 의사소통 능력과 언어 능력이 통합되어 언어를 이해하고 표현하게 된다고 한다(McLean & Snyder-McLean, 1978). 이처럼 아동의 언어 습득을 위해서는 주위 환경의 언어자극 입력이 중요하다.

청력손실을 가진 부모는 수화라는 의사소통 수단을 사용하고 있지만 그들의 건청인 자녀는 듣고 말할 수 있으므로 수화가 아닌 의사소통 수단이 된다(소은숙, 2004; 이소영, 이숙향, 2008; 이준우, 2003). 난청 부모와 건청 자녀가 구어로 의사소통을 할 때, 아동이 하는 말을 부모가 정확하게

---

[*] 황지혜, 하지완, 허승덕(2018). 부모가 난청인 아동의 언어중재. In: 허승덕(2018). 청각학-프로젝트 기반 청각재활. 서울: 학지사.

Hwang, JH; Ha, JW; Heo, SD (2018). Language Intervention for the Child with hearing Impaired Parents In: Heo, SD (2018). *Audiology-project based audiological rehabilitation*. Seoul: HakJiSa.

입력하여 반응하기가 어려워 언어자극이 정확하게 주어지지 않기 때문에 언어 수준이 또래보다 낮을 수 있다. 특히 부모의 말소리가 명료하지 않은 경우 아동은 부모의 언어에 대한 모델링을 완벽하게 알아듣기가 어렵고, 그로 인해서 왜곡된 말소리나 부적절한 음도를 산출할 수 있다.

일반적인 아동의 경우 부모가 이야기를 들려주고 책을 읽어 주는 등 다양한 매체를 통해 언어를 습득할 수 있도록 유도할 수 있지만, 난청 부모의 건청 자녀의 경우 그 부모가 매체의 활용에 한계를 보여 적절한 듣기 환경이 이루어지지 않기 때문에 말을 배우는 시기를 종종 놓치는 경우가 있다(박병은, 2001).

난청 부모의 건청 자녀는 환경적인 요인으로 인해 언어 습득에 어려움을 보일 수 있어 초기에 언어중재를 통해 아동의 언어장애를 미연에 방지할 수 있다.

이 예제는 부모가 난청인 건청 자녀의 언어적 평가 결과를 살펴보고, 그에 따른 언어중재를 고찰하고자 한다.

♋ 병력

대상자 부모는 어렸을 때 양측 고도 감각신경성 난청으로 진단받았고, 모두 고도 난청용 귀걸이형 보청기를 사용하고 있다. 부모 모두 독화와 구어를 이용한 의사소통이 가능하며, 아버지는 중소기업에서 생산직으로, 어머니는 장애인복지관에서 수화지도사로 일을 하고 있다. 대상자는 3세 8개월 건청인 남아로 현재 어린이집에 다니고 있다.

부모는 언어적인 문제는 보이지 않았으나 왜곡된 말소리와 과대 비성으로 인해 말 명료도가 저하되었다. 부모끼리 대화를 할 때는 수화를 사용하나 아동에게는 구어로 의사소통을 시도하였다.

어머니의 보고에 따르면 아동은 어머니에게 대화를 개시하는 빈도가 많지 않으나 외부 환경에서 만나는 낯선 사람들에게는 먼저 관심을 가지는 편이라고 한다. 또한 어린이집에서 선생님이나 또래와의 상호작용은 적절하게 이루어지고 있다고 한다.

부모는 가정에서 일어나는 반복적인 일상에 변화를 주고자 복지관에서 실시하는 사회성 향상 프로그램을 주 1회, 1년 동안 다녔다고 한다. 아동이 클수록 가정에서 언어적 자극을 제공하는 데 한계를 느끼게 되었으며, 가정에서 자연스럽게 접하게 되는 그림책 읽기, 노래 불러 주기 등의 다양한 경험에 아동을 노출시켜 주고 싶어 언어치료실을 방문하였다고 한다.

☞ 언어병리학적 평가

치료 전 언어 평가 결과, 취학 전 아동 수용 및 표현 언어 발달척도(preschool receptive-expressive language scale: PRES)에서 수용언어 원점수 13점으로 수용언어 발달연령이 29개월, 2%ile로, 표현언어 원점수 16점으로 표현언어 발달 연령이 29개월, 9%ile로 또래 수준보다 지체되어 있는 것으로 나타났다.

수용 · 표현 어휘력 검사(receptive and expressive vocabulary test: REVT)에서 수용어휘력 원점수 13점, 수용어휘연령 2세 6개월 이하, 표준편차 $-1SD \sim -2SD$, 10%ile 미만, 표현어휘력 원점수 19점, 표현어휘연령 2세 6개월 이하, 표준편차 $-2SD$ 이하, 10%ile 미만으로 또래수준보다 지체되어 있는 것으로 나타났다.

우리말 조음 음운 평가(urimal test of articulation and phonology: U-TAP)에서 단어 수준의 자음 정확도 65%, 모음 정확도 70%, $-2SD$ 이하로 나타

났다. /ㅅ/, /ㅆ/가 파열음화 되어 /ㄷ/, /ㄸ/, /ㅌ/로 대치되나 이것은 완벽습득연령에 도달하지 않았으므로 지켜볼 필요가 있을 것 같다. 자발화 상황에서 아동은 "뚜떵"(뚜껑), "슬리터"(슬리퍼) 등 일상 어휘에서 음소를 비일관적으로 대치하는 모습을 보이기도 하였는데, 치료사가 모델링을 들려주었을 때 적절하게 따라 하는 것을 보아 조음의 문제가 아니라 청지각적으로 부적절한 부모의 모델링으로 인해 나타난 것이라고 추측된다.

그 외 인지 수준, 운동 발달, 청력 등은 정상 발달을 하고 있었다.

⑩ 재활

중재 프로그램은 회기당 40분, 부모상담 10분으로 총 50분씩 주 2회 제공하였다. 부모에게 아동의 정상 언어발달 습득 순서를 교육하여 적절한 모델링을 들려줄 수 있도록 도왔으며, 난청 부모가 아동에게 언어를 간접적으로 촉진할 수 있는 매체를 알려 주고 가정에서 시행하도록 하였다.

중재 활동에서 '장기목표 1'의 경우 책 읽기, 장난감 놀이, 그림 꾸미기, 그림 선택하기 등으로 다양한 상황에서 다양한 어휘를 들려주고 모방하게 하여 어휘 촉진을 진행하였다.

'장기목표 2'에서는 치료사와 함께 동화책을 읽으며, 각 페이지 내용에 맞는 치료사의 육하원칙 질문에 대답하고, 스크립트, 4컷 그림 보기로 복습을 하며 진행하였다.

'장기목표 3'에서는 그림 선택하기, 그림 보고 상황 설명하기, 상황극으로 의미관계를 유도하였으며 아동이 적절하게 표현하지 않을 시에는 치료사가 지속적인 모델링을 보여 주어 아동의 의미관계 습득을 도왔다.

아동의 연령을 고려하여 아동중심기법과 치료사중심기법을 적절히 섞어 활동을 진행하였으며 목표 언어와 유사한 반응을 보이면 확장/확대를

〈표 20-1〉 장 · 단기 치료 목표

장기목표 1	구조화된 상황에서 아동은 수용 어휘 및 표현 어휘를 80% 이상 정반 응할 수 있다.
단기목표 1-1	아동은 여러 가지 활동을 통해 일상 사물 명칭을 80% 이상 이해하고 표현할 수 있다.
단기목표 1-2	아동은 여러 가지 활동을 통해 장소 명칭을 80% 이상 이해하고 표현 할 수 있다.
단기목표 1-3	아동은 여러 가지 활동을 통해 일상 동사를 80% 이상 이해하고 표현 할 수 있다.
장기목표 2	구조화된 상황에서 간단한 의문사 질문 '누구, 어디, 무엇'을 이해하고 90% 이상 적절하게 대답할 수 있다.
단기목표 2-1	아동은 의문사 '누구'의 질문을 이해하여 90% 이상 적절하게 대답할 수 있다.
단기목표 2-2	아동은 의문사 '무엇'의 질문을 이해하여 90% 이상 적절하게 대답할 수 있다.
단기목표 2-3	아동은 의문사 '어디'의 질문을 이해하여 90% 이상 적절하게 대답할 수 있다.
장기목표 3	구조화된 상황에서 아동은 세 낱말 조합을 통해 의미관계를 80% 이상 이해하고 표현할 수 있다.
단기목표 3-1	아동은 '실체-배경-서술'의 세 낱말 의미관계 문장을 80% 이상 이해 하고 표현할 수 있다.
단기목표 3-2	아동은 '대상-배경-행위'의 세 낱말 의미관계 문장을 80% 이상 이해 하고 표현할 수 있다.
단기목표 3-3	아동은 '행위자-대상-행위'의 세 낱말 의미관계 문장을 80% 이상 이 해하고 표현할 수 있다.

해 주고 모델링, 선 반응 요구 후 시범, 혼잣말 기법 등을 통해 언어 습득 을 다양하게 촉진하였다.

치료실 내 상황에서는 목표 언어 외에도 소리 찾기 게임, 동화책 들려 주기, 노래 부르기 등 아동이 가정에서 접하기 어려운 활동을 경험할 수 있도록 유도하였다.

♋ 결과

언어중재 6개월 후 PRES, REVT, 구문 의미 이해력 검사, U-TAP 등의 평가를 진행하였다.

PRES에서 수용 원점수 29점, 언어발달연령 47개월, 백분위수 28%ile 로, 표현 원점수 29점, 언어발달연령 47개월, 백분위수 16%ile로 또래보다 약간 지체되었다.

REVT 검사에서 수용 원점수 34점, 수용어휘연령 3세~3세 5개월, 백분위점수 20%ile을 보였으며 또래 정상발달 수준 42.35점(SD=11.23점)에 비해 평균~-1SD로 약간 지체된 수준으로 나타났다. 표현 원점수 48점, 표현어휘연령 4세~4세 5개월, 백분위점수 40%ile을 보였으며 또래 정상발달 수준 49.36점(SD=9.54점)에 비해 평균~-1SD로 약간 지체된 수준으로 나타났다.

구문 의미 이해력 검사(Korea sentence comprehension test: KOSECT) 결과, 원점수 15점, 연령규준 백분위수 54%ile, 또래 정상발달 수준 13점(SD=9)에 비해 평균범위에 속하는 것으로 나타났다.

♋ 예제 해석 방향

1. 부모가 난청인 건청 자녀의 언어적 특성은?
2. 부모가 난청인 건청 자녀의 언어재활 방향은?
3. 언어 외 난청 부모의 건청 자녀가 보일 수 있는 어려움은?
4. 난청 부모가 가정에서 언어 습득을 도울 수 있는 방향은?
5. 난청 부모에게 필요한 양육 방향은?
6.

💿 고찰

난청 부모 가정의 건청 아동에 대한 언어발달 관련 연구문헌 분석에서 아동들은 이중양상 이중언어(ALS, 영어) 사용자이며, 발화언어 습득 발달 측면에서 제한적인 언어 환경에서 성장하고 있는 것으로 나타났다. 그리고 이들의 발화 분석 결과, 환경적 요인에 의해 언어발달이 제한을 받아 지체된다고 보고한 연구들과 일반 아동과 유사한 언어발달을 보인다는 연구 두 가지로 구분되었다. 하지만 논문의 연구 방법 중 대상자의 연령대가 다양하지 않다는 점, 자발화 샘플 분석으로만 이루어졌다는 점 등의 제한점이 있었다(이은주, 김영태, 2011).

난청 부모 가정의 건청 아동 중 언어발달의 제한과 지체를 받는다는 연구 결과로, 대상 아동들의 인지 발달은 언어발달보다 앞서 있으나, 어휘 발달이 늦고 'thing, there'이라는 어휘를 자주 사용한다고 보고되었다(Murphy & Slorach, 1983). 또 의미관계보다는 형태에 더 중요한 영향을 미치는 문장 형태에 문제를 보인다는 결과도 나타났다(Todd & Aitchison, 1980).

또한 김영태와 오소정(2013)은 일반 아동과 난청 부모 가정의 건청 아동의 어휘 발달 특성을 비교하였을 때, 전반적인 어휘 능력, 어휘 종류에 따른 과제 수행력, 전반적인 어휘 과제 수행력, 의미유형별 정확도 등에서 낮은 수행력을 보인다고 하였다.

유아 조음의 음향학적 특성을 살펴봤을 때, 농 부모 유아 집단의 모음 삼각도 값이 건청 부모 유아 집단보다 유의미하게 크게 나타났으며, 이것은 청각적 피드백보다는 시각적 피드백이나 부모와의 의사소통 상황에 대한 농 부모 유아의 적응행동으로 인한 현상으로 보인다. 또한 파열음이 어두 환경에서 발화될 때 격음의 VOT(voice onset time)의 차이가 없어 두 음소 간의 차이가 VOT의 길이로 변별되지는 않는 것으로 보아 농 부모의 청각적 피드백으로 인한 영향으로 추측되며, 난청 부모는 자녀의 발성과 발화에 민감하게 반응하는 것이 부족하다(김미정, 2009).

난청 부모의 건청 아동에 대한 언어재활 방향은 언어 검사를 통해 아동의 수준을 진단하여 적절한 난이도의 치료 방향으로 나아가야 할 것이다. 이 예제에서는 아동의 어휘, 문장 형태뿐 아니라 조음을 제외한 언어의 모든 영역에서 문제를 보였다. 아동의 언어 수준에 맞추어 어휘력, 의문사 질문에 대답하기, 문장 길이 등을 증진시켜 주었으며, 자발화 상황에서 나타나는 아동의 비일관적 오조음에 대한 모델링을 통해 적절하게 발음할 수 있도록 지도하였다.

아동은 다양한 매체를 통해 여러 가지 경험을 하며 언어를 습득한다. 하지만 난청 부모는 아동 반응에 대한 피드백의 어려움, 부적절한 조음 등으로 인해 다양한 매체를 활용하여 아동에게 언어적 자극을 주는 데 한계점이 있다. 또한 아동은 언어발달, 사회성 발달, 인지 발달, 운동 발달 등 전체적인 발달을 위해 언어치료실뿐 아니라 학습지 지도, 복지관의 사회성 향상 프로그램 등 다양한 환경에서 다양한 활동에 대한 노출이 필요하다.

이 예제에서는 난청 부모 스스로 가정에서 아동에게 다양한 경험을 시키는 것에 어려움을 느꼈고 직접 언어재활사에게 여러 매체를 중점적으로 활용하여 치료를 진행하도록 언급하였다. 또 부모는 복지관의 사회성 향상 프로그램을 통해 아동이 다양한 영역의 발달을 촉진할 수 있도록 하였다.

난청 부모의 건청 자녀가 나이가 들수록 겪게 되는 한계점은 다양하다. 난청 부모가 건청 자녀를 양육하는 과정에서 의사소통 외에도 경제적 · 교육적 · 심리사회적 어려움을 보이기 때문에(장유리, 2015), 대다수 청각장애인 부모는 생계를 유지하기 위해 맞벌이를 한다. 청각장애 부모가 원하는 사회복지 서비스로는 학습지도, 언어지도, 자녀양육비 지원,

수화통역과 수화교육지원, 부모-자녀 이해 프로그램, 상담 등 다양한 것들이 있었다(김대규, 진홍섭, 2014). 윤영욱(2003)은 청각장애인 어머니의 사회적 지지와 양육태도가 건청 자녀의 문제행동에 영향을 미치는 요인을 조사하였는데, 그 결과로 사회적 지지가 높아질수록 양육태도의 긍정적인 측면이 증가했다. 이러한 것들을 종합해 봤을 때, 양육의 어려움에 대해 사회적인 지원이 더 활발히 이루어져야 할 것이다.

현재 국가에서는 장애가족 아동을 위한 언어발달지원 사업을 시행하고 있으며, 만 12세 미만 비장애아동(한 쪽 부모 및 조손가정의 한 쪽 부모가 시각·청각·언어·지적·자폐성·뇌병변 등록장애인)이 소득 분위에 따라 언어발달진단서비스, 언어재활·청능재활 등 언어재활서비스 및 독서지도·수화지도 등의 서비스를 지원받을 수 있다.

♋ 남겨진 문제 …

🔖 참고 및 추천 문헌

김영태, 성태제, 이윤경(2003). 취학 전 아동의 수용언어 및 표현언어 발달 척도 (preschool receptive-expressive language scale: PRES). 서울: 서울장애인종합복지관.

김영태, 홍경훈, 김경희, 장혜성, 이주연(2009). 수용 · 표현 어휘력 검사 (receptive and expressive vocabulary test: REVT). 서울: 서울장애인종합복지관.

신문자, 김영태(2004). 우리말 조음 · 음운평가(urimal test of articulation and phonology: U-TAP). 서울: 학지사.

배소영, 임선숙, 이지희, 장혜성(2004). 구문의미이해력 검사(korea sentence comprehension test: KOSECT). 서울: 서울장애인종합복지관.

이소영, 이숙향(2008). 장애를 지닌 어머니를 위한 양육 지원방안 고찰. 특수교육, 7(2), 119-137.

박병은(2001). 학령 전 건청 자녀를 둔 청각장애 부모의 양육 욕구와 서비스에 관한 연구. 중앙대학교 대학원 석사학위논문.

김미정(2009). 부모의 청각장애 유무에 따른 건청 유아 조음의 음향음성학적 특성. 강남대학교 교육대학원 석사학위논문.

이은주, 김영태(2011), 청각장애 부모 가정 건청 아동(CODA)의 언어발달 관련 연구 문헌분석, 이중언어학, 46.

장유리(2015). 수화를 사용하는 청각장애부모의 건청 자녀 양육경험에 관한 현상학적 연구. 서울여자대학교 일반대학원 석사학위논문.

김대규, 진홍섭(2014). 청각장애인 부모의 건청인 자녀 양육부담 및 욕구에 관한 연구. *Disability & Employment. 24*(4).

김영태, 오소정(2013). 언어결핍환경 아동의 어휘발달 특성(다문화가정과 청각장애부모가정 아동을 중심으로). 언어치료연구, 22(4), 17-39.

김영태(2011). 아동 언어장애의 진단 및 치료. 서울: 학지사.

김영태(2014). 아동 언어장애의 진단 및 치료 2. 서울: 학지사.

보건복지부(2017). 2017 장애아동가족지원 사업안내, 206-210.

윤영욱(2003). 청각장애 어머니의 사회적 지지와 양육태도가 건청 자녀(Coda)의 문제 행동에 영향을 미치는 요인 연구. 한림대학교 사회복지대학원 석사학위논문.

Martin, F. N., & Clark, J. G. (2015). *Introduction to Audiology* (12th ed.). 허승덕 역(2016). 청각학개론(12판). 서울: 박학사.

Murphy, J., & Slorach, N. (1983). The Language Development of Pre-Preschool Hearing Children of Deaf Parents. *International Journal of Language & Communication Disorders, 18*(2), 118-126.

James E. McLean, Lee K. Snyder-McLean (1978). Verbal Information Gathering Strategies: The Child's Use of Language to Acquire Language. *Journal of Speech, Language, and Hearing Research, 43*(3).

Todd, P., & Aitchison, J. (1980). Learning language the hard way. *First Language, 1*, 122-140.

문장 길이를 점진적으로 연장한 따라 말하기 훈련을 통한 말소리 이해력 향상 전략

이자은(에덴언어심리발달연구소), 허승덕(대구대학교) *

Chapter 21

Better Speech Understanding Strategy for Improving Comprehension by Repetition Speaking Training According to Gradually Prolonged Sentence Span

♋ 핵심 요약

다양한 원인으로 청력이 저하되면 듣기 능력뿐만 아니라 삶의 질에도 큰 영향을 준다. 청력손실은 증폭장치를 사용하거나 인공와우 이식을 통해 보상할 수 있는데, 이들 장치만으로는 말소리 이해력이 개선될 수 없고 전문적인 청각언어재활을 통해서만 향상시킬 수 있다. 만약 증폭장치만을 사용하고 적절한 청능언어재활 서비스를 제공하지 않으면 청각 자극을 확인하고 구별하는 능력이 낮아지고, 청각 자극을 음향학적으로 처리하여 종합적으로 이해하고 해석한 후 반응하는 능력이 저하된다(최영숙, 1999).

청능 훈련은 소리를 탐지하고 변별한 후, 이를 확인하고 이해하는 단계

---

* 이자은, 허승덕(2018). 문장 길이를 점진적으로 연장한 따라 말하기 훈련을 통한 말소리 이해력 향상 전략. In: 허승덕(2018). 청각학-프로젝트 기반 청각재활. 서울: 학지사.
Lee, JE; Heo, SD (2018). Better Speech Understanding Strategy for Improving Comprehension by Repetition Speaking Training According to Gradually Prolonged Sentence Span. In: Heo, SD (2018). *Audiology-project based audiological rehabilitation*. Seoul: HakJiSa.

를 밟는다. 소리 탐지 단계는 소리의 유무를 알고 소리에 대해 반응하는 능력을 습득하는 과정이다. 소리 변별 단계는 2개 이상의 청각 자극이 같은 소리인지 다른 소리인지 지각하는 능력을 습득하는 과정이다. 소리 확인 단계에서는 다양한 청각 자극을 변별하고 확인할 수 있는 능력을 습득하여야 하며, 소리 이해 단계에서는 다양한 상황에서 대화 주고받기 능력을 습득하여야 한다(허승덕, 2016; Martin & Clark, 2015). 탐지, 변별, 확인 단계에서는 청각 자극과 반응이 일치되어야 하고, 이해 단계에서는 청각 자극과 반응 자극이 달라져야 한다. 들려오는 청각 자극을 인식 및 이해하고 그에 맞게 반응을 해야 한다. 이해 단계에서 수행력이 낮으면 질문을 그대로 따라 말하거나 질문이 의도하지 않는 대답을 하게 된다. 아울러 문장이해력, 은유 이해 능력 등이 부족하고(이은경, 이종열, 석동일, 2008) 이 때문에 상대방 질문이나 의도를 제대로 파악하지 못하여 대화 공감 및 소통이 어려워질 수 있다.

이 예제는 따라 말하기가 이해력과 대화 수행력에 미치는 영향을 살펴보고자 한다.

♋ 병력

대상은 난청 부모 사이에서 태어난 6세 남아이다. 영상의학적 검사로 전정도수관 확장 증후군(enlarged vestibular aqueduct syndrome: EVAS)을 진단받았다. 전반적 발달에서 특이 사항은 없었다. 생후 1개월경 시행한 click 유발 청성뇌간반응(auditory brainstem response: ABR) 검사상 양측 50 dB nHL의 감각신경성 난청으로 진단받았으나 청력손실이 심해져서, 4세경에 추가로 시행한 검사에서 우측이 70 dB nHL이었고, 좌측이 최대 자극 강도(100 dB nHL)에 파형이 관찰되지 않았다. 5세경 왼쪽으로 인공와우를 이식하였다. 현재는 왼쪽 인공와우와 오른쪽 보청기(bimodal binaural hearing)를 종일 사용하고 있고, 주 2회 청각언어재활 서비스를 받으면서 특수교육을 받고 있다.

인공와우 이식 후 어음이해도와 말 명료도 성적이 높아졌음에도 불구하고 문장이 길어지거나 구조가 복잡해지면 왜곡하여 청취하고 말소리 이해도가 낮아진다.

☺ 청각학적 평가

청각학적 평가는 고막운동성계측(tympanometry), ABR, 순음청력검사 등을 추적하여 시행하였다.

생후 1개월 시행한 고막운동성계측에서 고막운동도는 양측 A형을 보였고, ABR 역치는 양측 50 dB nHL이었다. 4세경 추적 시행한 ABR 역치는 우측이 70 dB nHL이었고, 좌측이 최대 자극 강도(100 dB nHL)에 파형이 기록되지 않았다.

4세에 시행한 보청기 교정 어음이해도(aided speech discrimination score: aided SDS)는 40%였고, 수용·표현 어휘력 검사(receptive & expressive vocabulary test: REVT), 자음 정확도 등 언어병리학적 평가는 수행력 저하가 관찰되었다.

보청기는 청력손실을 최초로 진단받은 후부터 사용하였고, 인공와우는 청력손실 진행을 확인한 5세에 좌측으로 이식하였다.

교정 청력은 3 PTAs 상 인공와우가 21 dB HL, 보청기가 28 dB HL이다. 인공와우와 보청기를 종일 사용하여 듣고 있으며, 주 2회 청각언어재활 서비스와 특수교육을 받고 있다.

언어병리학적 평가에서 bimodal 교정 어음이해도는 94%, 조음 정확도 80%로 말 명료도가 높고, 일상적 대화에서는 원활한 수행력을 보이고 있다.

☞ 예제 해석 방향

1. 양호한 청력손실 보상 효과에도 불구하고 일상적 대화에 되묻거나 문맥에 맞지 않는 대답을 하는 이유는?
2. 학령기 난청 아동이 다양한 대화 상황에서 대화 내용을 이해하지 못한 채 지나치는 이유는?
3. 문장 구조를 이해하고 대화 수행력을 향상시키기 위한 언어청각재활 전략은?
4.

☞ 재활

난청 아동은 일상에서 노출되는 보청기나 인공와우로 인하여 심리적 부담을 느끼는 경우가 많다. 보장구에 대한 또래들의 호기심은 이식 아동이 이해하지 못한 대화에 대해 수정 요구를 포기하게 만들 수 있다. 이러한 상황은 또래들이 이식 아동을 '잘 못 듣는 아이'로 낙인찍고, 난청 아동의 자존감에 부정적 영향을 미쳐 대화를 더욱 어렵게 할 수 있다. 청력손실이 없는 단순 언어장애의 경우 질적으로 큰 차이가 없고 양적 발달이 느리지만(이정미 외, 2014), 난청 아동들은 청각 정보 처리에 더 많은 시간이 필요한데, 장문 대화 상황에서는 이해에 어려움을 느낄 수 있다. 건청 아동들 또한(허현숙, 이윤경, 2010) 대화 상황이 복잡해지고, 참여 인원과 경쟁 소음이 증가하면 장문 대화에서 어려움을 겪을 수 있다. 이에 따른 수준별 중재가 중요하다.

교정 청력은 보청기를 사용하거나 인공와우를 이식하더라도 정상에 이르지 않고, 15~30 dB HL 정도인 미세 및 경도 난청 범위에 이르는 경우가 많다. 이 청력은 경쟁 잡음이 없는 깨끗한 음향 공간에서는 무리가 없을 수 있지만 다양한 생활 소음이 있는 일상에서는 여전히 듣는 데 어려움이 있다는 것을 뜻한다. 따라서 대화의 이해는 대화 길이 및 말 속도에 영향을 받고, 잘 이해되는 내용어를 중심으로 의도를 유추할 수 있어서 잘못 이해하거나 되물음 가능성이 높다.

언어청각재활은 이러한 요인을 고려하여 대화 수행력 증진을 위한 활동을 제공하여야 한다. 이해 단계에서는 설명 듣고 대상 맞추기, 그림 장면에서 문장 듣고 고르기, 고쳐 말하기, 간단한 이야기 듣고 대답하기 등 다양한 활동을 통해 장문 이해와 대화 수행력 향상에 도움을 줄 수 있다.

문장 따라 말하기 과정은 목표 문장을 듣고 해석하는 심층구조 규칙을 활용하여 표면구조로 나타나는 결과이다(McDade, Simpson, & Lamb, 1982). 청각 자극을 언어적 음운으로 부호화하는 것은 단기기억 및 작업기억과 밀접한 관련이 있다. 단기기억을 초과하는 문장을 따라 하는 경우에는 개인의 문법 수준에 맞추어 따라 말하며, 이 과정에서는 문장이 짧아지거나 대치될 수 있고(박은주, 2003), 문장이 길어지면 생략과 대치의 오류가 많아진다(김정숙, 정승문, 2011). 청력손실은 단기기억 용량을 감소시키고 시연 전략을 효과적으로 사용하지 못하기 때문에 청각–언어 음운 부호화 과정이 느려진다. 음향학적으로 높은 내용어에 원활한 부호화를 보이지만 기능어에는 생략 및 대치를 나타내기 때문에 문장의 내용을 왜곡하여 받아들이기도 하여 대화 수행력이 낮아질 수 있다.

문장의 길이가 길어지면 따라 말하기 난이도가 높아진다. 문장의 길이가 길어질 뿐 아니라 구조까지 복잡해지면 청력이 정상인 아동들도 오류를 나타내며(김성희, 2015), 청력손실은 어음 이해를 위하여 높은 청각적 주의력을 요구하기 때문에 오류가 더 많아질 수 있다. 따라서 언어청각재활은 각 대상자의 수준에 맞게 점진적으로 연장한 문장을 활용하는 것이 중요하다.

문장에는 주파수 성분이 저음역에 있는 자음을 목표 음소로 포함하는 것부터 시작한다. 문장 구조는 단어 수준, 2어절 수준, 4어절 수준, 단문 수준, 긴 문장 수준 등으로 차차 늘려 가면서 듣기 자극을 제공한다. 2어절 수준부터는 해독(decoding) 여부의 확인이 필요하다. 이를 위해서는 목표 문장에 대한 질문을 하여 이해 여부를 확인해야 한다.

단어 수준에서는 문맥 단서가 없어서 음운적 혼동이 나타나 변별을 어려워할 수 있다. 이를 보상하기 위하여 목표 단어와 오류 단어를 청각 단서(auditory only: AO)만으로 반복해서 듣기 훈련을 하는 것이 좋다.

이 예제에서는 대상 아동이 드물게 오반응을 나타내지만 반복 듣기 훈련만으로 빠르게 개선되며, 전반적으로 단어 수준 수행력은 높은 편이다. 예를 들면, 파열음 /ㅂ/음소를 포함한 단어 수준 듣기 활동에서 '감옥'/'갑옷' '때려'/'꾀병' '다발'/'가발' 등과 같은 대치 오류를 보였으나 이러한 오류는 반복 듣기 훈련만으로 빠르게 개선되었다. 그렇지만 단문 수준에서는 기능어를 탈락시켜 의미를 왜곡하고, 문장이 길어지면 의미를 단순한 어순 전략으로 파악하려는 경향이 있었다.

2어절 이상 문장부터는 목표 문장의 음운적 요소와 의미를 복합적으로 듣고 사고할 수 있도록 문맥활용법을 지도한다. '화분의 강낭콩'이라는 목표 문장을 이용하여 문맥적으로 화분에 '강낭콩' 이외에 어떤 것들이 들어갈 수 있는지 다양한 문장을 만들어 보게 한다. 이 과정을 통해서 만든 문장을 이용한 언어청각재활을 제공한다. 2어절 수준에서는 의미 해독 여부의 확인이 필요하다. 예를 들면, '따뜻한 장갑'이라는 목표 문장을 따라 말하게 한 후, "장갑이 어떻습니까?"라는 질문을 통해 확인한다.

이 예제의 경우 파열음동화 음운 변동이 나타나 "복자칸 장갑"이라고 반응하였는데, 이러한 오조음은 목표 문장 따라 말하기와 동시에 조음위치를 잡아 주며, 정조음할 수 있도록 한다.

문장 수준에서는 비슷한 변별 자질의 단어와 혼동이 나타날 수 있는데, 따라 말하기를 통해 개선시킬 수 있다. 예를 들어, 목표 문장과 오류 문장인 '형의 돌'/'형의 돈'의 경우 음운적·의미적 훈련만으로도 변별과 일반화가 충분히 가능하다. 문장 길이는 점진적으로 연장시켜 긴 문장에 대한 청각적 수행력 개선이 가능하다.

4어절 수준에서도 따라 말하기와 문장 해독하기 능력에서 격차가 나타나기도 하는데, 예를 들어 목표 문장 "고소한 맛이 나는 팝콘"을 듣고 따라 말하였을지라도 해독 과정에서 "팝콘 먹으면 맛이 어떻습니까?"라는 질문에 "맛있어요." "맛없어요." "달콤해요."와 같은 문장과 거리가 먼 대답을 한다. 이 경우에는 한 어절씩 끊고, 시각적인 단서를 준 뒤 몇 번째 어절에 답이 있는지 찾게 하여 정반응을 유인할 수 있다.

이 예제의 경우 오류 문장과 목표 문장의 차이를 인식시키기 위해 5회 이상 청각 단서를 주어 계속 자극하였다. 이후 가정 연계 학습으로 이어지도록 하였다. 이러한 노력을 통하여 목표 단어와 비슷한 자질을 가진 다른 단어 수준에서 청각 단서 제공 횟수가 줄어들었고, 연장된 문장에서도 의미 파악과 이해력이 향상되었다.

언어청각재활은 흔히 조용한 대면 상황에서 집중적으로 제공되는 경우가 많다. 이러한 상황에서 청각적 수행력은 눈에 띄게 개선된다. 그러나 조건이 복잡하게 달라지면 수행력도 달라진다. 이러한 요인에는 대화 상황, 참여 인원 등이 있다(이자은, 2016). 일상의 대화 환경에는 다양한 경쟁 잡음이 존재한다. 다화자 잡음과 같은 경쟁 잡음은 대화 수행력을 낮게 할 수 있다(김민정, 2015). 이러한 문제들은 문장 이해력 증진을 위해 그룹 활동 중재를 제공하면 개선될 수 있을 것이다.

♋ 남겨진 문제 …

🐌 참고 및 추천 문헌

김민정(2015). 다화자 잡음상황에서 학령기 인공와우 이식 아동의 어음이해도 및
  종성오류. 대구대학교 재활과학대학원 석사학위논문.

김성희(2015). 언어발달지체 아동의 문장 유사성에 따른 말하기 특성. 이화여자
  대학교 대학원 석사학위논문.

김정숙, 정승문(2011). 문장의 길이와 구조에 따른 3-5세 아동의 문장 따라 말하
  기 수행력. 언어치료연구, 20(2), 19-36.

박은주(2003). 문장의 길이와 구조에 따른 4-8세 아동의 문장 따라말하기 수행
  력. 단국대학교 특수교육대학원 석사학위논문.

이은경, 이종열, 석동일(2008). 청각장애 아동과 건청 아동의 은유 이해능력 비교
  연구. 언어치료연구, 17(3), 79-93.

이자은(2016). 인공와우착용자의 청각적수행력 만족도 조사. 대구대학교 재활과
  학대학원 석사학위논문.
이정미, 최소영, 황민아(2014). 문장따라말하기에서 나타난 단순언어장애아동의
  조사 처리 능력. *Communication Sciences & Disorders, 19*(4), 477-485.
최영숙(1999). 통합교육을 위한 청능훈련 프로그램이 청각장애 유아의 의사소통
  개선에 미치는 효과. 대구대학교 교육대학원 석사학위논문.
한국청각언어장애교육학회(2012). 청각장애아동교육. 경기: 양서원.
허승덕(2012). 전정구형낭 청력에 관한 연구. 말소리와 음성과학, 4(3), 179-186.
허승덕(2016). 청각학-인공와우재활. 서울: 박학사.
허현숙, 이윤경(2010). 학령기 아동의 문장따라말하기와 문장산출 능력과의 관
  계. 말소리와 음성과학, 2(1), 127-133.

Martin, F. N., & Clark, J. G. (2015). *Introduction to Audiology* (12th ed.). 허
  승덕 역(2016). 청각학개론(12판). 서울: 박학사.
McDade, H. L., Simpson, M. A., & Lamb, D. E. (1982). The use of elicited
  imitation as a measure of expressive grammar: A question of validity.
  Journal of Speech and Hearing Disorder, 47, 19-24.

중등도 난청 베르니케 실어증 언어재활

이지연(충남대학교병원), 허승덕(대구대학교) *

Chapter 22

Speech-Language Rehabilitation for Wernicke's Aphasia in Patient with Moderate Hearing Loss

♋ 핵심 요약

청력손실은 다양한 측면에서 의사소통과 인간 삶의 질에 직접 및 간접적인 영향을 미친다(Martin & Clark, 2015). 특히 난청자가 만성 질환을 앓고 있거나 급성 질환 및 외상이 발생한 경우, 정확한 진단과 치료를 위하여 청각학적 재활은 매우 중요하다. 청각학적 재활 서비스가 제공되지 않을 경우 질병과 관련한 불편함과 증상 등을 파악하기 어려워 진단할 수 없고, 치료와 재활 방향도 결정할 수 없기 때문이다.

이 예제는 오른쪽 고도 이상, 왼쪽 중등도 후천성 감각신경성 난청자에게 발생한 베르니케(Wernicke) 실어증의 언어병리학적 재활에서 청각학적 재활이 갖는 의미를 고민해 보고자 한다.

---

* 이지연, 허승덕(2018). 중등도 난청 베르니케 실어증 언어재활. In: 허승덕(2018). 청각학-프로젝트 기반 청각재활. 서울: 학지사.

Lee, JY; Heo, SD (2018). Speech-Language Rehabilitation for Wernicke's Aphasia in Patient with Moderate Hearing Loss. In: Heo, SD (2018). *Audiology-project based audiological rehabilitation*. Seoul: HakJiSa.

♋ 병력

대상자는 오른손을 사용하는 58세 남자로, 전자기기 관련 자영업을 운영하였으며, 고등학교 2학년 건강검진을 통해 확인한 청력손실을 제외하면 건강한 삶을 유지하였다고 보고하였다. 가족 중에서는 대상자의 부친이 한쪽 귀 청력손실이 있는 것으로 보고하였다.

대상자는 저녁 식사 중 갑자기 머리가 어지럽고, 말이 어눌해지는 증상을 보여 응급실을 방문하였고, 내원 당시 말을 알아듣지도 표현하지도 못했다. 증상 발현 이전에는 환자가 일상생활 동작과 보행을 독립적으로 수행할 수 있었던 것으로 보고하였다. 응급실에서 시행한 뇌 자기공명영상(brain magnetic resonance image: brain MRI) 의학적 검사를 통해 왼쪽 중간대뇌동맥(middle cerebral artery: MCA)을 혈전이 막아 뇌졸중(cerebral apoplexy)이 발병한 것으로 진단받았고, 신경과학적 입원 치료를 받았다.

언어병리학적 평가는 응급의학적 처치를 종료한 후 입원 치료 중 시행하였고, 평가 도구는 뇌졸중 척도(Korean version of the national institutes of health stroke scale: K-NIHSS), 간이 정신상태 검사(mini-mental state examination: MMSE), 서울 신경심리검사(Seoul neuropsychological screening battery: SNSB) 등을 시행하였다.

발병 일주일째 시행한 K-NIHSS에서는 자극에 대한 반응이 있었다. 그러나 청각적 이해 결함으로 지시를 따르지 못하는 뚜렷한 실어증(5점)이 관찰되었다. MMSE는 의식이 분명하였으나, "종이를 뒤집어 반으로 접어서 제게 주세요."라는 3단계 지시를 정확히 이해하지 못하고, 부분적으로 이행(1점)하였다. 발병 2주일째 시행한 SNSB에서는 언어 이해 및 표현의 어려움으로 시공간 구성과 집행 기능에 손상이 있는 것으로 관찰되었다. 신체 검사상 건강하였으나 재활 운동과 치료 시간이 길어지면 어지러움을 호소하였다.

♋ 평가 및 재활

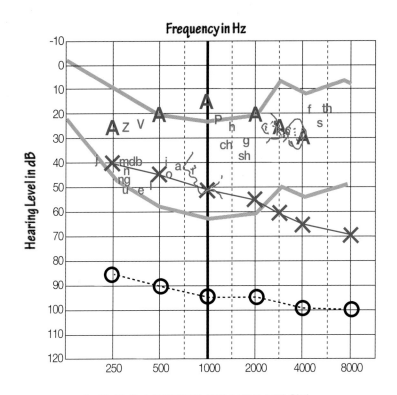

[그림 22-1] 순음청력도와 왼쪽 보청기 교정 청력

청력은 고등학교 2학년 시절 건강검진으로 손실을 인지하였으나 2년 전부터 청력손실이 심해져서 순음청력검사(pure tone audiometry: PTA)를 받았고, 청력손실 보상을 위하여 왼쪽으로 비노출 외이도형(completely in the canal: CIC) 보청기를 사용 중이었다.

PTA상 3분법 순음청력손실 평균(3 frequency pure tone average: 3 PTAs)은 오른쪽 93 dB HL, 왼쪽 50 dB HL이었다([그림 22-1]). CIC 보청기를 사용한 교정 청력은 18.3 dB HL이었다.

PTA는 뇌졸중 진단 후 청각 자극에 대한 변별과 이해의 곤란을 느끼고 있어서, 청력과 보청기를 추적하고 있는 기관에서 추가로 시행하였으며 청력은 유지되고 있었다([그림 22-1]).

언어병리학적 평가는 한국판 실어증 검사(Korean-western aphasia battery: K-WAB), 한국판 보스턴 이름대기 검사(Korean version-Boston naming test: K-BNT) 등을 시행하였다.

사전 평가는 뇌졸중 발병 일주일 후 각성 상태에서 시행하였다.

K-WAB 성적은 실어증 지수(aphasia quotient: AQ)가 1.3인 심각한 전반 실어증(severe global aphasia)으로 평가하였다. 스스로 말하기 0/20, 알아듣기 13/200, 따라 말하기 0/100, 이름대기 및 낱말 찾기 0/100으로 네 가지 언어 관련 성적에서 모두 심한 수행력 저하가 관찰되었다. 자신의 이름, 거주지 관련 예/아니오 응답과 "눈을 감으세요."와 같은 간단한 1단계 지시 수행은 가능하였고, 의사소통은 고개 움직임, 손짓과 같은 몸동작(gesture)과 짧고 무의미한 소리(예: 아다, 아다다, 어더 등)로 대답하였고, 필요한 물건이 있으면 손가락으로 가리켜 요구하였다.

K-BNT 성적은 0/60점(1%ile 미만)의 '-2SD 이하'로 낱말 인출 능력이 심하게 저하되었다.

언어재활 서비스는 사전 평가에서 나타난 전반적 언어 능력 손상을 근거로 언어중심치료(language oriented treatment: LOT)를 중재하였으며, 특히 듣기를 집중적으로 중재하였다. 중재는 회기마다 30분 동안 시행하였고, 주 5회 3개월간 제공하였다. 첫 5회기까지는 환경 소리와 상황 카드를 연결하는 환경음 재인, 음절 수를 세는 말소리 재인 등 청각 자극에 집중하였다. 이후 단어와 구, 문장, 담화 이해 등으로 활동 길이와 난이도를 높였다.

수행력 진전 평가는 1개월 후와 3개월 시기에 K-WAB, K-BNT를 시행하였다.

1개월 시기 수행력은 K-WAB에서 실어증 지수가 21.4로 발병하였을 때보다 개선되었으나 심각한 베르니케 실어증으로 판단하였다. 스스로 말하기(0 → 6), 알아듣기(13 → 68), 따라 말하기(0 → 6), 이름대기 및 낱말 찾기(0 → 7) 등 모든 영역에서 진전이 있었으나 수행력은 여전히 낮았다. K-BNT로 확인한 수행력은 0/60점(1%ile 미만), '-2SD 이하'로 발병 당시와 차이가 없었다.

3개월째 수행력은 K-WAB에서 실어증 지수가 58.6(1.3 → 21.4 → 58.6)으로 지속적인 진전이 관찰되었고 중등도 베르니케 실어증으로 평가하였다. 발병 당시와 비교하면 스스로 말하기(0 → 12), 알아듣기(13 → 116), 따라 말하기(0 → 56), 이름대기(0 → 59) 등으로 수행력이 전반적으로 개선되었다. 일상생활은 약간의 주의를 통해 듣기 이해가 가능한 수준이지만 구어 산출 과정에서 빈번한 착어와 단어의 순서 오류가 관찰되었고, 낱말 인출 과정에서 목표 어휘와 관련이 없는 부적절한 어휘 인출이 나타나기도 하였다.

K-BNT 결과는 12/60점(0 → 12점, 1%ile 미만), '-2SD 이하'로, 의사소통은 여전히 어려움을 겪고 있었다.

☞ 예제 해석 방향

1. 베르니케 실어증의 특징은?
2. 베르니케 실어증과 감각신경성 난청의 차이는?
3. 베르니케 실어증의 청각적 이해를 높이기 위한 전략은?
4. 이 예제에서 보청기 청각재활은 적절하게 제공되고 있는가?
5.

⊕ 고찰

실어증은 자신의 의사를 읽기, 쓰기, 말하기 등의 방법으로 표현하는 데 문제가 있는 의사소통 관련 증상으로, 대뇌 언어 영역의 비정상적 변화나 뇌졸중과 같은 병적 원인에 의해 발생한다. 뇌졸중의 경우 증상이 회복되더라도 환자의 25~40% 정도에서 실어증이 생긴다(정이온, 2017).

실어증은 뇌의 손상 영역에 따라 특정 유형의 실어증이 나타나며, 세부적으로는 전반실어증(global aphasia), 브로카 실어증(Broca's aphasia, 운동실어증), 초피질성 운동실어증(transcortical motor aphasia), 베르니케 실어증(Wernicke's aphasia, 이해실어증), 초피질성 감각실어증(transcortical sensory aphasia), 전도실어증(conduction aphasia), 명칭실어증(anomic aphasia) 등으로 분류한다. 구어 표현 능력에 따라서는 유창성 실어증(fluent aphasia)과 비유창성 실어증(nonfluent aphasia)으로 분류하는데, 베르니케 실어증, 초피질성 감각실어증, 전도실어증, 명칭실어증 등은 유창성 실어증에 해당한다. 유창성 실어증은 이해실어증이라고도 하는데, 이 실어증은 다른 사람의 말을 이해할 수는 없지만 두서없이 조리 없는 말을 유창하게 잘 할 수도 있다(의미 없는 구어, empty speech). 전도실어증은 이해와 표현 능력이 나쁘지 않지만 따라 하는 데 어려움을 느낀다.

전반실어증, 브로카실어증, 초피질성 운동실어증, 초피질성 혼합실어증 등은 비유창성 실어증에 해당한다. 언어 이해 능력에 비하여 표현 능력이 상대적으로 더 손상되어 자신의 말을 유창하게 표현하지 못하고, 대화 과정에서 비정상적인 노력이 나타난다(권도하 외, 2013).

청각적 이해력은 청각적 정보를 이해하는 능력이다. 실어증 환자의 언어 산출은 청각적 이해에 영향을 받으며, 치료를 통해 청각적 이해를 향상시킬 수 있다면 언어 산출 능력도 증진될 수 있다(김향희, 2012). 베르니케 실어증은 말을 듣거나 인쇄된 구어 정보를 보고 이해하는 데 전반적

인 어려움을 겪는다. 베르니케 실어증은 청력손실이 없더라도 단어가 갖
는 소리, 형태, 의미 사이에 해리 현상이 있을 수 있고, 음운적으로 타당
한 비단어와 올바른 단어를 구별하지 못할 수도 있으며, 의미적으로 관련
이 있는 단어 사이의 차이를 인식하지 못하여 의미적 전형성을 상실하기
도 한다.

베르니케 실어증 환자가 청각적 이해에 어려움을 느끼면 단어를 들려
주고 해당하는 그림을 지시하게 하거나 단어와 비슷한 말, 반대말을 표현
하는 방법으로 언어재활 서비스를 제공한다. 문장의 경우는 질문에 답하
게 하거나 지시를 따르고, 의미를 검증하는 과정으로 진행한다. 담화의
경우에도 문법적 복잡성보다 전반적 주제, 문장과 관련 정도, 청자의 지
식과 경험에 더 크게 의존하는 방법으로 중재한다(Brookshire, 2003). 이
처럼 청력은 매우 중요한 감각 자극 단서이다. 만약 청력손실이 함께 있
다면 청각과 청각을 포함한 다감각적 자극을 활용하는 언어재활은 큰 어
려움을 겪기 때문에 이를 보상하는 노력이 반드시 필요하다.

이 예제의 경우 뇌졸중 발병 이전부터 청력손실이 있었고, 이를 보상하
기 위하여 보청기를 사용하고 있었다. 정상 범위에 이른 교정 청력은 언
어재활 수행력이 청력손실이 없는 실어증 환자와 비슷한 수준으로 개선
된 것으로 판단할 수 있다.

⊙ 남겨진 문제 …

참고 및 추천 문헌

권도하, 신후남, 이무경, 전희숙, 김시영, 유재연, 신명선, 황보명, 박선희, 신혜정,
　안종복, 남현욱, 이명순, 박상희, 김효정(2013). 언어치료학개론. 경북: 물과길.
김향희(2012). 신경언어장애. 서울: 시그마프레스.
정이온(2017). 실어증, 뇌졸중 후 25~40% 발생. http://www.koreatimes.com/
　article/1060148

Brookshire, R. H. (2003). *Introduction to Neurogenic Communication
　Disorders* (6th ed.). Minneapolis: Mosby.
Martin, F. N., & Clark, J. G. (2015). *Introduction to Audiology* (12th ed.). 허
　승덕 역(2016). 청각학개론(12판). 서울: 박학사.

서인철(영남대학교병원), 최양규(대구대학교), 허승덕(대구대학교) *

Chapter 23

Voice Problem in Hearing Impaired Person

♋ 핵심 요약

난청자들은 기질적인 이상이 없어도 음성 산출 과정에서 문제가 생길 수 있다. 왜냐하면 음성 산출에 청각적 피드백이 중요하게 작용하기 때문이다. 특히 감각신경성 난청의 경우 치료나 회복이 어려우므로 보청기 등의 기기를 사용하게 된다. 청력손실 보상을 위하여 보조 기기들을 사용하더라도 교정 청력과 청취 범위(audible field)가 정상 범위에 이르지 않기 때문에 청각적 피드백은 여전히 한계가 있다.

음성 조절은 청각적 피드백(auditory feedback)과 함께 체성감각(somatosensory)도 크게 활용한다. 체성감각은 근육의 위치나 움직임 등을 기억하여 조음 및 발성 시 활용한다. 난청자의 경우 청각을 통한 피드

* 서인철, 최양규, 허승덕(2018). 난청자의 음성 문제. In: 허승덕(2018). 청각학-프로젝트 기반 청각재활. 서울: 학지사.
Seo IC; Choi, YG; Heo, SD (2018). Voice Problem In Hearing Impaired Person. In: Heo, SD (2018). *Audiology-project based audiological rehabilitation*. Seoul: HakJiSa.

백보다는 체성감각을 통한 피드백을 많이 사용하게 된다. 그러나 체성감 각은 음성의 음향학적 요인과 상호작용하기 어려워 근육을 과도하게 긴 장시킬 수 있고, 이 때문에 음도와 강도가 높아지는 경향이 있다.

이 예제에서는 난청자의 음성 문제에 대해 고민하고자 한다.

♋ 병력

대상자는 개인 사무실에서 택배 관리 일을 하고 있는 50세 남자이다. 주위 사람들로부터 목소리가 크고, 쉰 소리로 들린다고 자주 들었으며, 가끔씩 대화 도중 말소리가 끊기고 길게 말할 경우 대화를 힘들어 한다.

2년 전 돌발성 난청으로 일주일 정도 입원치료를 받았다. 입원 당시 청 각학적 평가에서 고막운동도는 두 귀 모두 외이도 용적, 중이강 압력, 정 적 탄성 등이 정상 범위에 있는 A형이었고, 순음청력검사상 3분법 순음 청력손실 평균(3 frequency pure tone average: 3 PTAs)이 두 귀 모두 38 dB HL인 감각신경성 난청을 보였다. 청력은 퇴원 당시에도 호전되지 않 았다.

퇴원 후 추적 과정에서 의사소통에 도움을 받을 수 있도록 보청기 사용 을 추천하였으나 경제적 문제 등으로 장착하지 않았다. 보청기는 지금도 사용하지 않고 있다.

음주 습관은 주 2회 정도로 매회 소주 1병을 마시며, 흡연 습관은 10년 전까지 매일 한 갑 정도를 피우다가 이후 금연한 것으로 보고하였다. 식 습관은 매일 한 잔 정도의 커피를 제외하면 자극적인 음식을 피하고 있으 며, 취침 전 식사를 하지 않지만 식사 시간이 불규칙하고 식사 속도가 빠 른 것으로 보고하였다.

♋ 치료 전후 음성학적 평가

1. 후두미세진동검사(Stroboscopy)

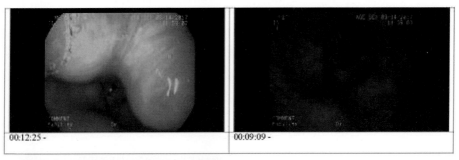

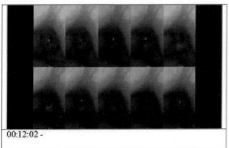

[그림 23-1] 후두 미세진동검사

⟨Stroboscopic finding⟩

- Glottic closure(성문폐쇄형태) – incomplete closure(posterior)

- Mucosal wave(점막파동) – normal

- Amplitude(점막진동 진폭) – normal

- Symmetry – asymmetric(always)

- Regularity – irregular(always)

- Phase closure(성문폐쇄비) – predominant(open)

- Non-vibration portion – present(Rt ant)

- Vertical closure – asymmetric

성대(vocal cord) 외전 시 오른쪽 성대 1/3 지점에 성대용종(polyp)이 있으며, 후교련(posterior commissure) 부분에 하얀 막이 보인다. 성대 내전 시 뒤쪽에 성문틈(glottal gap)이 보이며 성대의 상하 부분이 좁아지는 현상이 보인다([그림 23-1]). 후교련(posterior commisure) 부분의 하얀 막은 후두염이 있다는 것을 보이며, glottic gap과 성대의 앞뒤 부분이 좁아지는 것으로 보아 근긴장성발성장애(muscle tension dysphonia: MTD)가 발생한 것으로 판단된다. 점막파동과 점막진동의 진폭은 성대 용종 이외의 기질적 문제가 없는 것으로 판단할 수 있다.

2. MDVP(The Multi-Dimensional Voice Program)

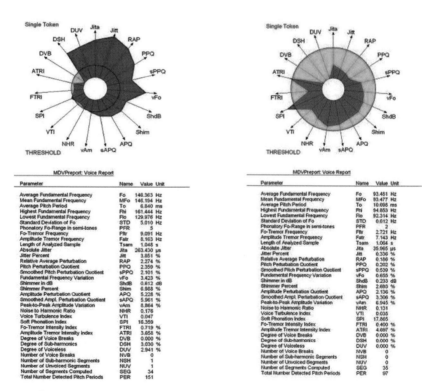

[그림 23-2] 치료 전(왼쪽 그림), 치료 후(오른쪽 그림)의 MDVP 기본주파수, 주파수변동률, 진폭변동률 등 대부분 요인이 정상범위로 이동하였다.

F_0가 146.363 Hz로 정상 성인 남성(90~120 Hz)보다 수치가 높았으며, 주파수변동률(jitter) 3.851%(정상 범위 1.04% 이하), 진폭변동률(shimmer) 6.988%(정상 범위 3.81% 이하)로 각각 높게 관찰되었다([그림 23-2]). 기본 주파수가 높은 것은 성대 내전 어려움으로 성대를 과대하게 긴장시켜 성문 폐쇄로 이어진 데 따른 것으로 판단되며, 주파수 변동률과 진폭 변동률이 높은 것은 성대 용종으로 양쪽 성대 움직임이 불안정하기 때문이다. 치료 후[그림 23-2, 오른쪽] 이상을 보였던 대부분 검사 성적이 정상 범위에 포함되었다.

3. Real-time Pitch

검사환경에서 자동구어발화 시 평균 주파수는 133.44 Hz로 음도가 높게 관찰되었으나, 음 강도는 65~80 dB로 이상 소견이 관찰되지 않았다. 음도는 치료 후 정상범위로 낮아졌다([그림 23-3]).

Parameter Information		Parameter Information	
Sampling Rate	50000	Sampling Rate	50000
Minimum Pitch (Hz)	98.81	Minimum Pitch (Hz)	91.74
Maximum Pitch (Hz)	171.82	Maximum Pitch (Hz)	123.46
Minimum Energy (dB)	18.01	Minimum Energy (dB)	25.04
Maximum Energy (dB)	71.74	Maximum Energy (dB)	65.55
Smoothing Level	Medium	Smoothing Level	Medium

Analysis Statistics		Analysis Statistics	
Pitch		**Pitch**	
Mean Frequency (Hz)	133.44	Mean Frequency (Hz)	102.65
Mean Fo (Hz)	132.37	Mean Fo (Hz)	102.41
Mean Period (msec)	7.55	Mean Period (msec)	9.76
Range (Hz)	73.01	Range (Hz)	31.71
Minimum (Hz)	98.81	Minimum (Hz)	91.74
Maximum (Hz)	171.82	Maximum (Hz)	123.46
Standard Deviation (Hz)	11.75	Standard Deviation (Hz)	5.04
vFo	0.09	vFo	0.05
RAP (%)	3.95	RAP (%)	0.40
Periodicity	3.06	Periodicity	5.63
Semitone Range	10	Semitone Range	5
Semitones	G2 - F3	Semitones	F#2 - B2
Mean Fo (Semitone)	C3	Mean Fo (Semitone)	G#2
Std. Deviation (Semitones)	1.63	Std. Deviation (Semitones)	0.91
Pitch Reference		**Pitch Reference**	
Above Reference A (%)	100.00	Above Reference A (%)	100.00
Below Reference A (%)	0.00	Below Reference A (%)	0.00
Above Reference B (%)	0.00	Above Reference B (%)	0.00
Below Reference B (%)	100.00	Below Reference B (%)	100.00
Between A and B (%)	100.00	Between A and B (%)	100.00
Energy		**Energy**	
Mean (dB)	65.84	Mean (dB)	62.43
Range (dB)	36.51	Range (dB)	25.60
Minimum (dB)	35.23	Minimum (dB)	39.95
Maximum (dB)	71.74	Maximum (dB)	65.55
Standard Deviation (dB)	6.07	Standard Deviation (dB)	2.72
Mean Shimmer (dB)	1.32	Mean Shimmer (dB)	0.50
Energy Reference		**Energy Reference**	
Above Reference A (%)	0.00	Above Reference A (%)	0.00
Below Reference A (%)	0.00	Below Reference A (%)	0.00
Above Reference B (%)	0.00	Above Reference B (%)	0.00
Below Reference B (%)	0.00	Below Reference B (%)	0.00
Between A and B (%)	0.00	Between A and B (%)	0.00
Duration		**Duration**	
Total Time (sec)	4.57	Total Time (sec)	3.24
Start Time (sec)	0.00	Start Time (sec)	0.00
End Time (sec)	4.57	End Time (sec)	3.24
Silence (sec)	0.60	Silence (sec)	0.04
Voiceless (sec)	1.70	Voiceless (sec)	0.70
Voiced (sec)	2.27	Voiced (sec)	2.50
Voiced Periods	301	Voiced Periods	256

[그림 23-3] 치료를 전후한 Real-time Pitch

4. PAS (Phonatory Aerodynamic System)

기류역학적 검사에서는 mean peak air pressure이 16.90 cm H₂O(정상 범위 5~10 cm H₂O)로 높게 측정되었다. Phonation time은 정상치로 측정 되었다. 평균 호기율(mean airflow rate; MFR)은 180 ml/sec로 정상 범위인 70~200 ml/sec에서 다소 높게 관찰되었다([그림 23-4]) (왕수건, 2010). 성 문하압이 높은 것은 성대 폐쇄 시 과도하게 힘을 주고 있다는 것을, 평균 호기율이 높은 것은 불완전한 성대 폐쇄로 호기시 공기량이 많다는 것을 의미한다. 치료 종결 후 phonation time은 변화가 적었으나 대부분 성적 이 정상범위로 이동하였고, 주관적으로도 만족하였다.

Parameter	Result	Units	Parameter	Result	Units
MAXIMUM SUSTAINED PHONATION			MAXIMUM SUSTAINED PHONATION		
Maximum SPL	98.75	dB	Maximum SPL	89.42	dB
Minimum SPL	59.14	dB	Minimum SPL	82.10	dB
Mean SPL	94.35	dB	Mean SPL	86.99	dB
SPL Range	39.61	dB	SPL Range	7.33	dB
Mean SPL During Voicing	94.44	dB	Mean SPL During Voicing	87.00	dB
Mean Pitch	159.85	Hz	Mean Pitch	112.66	Hz
Phonation Time	16.04	Sec	Phonation Time	14.32	Sec
Peak Expiratory Airflow	0.73	Lit/Sec	Peak Expiratory Airflow	0.32	Lit/Sec
Mean Expiratory Airflow	0.18	Lit/Sec	Mean Expiratory Airflow	0.20	Lit/Sec
Expiratory Volume	2.88	Liters	Expiratory Volume	2.90	Liters
VOICING EFFICIENCY			VOICING EFFICIENCY		
Maximum SPL	99.74	dB	Maximum SPL	89.56	dB
Mean SPL	94.62	dB	Mean SPL	85.48	dB
Mean SPL During Voicing	94.53	dB	Mean SPL During Voicing	85.47	dB
Mean Pitch	125.92	Hz	Mean Pitch	123.79	Hz
Pitch Range	237.72	Hz	Pitch Range	58.25	Hz
Expiratory Airflow Duration	1.52	Sec	Expiratory Airflow Duration	0.60	Sec
Peak Air Pressure	21.10	cm H2O	Peak Air Pressure	10.68	cm H2O
Mean Peak Air Pressure	16.90	cm H2O	Mean Peak Air Pressure	8.82	cm H2O
Peak Expiratory Airflow	1.19	Lit/Sec	Peak Expiratory Airflow	2.29	Lit/Sec
Target Airflow	0.46	Lit/Sec	Target Airflow	0.74	Lit/Sec
Expiratory Volume	0.70	Liters	Expiratory Volume	0.44	Liters
Mean Airflow During Voicing	0.43	Lit/Sec	Mean Airflow During Voicing	0.70	Lit/Sec
Aerodynamic Power	0.760	watts	Aerodynamic Power	0.639	watts
Aerodynamic Resistance	36.87	ds/cm5	Aerodynamic Resistance	11.93	ds/cm5
Aerodynamic Efficiency	538.99	ppm	Aerodynamic Efficiency	78.11	ppm

[그림 23-4] 치료 전후 PAS

♋ 청각학적 평가

청각학적 평가는 고막운동도계측, 순음청력검사, 어음청력검사를 시행하였다.

고막운동도에서는 두 귀 모두 외이도 용적, 중이강 압력, 정적 탄성 등이 정상 범위에 있는 A형이 관찰되었다([그림 23-5]).

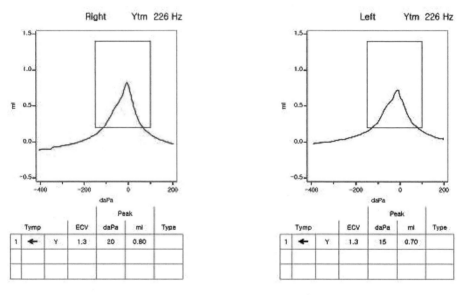

[그림 23-5] 고막운동도(왼쪽 그림은 오른쪽 고막운동도, 오른쪽 그림은 왼쪽 고막운동도)

순음청력검사에서 3 PTAs는 오른쪽이 38 dB HL, 왼쪽이 37 dB HL인 감각신경성 난청을 보였다([그림 23-6]).

어음청력검사에서 어음청취역치(speech reception threshold: SRT)는 두 귀 모두 40 dB HL로 관찰되었고, 어음이해도(speech discrimination score: SDS)는 두 귀 모두 25 dB SL에서 시행하여 양쪽 96%로 각각 관찰되었다([그림 23-6]).

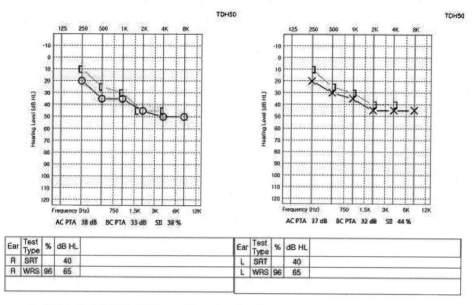

Ear	Test Type	%	dB HL		Ear	Test Type	%	dB HL	
R	SRT		40		L	SRT		40	
R	WRS	96	65		L	WRS	96	65	

[그림 23-6] 순음청력도(왼쪽 그림은 오른쪽 순음청력도, 오른쪽 그림은 왼쪽 순음청력도)

♋ 음성학적 재활

이 예제의 대상은 직업적 음성 사용자가 아니지만 청각적 피드백 단절에 의한 지속적인 음성 남용으로 음성 문제가 발생하였다. 수술 전에 성대폴립과 근긴장성발성장애(MTD)의 원인에 대해 설명을 한 후 청력적으로 개선이 없다면 폴립의 제거는 가능하지만 MTD는 계속 유지되며 폴립의 재발 확률도 높다고 설명하였다.

성대폴립 제거술 후 2주 동안 약물치료와 함께 음성휴식을 시행하였다.

수술 2주 후 후두내시경을 이용하여 성대의 상태를 확인하였다. 성대폴립은 제거가 되었으나, 성대 내전 시 진성대(true vocal cord)의 윗부분이 쪼이는 현상을 보아 MTD가 유지되고 있었다.

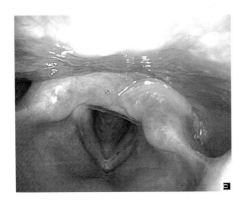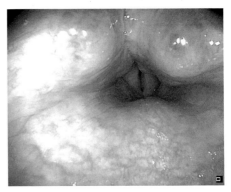

[그림 23-7] 성대폴립 제거술 2주 후 성대 외전(왼쪽 그림)과 성대 내전(오른쪽 그림)

청력손실을 보상하기 위하여 보청기 착용을 상담하였고 장착하였다. 보청기 교정 청력은 두 귀 모두 3 PTAs가 15 dB HL로 정상 범위에 해당되었다.

〈표 23-1〉 음성치료

	성대폴립 제거술
수술 2주 후 (1회차)	청능 훈련, 음성 위생[1], 간접 치료[2], 후두마사지[3], 하품-한숨접근법
수술 4주 후 (2회차)	상담 및 평가, 음도 조절, 하품-한숨접근법
수술 5주 후 (3회차)	상담 및 평가[4], 후두 근육 이완 훈련 및 음도 조절
수술 6주 후 (4회차)	상담 및 평가

1) 음성 위생: 후두염 관리 및 건강한 후두 유지를 위하여 실시하는 것으로 충분한 수분 섭취, 후두 습도 유지, 식사 시간 및 식사 속도 조절, 어깨와 목 부위 마사지(목 마사지기 이용) 등이 포함된다.
2) 간접 치료: 수술 후 한 달까지 음성 사용을 자제시키고, 수술 전후 성대 비교 후 음성 문제의 원인을 설명한다.
3) 후두마사지: 후두 외부 근육들의 긴장을 감소시키는 직접적인 방법으로, 하품-한숨접근법 등의 간접적인 치료 시 근육의 긴장이 줄어들면 종료한다.
4) 상담 및 평가: 검사를 통하여 음향적 평가 성적과 일상생활 시 불편한 점 등을 확인한다.

환자는 치료 시 매 회마다 적극적으로 참여하였다. 치료 후 목이 불편한 느낌이 없어졌고, 대화를 오래 지속하여도 힘이 들어가지 않는다고 하였다.

환자가 목이 불편하다고 하거나 이물감을 느끼는 것은 후두염에 의한 증상이고, 후두에 많은 자극을 가하여 성대를 약하게 한다. 이러한 문제는 음성 위생과 약물치료를 병행하여 해결할 수 있다. 아울러 근육이완 훈련이 필요하다.

☏ 예제 해석 방향

1. 청력손실이 음성 문제를 일으키는가?
2. 음성문제를 동반한 감각신경성 난청자를 위한 언어치료사의 역할은?
3.

☏ 고찰

난청자는 자신의 청각을 통해 발성을 조절하기 위한 청각 피드백 작용을 사용하는 데 방해를 받기 때문에 정상인의 발성과는 차이가 생긴다. 장기간의 양측 감각신경성 난청의 남성은 모음 /a/의 음도와 강도가 유의하게 증가하였고 모음 /i/의 음도가 유의하게 증가하였다. 이러한 변화는 청각적 피드백에 한계가 원인이고, 체성감각을 과도하게 사용하여 발생한다. 따라서 음성은 성대에 기질적인 변화(성대폴립, 성대결절)가 생기고 목소리는 점차적으로 나빠지게 된다.

　　음성 문제의 요인인 성대폴립의 경우 과도한 성대 마찰로 인하여 발생하며, 주로 출혈성으로 시작되지만 장기간 흡수되지 않으면 유리질 변성이 생긴 후 점액형으로 나타난다. 성대폴립의 영향으로 말소리가 변하면서 자주 끊어지게 되고, 음성적인 보상을 위하여 후두 근육을 습관적으로 과하게 사용하게 되면 근긴장성발성장애가 생긴다.

　　음성 문제를 동반한 감각신경성 난청자 재활에서 언어치료사는 청력손실 보상의 한계가 음성 문제의 원인이 될 수 있음을 적극적으로 기억하고, 교육 및 상담, 평가 및 재활 과정에 적극적으로 참여할 필요가 있다.

♋ 남겨진 문제 …

제24장 영아기 후천성 난청의 조기 발견 및 조기 중재

김상필(제일언어심리센터), 최양규(대구대학교), 허승덕(대구대학교) *

Chapter 24

Early Detection and Intervention for the Child with Acquired Hearing Loss in Infancy and Young Childhood

♋ 핵심 요약

포도당-6-인산탈수소효소결핍증(glucose-6-phosphate dehydrogenase: G-6-PD)은 가장 흔한 효소성 질환이며 피타고라스가 잠두(fava bean) 섭취에 대한 주의를 남길 정도로 오래 전부터 인식되어 왔던 질환이다. G-6-PD의 유전자는 X염색체 중 Xq28에 위치한다. 이 질환은 전 세계적으로 4억 명 정도로 추정되는데, 지중해 연안에서 발병이 많다. 우리나라에서는 20가지 예제가 보고되었다. 반성유전으로 남성에게 흔하고 드물게 여성에게도 나타날 수 있다. 신생아 황달과 용혈성 빈혈(hemolytic anemia)이 주요 증상이다. 신생아 황달은 때로 사망과 신경손상을 일으키기도 하고, 용혈성 빈혈은 감염이나 약물 등에 의해 급작스럽게 유발되기도 한다(이기범 외, 2004; 하정옥, 2007).

---

* 김상필, 최양규, 허승덕(2018). 영아기 후천성 난청의 조기 발견 및 조기 중재. In: 허승덕 (2018). 청각학-프로젝트 기반 청각재활. 서울: 학지사.

Kim, SP; Choi, YG; Heo, SD (2018). Early Detection and Intervention for the Child with Acquired Hearing Loss in Infancy and Young Childhood. In: Heo, SD (2018). *Audiology-project based audiological rehabilitation*. Seoul: HakJiSa.

이 예제는 영아기 후천성 난청의 청각언어치료학적 평가와 재활을 살펴보고자 한다.

♋ 병력

대상은 2개월 전 고열로 입원 치료를 받았던 4세 6개월 남아이다. 입원 치료 이후 소리에 대한 반응에 대해서는 뒤에서 부를 경우 큰 소리에 되돌아보고, 때로 일상적 말소리에 반응을 보이기도 하고 반응을 보이지 않기도 하여 청력손실을 의심한 것으로 보고하였다.

임신 중 특이사항은 없었고, 제왕절개로 출산하였다. 출생 직후 시행한 청각선별은 통과하였으나 황달, G-6-PD, 용혈성 빈혈, 심장 천공 등으로 입원 치료를 받았다. 가족력 중에는 외삼촌이 어렸을 때부터 청력손실이 있는 것으로 보고하였다.

신체 발달은 걷기 13개월, 대소변 가리기 30개월로 또래에 비해 늦지 않았다고 하고, 언어발달은 돌 이전에 '아빠'를 산출하였다. 현재 의사소통 능력은 문장을 사용할 수 있으며, 발음이 부정확한 것을 제외하면 또래의 수준을 유지하고 있다. 사회성 발달 측면은 어머니와의 분리, 또래와의 어울림, 10분 정도의 주의 집중 등에서 원만한 것으로 보고하였다.

4세 4개월에 청력손실을 진단받았고, 이후부터 두 귀에 귀걸이형 보청기를 사용하고 있다.

♋ 청각학적 및 언어병리학적 평가

청각학적 평가를 위해서 이비인후과 의사의 육안 검사(physical

examination: PE)와 고막운동성계측(tympanometry), 유희청력검사(play audiometry: PA), 어음탐지역치(speech detection threshold: SDT), 유발 이음향방사(evoked otoacoustic emission: EOAE), 청성뇌간반응(auditory brainstem responses: ABR), 청성지속반응(auditory steady state responses: ASSR) 등을 시행하였다.

PE상 두 귀의 외이도와 고막 등은 정상 소견을 보였다.

고막운동도는 오른쪽에서 왼쪽의 순서로 외이도 용적이 0.8 cc, 0.9 cc, 중이강 압력이 −20 daPa, 30 daPa, 정적 탄성이 0.4 cc, 0.4 cc로 모두 정상 범위인 A형을 보였다.

PA는 간간이 반응하기는 하였으나 일관된 행동 반응 역치를 구할 수 없었고, 주관적 반응 역치는 신체 지시하기나 가족 이름대기 묻기 등에서 반응을 보인 50 dB HL 정도를 SDT로 예측하였다.

EOAE는 일과성 이음향방사(transient EOAE: TEOAE)와 변조 이음향방사(distortion product OAE: DPOAE)를 모두 시행하였으며, 두 귀 모두 두

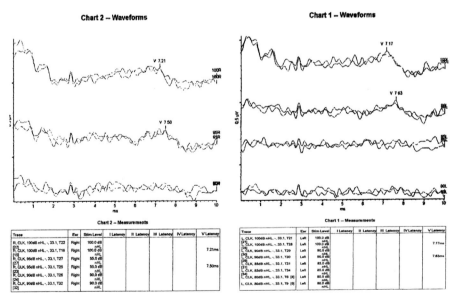

[그림 24-1] 청성뇌간반응

검사에서 방사음이 기록되지 않았다.

ABR은 click 음을 자극하여 기록하였고, 오른쪽 95 dB nHL, 왼쪽 90 dB nHL로 각각 관찰되었다([그림 24-1]).

ASSR은 500, 1,000, 2,000, 4,000 Hz의 순서로, 오른쪽이 85, 120, 120, 100 dB HL, 왼쪽이 80, 120, 95, 110 dB HL로 각각 관찰되었다([그림 24-2]).

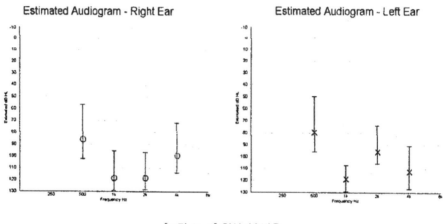

[그림 24-2] 청성지속반응

듣기 능력 평가에서는 AO에서 '몇 살이야?'와 '눈 어디 있지?', 1음절 '눈'에 정반응하였으나, 그 외 질문에는 정반응을 보이지 않았다. 북소리, 종소리에는 반응을 하였고, 매우 큰 말소리에 비일관적인 반응을 보였으며, 2음절 및 문장검사에는 반응을 보이지 않았다. 말소리에 반응을 보였으나 반응을 보이는 말소리가 매우 제한적이므로 CAP4에 도달할 수는 없었다(CAP 3~4). AV 검사는 시도하였으나 반응을 보이지 않았다.

〈표 24-1〉 듣기 능력 평가

기기조건	CAP		변별		Ling 6 sounds					확인		
			모음	자음	a	i	u	M	S	sh	단어 1음절	2음절	문장
none	3~4	AV											
		AO	NR	NR	NR	NR	NR	NR	NR	NR	10%	NR	NR

언어발달 검사는 공식 검사를 실시할 수 없었으며, 어머니의 보고에 의하면 정상 발달하였다고 한다. 아동용 발음 평가(assessment of phonology and articulation for childern: APAC)에서는 자음 정확도 70%로 평가되었으며, 이는 동연령 대비 1%ile에 해당되는 수준이다. 오류 패턴은 마찰음의 파열음화 8회, 파찰음의 파열음화 6회, 마찰음의 파찰음화 3회, 전형적 어중단순화 6회였으며, 언급된 오류 패턴은 아직 발달 단계에 이르지 않은 것으로 판단되었다.

대상은 4세 7개월에 언어치료실을 내원하였으며, 언어발달 검사와 발음검사, 청각언어재활 평가가이드(evaluation of auditory responses to speech-Korean version: EARS-K)를 실시하였다.

대상의 어휘 수준을 평가하기 위하여 수용·표현 어휘력 검사(receptive & expressive vocabulary test: REVT)를 실시하였는데, 수용 어휘는 원점수 14점으로 2세 6개월 미만, 표현 어휘는 원점수 36점으로 2세 9~11개월로 평가되었으며 두 영역 모두 -10%ile 미만으로 -2SD 미만에 해당되었다. 취학 전 아동 수용 및 표현 언어 발달 척도(PRES)는 수용언어 원점수 25점, 수용언어연령 3세 7개월이고, 표현언어 원점수 18점, 표현언어 연령 3세이며, 통합언어는 3세 4개월로 모두 -2SD 미만에 속하였다. 언어 이해 인지력 검사에서는 원점수 14점, 3세~3세 11개월로 23%ile이었으며, 구문 의미 이해력 검사는 실시할 수 없었다. 아동이 글을 읽을

⟨표 24-2⟩ APAC 자음 오류 분석표

	p	p'	pʰ	m	n	h	k	k'	kʰ	t	t'	tʰ	ŋ	s	s'	ts	ts'	tsʰ	r
I		p'	·	·	·	·	·	k	·	·	·	·		$\frac{t^h}{ts'}$		t'	t	tsʰ	·
MI	·	·	·	·	·	·	d	ts'	tʰ	·	·	·		$\frac{t^h}{d}$		tsʰ	d	t'	·	ø
MF	ø			·	·		ø			ø				·					ø
F	·				ŋ		·							·					·

* 음영: 평가 항목 이외 오류

(· : 정상, Ø: 생략, D: 왜곡 \: 나타날 수 없는 경우)

수 없고 검사자를 잘 쳐다보지 않아 AO로 진행되었기 때문에 대상의 실제 언어 수준보다는 낮게 평가되었을 가능성을 고려해야 한다. APAC에서는 65.7%의 자음 정확도로 1%ile 이하에 해당하였으며, 구강 조음기관의 기능선별검사(oral speech mechanism screening examination- revised: OSMSE-R)상 조음기관 구조 및 기능은 이상이 없었다.

Ling 6 음소 검사는 전체 12회 중 /a/, /i/에서 4회 정반응을 보였다.

⟨표 24-3⟩ Ling 6 음소 검사

자극	a	i	u	s	∫	m
반응	a	i	o	-	-	ㄱ

EARS-K Closed-Set Monosyllabic Words 검사 성적은 22/24점, 수준 A 2×3 매트릭스(Matrix) closed-Set Sentence Test는 15/60점, GASP Sentences는 3/10점, Lip Profile은 비일관적으로 반응해 신뢰를 할 수 없었다.

⊚ 재활

대상은 구어적인 측면과 언어적인 측면 모두에서 지체 및 오류를 보였다. 지체된 언어발달을 또래와 비슷한 수준으로 끌어올린 후 부족한 발음을 지도하기로 하였다. 먼저, 의미론적 측면에서 수용 어휘의 확장과 표현 어휘의 범주별 명사와 일상생활에서 자주 사용되는 동사와 형용사 표현을 늘리도록 지도하였고, 한자어 및 속담에 대한 이해 능력 향상, 외래어 이해 및 표현을 지도하였다. 구문론적 측면에서는 부족한 구문 표현력을 향상할 수 있도록 구문 형성의 다양화를 지도하였고 다양한 의문사 질문에 대한 이해 및 표현과 더불어 문제해결, 인과관계에 대한 표현력 증진을 목표로 지도하였다. 음운론적 측면에서는 음운 인식에 대한 능력이 또래에 비하여 부족하여 음운 인식 훈련을 비롯 다양한 활동을 하였으며, 최소 변별짝을 이용한 변별 및 확인 훈련을 실시하였고, 모음 환경에 따라 정조음률이 상이하므로 모음 환경을 고려하여 자극을 제시하였다. 대상이 말소리를 청각적으로 변별할 수 있도록 청능 훈련을 실시하였다. 대상이 청각 단서에 비일관된 반응을 보여, 청각 단서가 들릴 때 일관성 있게 반응할 수 있도록 지도하였고, 제시된 그림 자료와 청각적 자극을 듣고 동일한 것을 찾아서 연결하기를 하거나, 제시하는 환경음, 말소리, 순음 등에 일관성 있게 반응하는 연습을 하였다. 음의 높낮이에 대한 변별 및 표현 훈련과 소리의 강약에 대한 듣기 훈련, 강약을 조절하여 표현하기, 음향 패턴이 같거나 유사한 2~3음절 및 단어를 이용한 변별 훈련 등을 실시하였다.

◎ 결과

대상은 주 2회의 언어치료를 받았으며, 현행 수준을 파악하고 치료 목표를 재설정하기 위하여 5세 6개월에 진전 평가를 실시하였다. REVT 결과, 수용어휘 원점수 46점, 등가연령 4세~4세 5개월, 표현어휘 원점수 56점, 등가연령 5세~5세 5개월로 수용 및 표현 어휘 모두 -2SD~-1SD에 속하였다. PRES 결과, 수용언어 원점수 42점, 수용언어연령 5세, 백분위 24%ile, 표현언어 원점수 32점, 표현언어연령 4세 2개월 2%ile, 통합언어 4세 7개월로 나타났다.

언어 이해 인지력 검사는 원점수 33점으로 4세~4세 11개월로 나왔으며, KOSECT는 원점수 11점, 연령 규준 17%ile로 -1.25~-1SD 사이에 속하였다. KOSECT에서는 문법형태소에 관련된 문항은 최고한계선까지 오류를 보이지 않았으며, 구문구조에 초점을 맞춘 문항은 5/10개, 의미에 초점을 맞춘 문항은 3/8개의 오류를 보였다. APAC 결과, 단어 수준에서의 자음 정확도는 74.3%가 나왔고, 연결발화 수준에서의 자음 정확도는 73%, 청각적으로 이해 가능한 어절 수는 98.6%(72/73)로 불명료하나 대부분 이해 가능한 것으로 나왔다.

EARS-K의 Lip-profile에서는 /s/와 /ʃ/에서 일관되게 나왔으며, 악기 소리에 대한 반응에서는 탬버린 소리를 탐지하지 못하였다. Closed-Set Monosyllabic Words에서는 24/24점으로 모두 정반응하였으며, Closed-Set Sentence Test는 A 2×3 매트릭스에서 60/60점, B1 3×3 매트릭스에서 84/90점, B2 3×4 매트릭스에서 105/120점을 획득하였다. 1음절 단어의 인지 능력을 평가하기 위하여 실시한 Open-Set Monosyllabic Words에서 정확한 음소는 목록 1에서 17/30점, 목록 2에서 23/30점으로 나타났으며 정확한 단어는 목록 1에서 3/10점, 목록 2에서 4/10점으로 나타났다. GASP Sentences는 9/10점, Open-Set의 문장을 인지하는 능력을 평가하기 위해 실시한 Language-specific open-set sentences에서는 정반응 단어는 목록 1에서 37/38점, 목록 2에서 31/36점, 목록 3에서 29/36점, 정반응 문장 수는 목록 1에서 10/10점, 목록 2에서 6/10점, 목록 3에서 5/10점으로 나왔다.

진전 평가 이후 /k/, /t/, /ts/ 계열의 말소리 변별과 조음치료를 실시하였으며, 이후 /s/, /l/ 계열의 조음치료를 실시하였다. 7세 2개월에 실시된 진전 평과 결과는 다음과 같다.

REVT 결과, 수용어휘는 AO 상황에서 원점수 60점, 등가연령 5세 6개월~11개월, AV 상황에서는 원점수 74점, 등가연령 7세~7세 5개월, 표현어휘는 원점수 74점, 등가연령 7세~7세 5개월로 또래와 비슷하게 나왔다. PRES는 수용언어, 표현언어 모두 원점수 46점으로 5세 4개월이 나왔으나 최고 한계선이 잡히지 않아, 이후 문항이 있었다면 더 상승되었을 것으로 판단되었다.

KOSECT는 AO 42%ile, AV 46%ile로 모두 −1SD에서 평균 사이에 해당하였다. APAC 결과, 자음 정확도 85.7%로 /s/ 계열의 음소에서 오류를 보였다. APAC 검사 시, 큰 소리로 발화할 것을 요구하였을 때에는 정조음하였으나, 작은 목소리로 오조음할 때가 많아 자음 정확도는 오조음을 기준으로 계산하였다.

EARS-K의 Closed-Set Monosyllabic Words는 24/24점, Closed-Set Sentence Test는 수준 A 2×3 매트릭스에서 60/60점, B1 3×3 매트릭스에서 85/90점, B2 3×4 매트릭스에서 110/120점이다. Open-Set Monosyllabic Words 결과, 정확한 음소는 목록 1에서 28/30점, 목록 2에서 26/30점이다. 정확한 단어는 목록 1에서 5/10점, 목록 2에서 6/10점이 나왔다. GASP Sentences는 10/10점, Language-Specific Open-Set Sentences 결과, 정반응 단어는 목록 1에서 37/38점, 목록 2에서 31/36점, 목록 3에서 29/36점, 정반응 문장 수는 목록 1에서 10/10점, 목록 2에

서 6/10점, 목록 3에서 5/10점으로 나타났다.

♋ 예시 해석 방향

1. 고열이 청력손실의 원인이 될 수 있는가?
2. 청각학적 평가에서 주관적 평가인 SDT와 객관적 평가인 ABR, ASSR
   이 일치되지 않은 결과를 어떻게 설명할 수 있는가?
3. 조음치료가 청력이 정상인 경우보다 청력손실이 있는 경우 수행력
   진전에 더 많은 시간을 필요로 하는 이유는?
4. 반성유전이 남성에게 많은 이유는?
5.

♋ 고찰

후천성 난청은 임신과 출산, 출생 후 환경적 요인, 이독성 약물, 소음,
노화, 유전 등 그 원인이 다양하며, 유전 연구가 활발하게 진행되면서 유
전과 관련된 비율이 높아지고 있다. 대상 아동은 출생 후 황달, G-6-PD,
고열(세균성 뇌막염 추정), 모계 난청 등 다양한 난청 위험 인자에 노출되
었다.

황달은 빌리루빈의 혈중 농도가 높아져서 생긴다. 빌리루빈은 혈중 적
혈구의 파괴와 신생아의 간에서의 빌리루빈 제거 능력의 저하, 그리고
담도로의 배출이 제대로 이루어지지 않을 때 축적된다(이상락, 2006). 빌
리루빈이 와우에 누적되면 감각신경성 난청을 일으킬 수 있고(Martin &
Clark, 2015), 대뇌혈관 장벽(blood brain barrier)을 통과해 지방 성분이 많

은 시상하부, 기저핵, 중뇌, 소뇌핵 등에 침착하게 되면 핵황달을 일으킬수 있다. 핵황달은 무정위운동형(athetosis) 뇌성마비의 원인이 되기도 하고, 중추신경계 청력손실을 유발할 수 있다(이상락, 2006; Martin & Clark, 2015). 와우 손상과 무정위운동형 뇌성마비의 청력손실은 고음역 손실이 더 흔하며(Martin & Clark, 2015), 핵황달이나 청력손실이 있는 경우 뇌간 청성유발반응(ABR)에서는 진폭이 낮아지거나 없어지고, I, III, IV~V 사이의 간격이 정상보다 연장되는 소견으로 나타난다(이상락, 2006에서 재인용).

G-6-PD는 산화성 물질인 아스피린, 설파제(sulfanilamides), 클로람페니콜(chloramphenicol) 등의 약제나 항말라리아제 등의 약품이나, 메틸렌 블루(methylene blue), 비타민 K, 프로베네시드(probenecid), 벤젠(benzene), 나프탈렌(naphthalene), 지중해 연안의 잠두를 섭취하면 급격하고 심한 용혈이 나타난다. 심한 용혈은 헤모글로빈 요증(hemoglobinuria)과 황달이 나타나고 혈색소의 감소로 생명에 위험을 준다.

발열이 바이러스성 감염의 일차적 원인이 분명하고, 고열로 유모세포가 손상될 수 있다고 하더라도 청력손실의 주된 원인으로 추정하기에는 무리가 많다(Martin & Clark, 2015). 그러나 유아기 세균성 뇌막염은 후천성 감각신경성 난청의 흔한 원인 중 하나이다. 와우 도수관(cochlear aqueduct)은 감염을 내이로 전달하는 경로가 되며, 소아기 이전에 열려 있어서 성인보다 감각신경성 난청이 쉽게 발생한다. 때로 와우 고실계(scala tympani) 기저회전(basal turn)부터 골화(ossification)를 동반하기도 한다. 유전성 질환과 모계의 청력손실 가족력은 유전성 난청에서 배제하기 어려운 요인이다. 그러나 대상 아동은 신생아 청각선별을 통과하였고, 출생 후 신생아 황달로 2주간 집중 치료를 받았으나 부모는 아동의 청력손실을 의심할 만한 동기가 없었다. 아울러 언어 습득에 있어 중요한 시기 이후에 발생한 난청은 친숙하고 조용한 환경에서 교감이 형성된 가족 구성원과의 대화에 지장을 느끼지 않는 경우가 많다. 그러나 고열로 치료를 받은 후 부모가 청력손실을 의심한 점은 유전성 또는 비유전성 요인에 의한 후천성 난청으로 판단할 수 있는 단서로 볼 수 있다.

감각신경성 난청은 대부분 저음역에 국한된 잔청이 남아 있고, 잔청은 난청자가 청각적 기억을 활용하여 반응할 수 있어서 고주파수 대역에 한정된 click 음 자극 ABR 결과와 일치되지 않는 결과가 나타날 수 있다(허승덕, 유영상, 2014). 가능성은 낮지만 출생 직후 다양한 병력으로 보아 축삭의 성장이 늦었을 가능성도 있으며, 이것이 원인이라면 10 ms 동안 기록한 ABR의 잠복시간이 짧았을 가능성도 배제하기 어렵다. 또한 ASSR은 중등도 이상의 난청에서 반응 역치와 가청 역치가 높은 상관관계를 보이지만 중등도 이하의 난청에서 일관성이 낮고, 250 Hz의 경우 검사를 시행하지 않았다. SDT와 ABR 및 ASSR 등에서 일관된 결과가 나타나지 않는 점은 이와 관련되었을 것으로 판단된다.

구어발달에 있어서 청각적 피드백의 결함은 언어의 이해 및 표현 능력에 많은 영향을 준다. 특히 조음적인 측면에서 난청 아동들은 손실된 음 역치 때문에 음운 지각이 어렵다. 음운 지각이 어렵고 피드백이 되지 않아, 연령에 맞게 제대로 음을 습득하지 못한다. 또한 습득된 음도 발음이 왜곡되거나, 대치 및 생략되는 경향이 많다. 우리말은 음소마다 주파수 범위가 서로 다르기 때문에, 난청 아동의 조음 산출은 청력손실 정도와 손실 주파수의 범위에 영향을 받는다. 고주파 영역이 손실된 경우 치조마찰음, 경구개파찰음의 지각이 어려워 자신이 산출한 발음이 정조음되었는지 피드백을 받지 못한다. 동일 계열 내 음소라도 기류 및 긴장도 조절에 따라 변화되는 평음, 경음, 격음의 경우 정확하게 감지하지 못할 뿐만 아니라, 이들 간의 차이를 이해하는 것도 어렵고 이것을 정밀하게 조절하여 표현하는 것도 어렵다.

난청 아동들은 입 모양과 같은 시각적 자극에 의존하는 경우가 많다. 어린 아동들은 입 모양에 집중하기 어렵고, 집중을 하여도 시각소가 낮은 음소는 인식이 어렵다. 음소를 인식시켜 줄 때는 감각손실이 있으므로 잔존 청력만을 이용하여 변별 훈련을 하는 데 어려움이 있다. 그리고 청각이 아닌 다른 감각으로 대체시켜 인식을 시켜야 하기 때문에 건청 아동에 비하여 시간이 많이 소요될 수밖에 없다.

성염색체에서 성별에 따라 형질의 발현이 달라지는 유전을 반성유전이라고 하며, X염색체에 있는 유전자로부터 유전되는 것이다. 이에 반해 Y염색체가 관여하여 나타나는 유전 현상을 한성유전이라고 한다. 반성유전은 X염색체상의 유전자 이상으로 열성유전 되는 경우가 대부분이다. 적록색맹과 혈우병이 사람에게 일어나는 반성유전의 대표적인 예이다. XY의 유전자형을 가진 정상적인 아버지와 XX′의 유전자를 가진 보인자(carrier) 어머니가 있는 경우를 생각해보자. 이 둘이 아이를 낳으면, 남자의 경우 XY, X′Y, 여자의 경우에는 XX, XX′의 네 가지 경우가 생긴다. 남자 XY, 여자 XX의 경우 정상이지만, 여자 XX′의 경우 보인자가 되고, 남자 X′Y의 경우에만 증상이 나타난다. 다시 말하면, 남자에게 증상이 나타날 확률이 1/4이고, 여자에게는 나타날 확률은 없다. 색맹의 경우 남자에게 일어날 확률은 XY(정상), X′Y(색맹)로 1/2 확률인 반면, 여자의 경우 XX(정상), XX′(보인자), X′X′(색맹)의 1/3 확률로 남자가 더 높다. 또한 혈우병의 경우 남자는 XY(정상), X′Y(혈우병)로 1/2, 여자는 XX(정상), X′X(보인자), X′X′(치사)로 확률이 없다. 따라서 열성유전자에게 전해지는 반성유전일 경우 여성보다는 남성에게 나타날 확률이 높을 수밖에 없다.

♋ 남겨진 문제 …

참고 및 추천 문헌

이기범, 이선주, 김유정, 김소영, 김현희, 조빈, 이원배(2004). G-6-PD Guadalajara 1례. 소아과, 47(2), 210-213.

이상락(2006). 신생아 황달. Korean Journal of Pediatrics, 49(1), 6-13.

이상훈, 박미혜, 허명진(2003). 청각언어재활을 위한 평가 가이드: EARS-K. 대구: 청하출판사.

하정옥(2007). 소아 용혈빈혈(Hemolytic anemia in pediatrics). *Korean Journal of Pediatrics, 50*(6), 511-518.

허승덕, 유영상(2014). 청각학(3판). 부산: 동아대학교출판부.

Martin, F. N., & Clark, J. G. (2015). *Introduction to Audiology* (12th ed.). 허승덕 역(2016). 청각학개론(12판). 서울: 박학사.

의미치매 환자의 비언어적 소리 처리 결함

김현영(대구대학교 대학원), 하지완(대구대학교), 허승덕(대구대학교) *

Chapter 25

Non-verbal sound processing in the semantic dementia

♋ 핵심 요약

   느리게 진행하는 실어증(slowly progressive aphasia)인 원발성 진행성 실어증(primary progressive aphasia)의 하위 유형 중 하나인 의미치매(semantic dementia) 환자에 대한 연구는 언어 결함에 초점을 맞추고 있다. 특히 말하고 쓰기에 있어서 단어 인출 문제가 두드러지고, 말을 듣거나 글을 보고 이해하는 것이 어려워진다. 그 외에 언어를 필요로 하지 않은 일상생활 활동들을 정상적으로 수행할 수 있으며, 이는 환자의 장애가 인지 기능의 다른 측면에 영향을 미치지 않았음을 의미한다. 원발성 진행성 실어증으로 집단을 받은 다수의 환자들은 진단을 받은 후 2~10년(평균 약 5년)이 경과하면 기억, 주의, 사고, 집행기능에 장애를 보이기 시작한다. 또한 알츠하이머치매와 혈관성 치매질환과 달리 45~65세 사

---

* 김현영, 하지완, 허승덕(2018). 의미 치매 환자의 비언어적 소리 처리 결함. In: 허승덕 (2018). 청각학-프로젝트 기반 청각재활. 서울: 학지사.

Kim, HY; Ha, JW; Heo, SD (2018). Non-Verbal Sound Processing in the Semantic Dementia. In: Heo, SD (2018). *Audiology-project based audiological rehabilitation*. Seoul: HakJiSa.

이의 이른 나이에 조기 발병된다(Vandenberghe, Price, Wise, Josephs, & Frackowiak, 1996).

인간의 의사소통 도구로 사용하는 말(speech)은 중요하고 복잡한 소리의 종류로 음향뿐만 아닌 인지까지 필요로 하는 고도의 전문화된 신호이다. 그러나 이 장애는 대뇌 피질 신호 처리인 말보다 더 기본적인 메커니즘에서 발생하는 복잡한 비언어적인 소리의 분석과 이해에서부터 결함을 보일 것으로 예측된다. 이들은 흔히 환경 소음을 정확하게 확인하고 반응하는 것에 실패를 동반하지 않으나 의미 있는 환경 소리를 인식하지 못하는 청각 실인증(auditory agnosia)의 증상을 수반할 수 있다. 또한 청각 기억을 저장하는 기제에 손상이 생겨서 감각과 상관없이 기존에 습득했던 청각 지식이 사라져 인출(retrieval)할 수 없는 상태에 처하기도 한다. 정상인들도 청각 기억이 시각 기억보다 체계적으로 열등한 것으로 나타났다(Cohen, Horowits, & Wolfe, 2009). 그러나 일상생활에서 다양한 감각 중에 시각(그림, 철자)과 청각(말소리, 환경소리)로 정보전달이 이뤄지는 경우가 많기에 청각에 대한 의미기억의 훈련이 필요하다.

이 증례는 의미치매 환자들이 청력검사에서 정상으로 분류되지만, 일반적으로 알려진 말소리 외에 비언어적인 소리 처리에도 결함을 나타낼 수도 있기에, 비언어적인 소리에 대한 이해 정도를 확인하는 비공식적인 검사방법(생략)을 살펴보고자 한다.

ᄀ 병력

대상자는 오른손을 사용하는 65세 여자로, 교육기간은 6년이었다. 결혼 이후 가정주부로 지냈고 10년 전에 남편과 사별했으며 7년 전에 자녀들이 모두 독립하여 혼자 지내고 있다고 하였다. 5년 전부터 본인 스스로도 주변 사물의 이름이 떠오르지 않아 답답함을 느꼈다고 하였다. 딸의 보고에 의하면 가족 및 지인들과의 대화에서 대상자의 말을 이해하는 것이 어렵고 질문에 엉뚱한 대답을 하였다고 한다. 또한 대상자가 말은 잘 했지만 '침대'를 '소파'로, '청소기'를 '다리미'로 사물의 이름을 자꾸 바꿔서 말하는 빈도가 증가하였다고 한다. 딸의 권유로 3년 전 대학병원 신경과에 의뢰되었고 검사결과 좌측 전방 측두엽에 병변이 있는 의미치매로 진단받았다고 하였다.

진단 이후에 대중교통을 이용하여 길을 찾아가거나 물건을 사는 등 일상생활에 어려움이 없지만 사물이나 사람이름 대신에 '이거, 저거, 그 사람'의 대용어 사용이 증가했다고 한다. 그러나 최근 6개월 사이에 사람들과 대화의 빈도도 줄어들었고 다른 사람의 말을 귀 기울여 듣지 않아 의사소통이 매우 어렵다고 하였다. 그리고 일상생활의 물건을 기존 용도와 다르게 사용하거나 이전에 잘 사용하던 물건을 어떻게 사용하는 것인지 모르겠다고 하는 경우가 잦아졌다고 한다. 또한 초인종 소리가 들려도 문을 열어주지 않고 가만히 있고 세탁기 종료 알람이 울려도 들여다보지 않는 등의 생활에 무기력한 모습이 관찰된다고 보고하였다.

대상자의 청력손실이 의심이 되어 이비인후과 청력검사실에 의뢰되었다

☺ 청각학적 및 언어병리학적 평가

청각학적 평가는 7일 전 주관적 청력검사인 순음청력검사(pure tone audiometry: PTA), 어음청취역치(SRT), 어음명료도검사(SDS)와 객관적 청력검사인 고막운동성계측(tympanometry), 일과성 유발 이음향방사 (transient evoked otoacoustic emission: TEOAE)를 시행하였다. PTA상

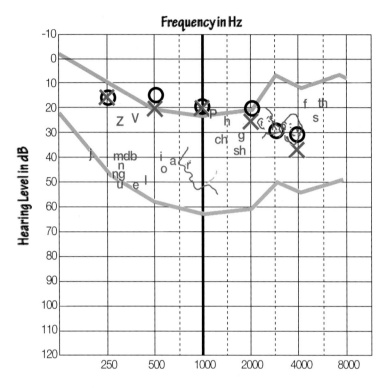

[그림 25-1] 의미치매 환자의 순음청력검사도

3분법 순음청력손실 평균(3 frequency pure tone average: 3 PTAs)이 두 귀 모두 20 dB HL이나 3,000 Hz 이상의 고음역에서 경도의 손실을 보이는 완만한 하강형 감각신경성 난청을 보였다. SRT는 오른쪽 20 dB HL, 왼쪽 25 dB HL을 보였고, SDS는 양쪽 100%로 나타났다. 고막운동도는 두 귀 모두 외이도 용적, 중이강 압력, 정적 탄성이 정상 범위에 있는 A형을 보였다. TEOAE는 자극 안정성(stability)이 80%, 파형 재현성(reproducibility)이 90% 이고 방사음 강도(signal-to-noise ratio)가 800 Hz 이상에서 10 dB SNR로 관찰되었다.

언어평가는 3년 전 한국판 웨스턴 실어증 검사(Korean version western aphasia batteries: K-WAB), 한국판 보스턴 이름대기 검사(Korean version

Boston naming test: K-BNT)를 시행하였다. K-WAB은 스스로 말하기와 따라말하기는 완벽하였으나(10/10), 알아듣기가 약간 저하되었고(8/10), 이름대기 및 낱말찾기에서 어려움을 보이는(6.5/10) 명칭실어증으로 분류되었다. 그 외에 읽기, 쓰기, 계산하기는 정상으로 나타났다. K-BNT는 60개 항목 중 15개만 정반응 하였고 오반응은 의미착어증, DK(Don't Know)를 보였으나, 음운착어증은 관찰되지 않았다.

신경심리평가는 3년 전 한국판 단축형 정신 상태 검사(Korean version of mini-mental state examination: K-MMSE), 임상치매평가척도(clinical dementia rating scale: CDR), 레이 복합도형 검사(rey-osterrieth complex figure: RCFT)를 시행하였다. K-MMSE는 22점, CDR는 0.5점, RCFT는 33점으로 모사능력이 정상으로 나타나 그리고 에딘버러 손잡이 검사(Edinburgh handed battery revised)에 의해서 오른손잡이로 판명되었다.

여러 가지 검사 결과는 Nearly 등(1998)이 제시한 의미치매 척도에 부합하였다.

ⓒ 예제 해석 방향

1. 원발성 진행성 실어증의 하위 유형별 특징은?
2. 의미치매와 유창성 실어증의 차이는?
3. 이 증례에서 언어치료사가 실시할 수 있는 비언어적 소리 이해력 평가 방법은?
4.

᠗ 고찰

이 증례의 대상자는 의미치매로 원발성 진행성 실어증의 세 가지 하위 유형중 하나로 각각의 유형의 특성을 살펴보고자 한다. 첫 번째 비유창성 진행성 실어증은 유창성 과제에서 낮은 수행력을 보이며 말실행증 또는 경도의 마비말장애를 동반한다. 단단어 읽기 과제에서 아주 낮은 수행을 보이나 단단어 이해는 손상되지 않고 의미 기억능력도 정상범주에 속한다. 자발화, 따라말하기, 문단 읽기 과제에서 다양한 형태적, 구문적 오류를 보인다. 간단한 구문 이해는 잘하나 복잡한 구문 이해에는 결함을 보인다. 두 번째 의미치매는 발화의 속도, 조음, 문법 면에서는 정상 범주이나, 단단어 이해에 두드러진 결함을 보인다. 따라서 이름대기 검사에서 낮은 수행을 보이며 단어 인식과 의미 결합 능력이 매우 손상 되었으나 복잡한 구문 구조 이해는 정상 범주이다. 규칙 단어보다 불규칙 단어 읽기에서 더 어려움을 보인다. 세 번째 발화부족형 진행성 실어증은 비유창성, 의미형의 중간 정도의 수행을 보인다. 느리고 구문 오류는 없지만 간단한 구문 산출, 낱말 찾기 문제로 자주 발화를 쉰다. 구문 이해 과제, 간단한 구문의 이해에도 어려움을 보이며 따라기 말하기 수행도 현저히 낮다. 단단어 이해와 의미 결합 능력은 정상 범주이며 규칙 단어와 불규칙 단어 간 읽기 과제 수행 차이는 보이지 않는다.

의미치매의 언어 특성은 뇌졸중 발병 후 발생하는 실어증 가운데, 유창성 실어증 환자와 거의 유사하다. 이 두 가지 장애의 이름대기 특징을 살펴보면 실어증 환자는 명명하지 못하는 단어가 기억에서 지워진 것이 아닌 이미 저장되어 있는 어휘들에 접근(access) 문제로 정확하게 인출되지 못하기 때문에 비일관적인 오류를 보인다. 반면에 의미 치매 환자는 의미적, 개념적 표상의 손상에 기인하여 일관적이고 연속된 오류를 보인다. 다른 언어 특성은 기억이다. 의미 치매 대상자가 검사상 기억장애를 보였음에도 불구하고 일상생활에서 개인적인 사건, 사건 기억에 대한 장애는 별로 나타나지 않았다. 특히 알츠하이머 치매와 의미치매의 기억 장애 양상이 다른데, 알츠하이머 치매는 최근기억(특히 사건 기억)에 심한 장애를 보이나, 의미치매는 최근기억, 특히 일상생활에 있었던 일(day to day episodic memory)에 대한 기억은 잘 유지되는 편이였다(김은정, 심현섭, 권미선, 2003).

기본적인 청각검사 외에 대상자에게 비언어적 소리에 대한 의미 속성 능력을 평가하기 위한 방법을 제시한다. 대상자에게 같은 출처의 소리인 동일한 쌍(말 울음, 말 발굽)을 들려주고 대상자에게 두 가지 소리가 "같은지?" 또는 "다른지?" 질문하고 대답하도록 한다. 그리고 여러 출처의 소리인 상이한 쌍(새 울음, 사람 기침)을 들려주고 "두 가지 소리가 같은지?" 또는 "다른지?" 질문하고 대답하도록 한다. 이때 쌍에 포함된 두 가지 소리는 서로 다른 음향 특성을 가지도록 구성해야한다. 또 다른 방법으로는 한 가지 소리를 들려주고 "무엇인지?" 질문하고 대답하도록 하고 "생각하는데 얼마나 어려움이 있었는지?" 질문하고 리커트 척도(Likert scale)로 대답하여 소리에 대한 난이도를 확인할 수 있다(Goll et al., 2009).

♋ 남겨진 문제 …

〰️◎ 참고 및 추천 문헌

김은정, 심현섭, 권미선(2003). 유창성실어증과 알츠하이머성치매 환자의 이해능력 특성 비교. *Communication Sciences & Disorders, 8*, 188-208.

Cohen, M. A., Horowitz, T. S., & Wolfe, J. M. (2009). Auditory recognition memory is inferior to visual recognition memory. *Proceedings of the National Academy of Sciences, 106*(14), 6008-6010.

Goll, J. C., Crutch, S. J., Loo, J. H., Rohrer, J. D., Frost, C., Bamiou, D. E., & Warren, J. D. (2009). Non-verbal sound processing in the primary progressive aphasias. *Brain, 133*(1), 272-285.

Neary, D., Snowden, J. S., Gustafson, L., Passant, U., Stuss, D., Black, S. A., & Boone, K. (1998). Frontotemporal lobar degeneration A consensus on clinical diagnostic criteria. *Neurology, 51*(6), 1546-1554.

Vandenberghe, R., Price, C., Wise, R., Josephs, O., & Frackowiak, R. S. (1996). Functional anatomy of a common semantic system for words and pictures. *Nature, 383*(6597), 254-256.

후천성 난청 자녀를 둔 부모 상담 사례

정경희, 허승덕(대구대학교) *

Chapter 26

A Case of Counselling for Parents Who a Have Child with Acquired Hearing Loss

♋ 핵심 요약

청각기관 손상에 의한 청력손실이나 의사소통이 곤란한 고도 이상의 난청은 '언어 문제'로 이어지게 된다. 언어란 말소리와 같은 소리를 들음으로써 발달해 가며, 이러한 발달은 인지 과정과 관련된 사고, 기억, 추리, 문제해결 등 모든 과정의 주요한 요인이다. 따라서 청각에 손상을 가진 아동들은 의사소통, 학습 그리고 사회적 발달 등에서 직간접적 어려움을 가질 수 있다. 이 중에서 특히 언어가 주가 되는 의사소통은 교육과정의 학습 참여나 사회적 관계의 중요한 수단이므로 이들의 언어 문제는 더욱 복잡한 문제일 수밖에 없다.

후천성 난청자들은 선천성 고도 이상의 난청자들과는 서로 다른 사회적 · 정서적 문제를 경험한다. 선천성 난청자는 가족들의 목소리와 자연

* 정경희, 허승덕(2018). 후천성 난청 자녀를 둔 부모 상담 사례. In: 허승덕(2018). 청각학-프로젝트 기반 청각재활. 서울: 학지사.

Jung, KH; Heo, SD (2018). A Case of Counselling for Parents Who Have Child with Acquired Hearing Loss. In: Heo, SD (2018). *Audiology-project based audiological rehabilitation*. Seoul: HakJiSa.

의 소리, 환경 소리 등을 들은 경험이 없거나 적어서 청각적 기억이 거의 없다. 반면 후천성 난청 아동들은 이미 가족들의 목소리와 자연의 소리를 알고 있는 상태이기 때문에 중간에 소리를 잃는다는 것은 또 다른 문제이다. 또한 이들은 청력손실 이전까지 정상적으로 의사소통을 하였기 때문에 청력손실로 인한 의사소통 곤란은 당사자에게 정서적·사회적으로 좌절과 고통을 안겨 줌은 물론 가족들에게도 상당한 부담을 주게 된다.

이 예제는 후천성 난청 자녀를 둔 부모가 자녀의 장애를 인정하기까지의 과정, 그리고 첫 상담과 중재 서비스가 이루어지면서 달라지는 태도와 심리적 변화, 그 과정에서 아동의 부모가 어떻게 난청을 수용하고 아동을 지원하는지를 안내할 것이다. 이를 통해 부모가 후천성 난청 자녀를 이해하고, 자녀의 문제해결에 어떻게 기여하게 할 것인지를 고찰하여, 아동 중재 과정에서 전문가에 대한 부모의 협력과 역할의 중요성을 기초로 한 성공적인 부모 상담에 도움이 되고자 한다.

⑥ 병력

자녀가 초등학교 1학년 재학 중 부모가 청력손실을 인지하였으나 별다른 재활 서비스를 받지 않고 지내 온 초등학교 3학년 여자 아동을 둔 부모의 사례이다.

출생 후 영유아기에는 모든 면에서 정상적으로 발달하였으며, 언어발달과 의사소통의 문제를 느끼지 못했기 때문에 청력손실을 의심할 만한 동기가 없었던 것으로 보고하였다. 청력손실은 초등학교 입학을 앞두고 대화 중에 입술을 쳐다보는 습관과 발음 오류, 그리고 거실에서 방에 있는 아이를 부르면 대답하지 않는 행동 등을 통해 부모는 자녀의 난청을 의심한 것으로 보고하였다. 입학 후, 담임교사의 권유로 거주 지역 대학 병원에서 청각학적 평가를 받았으며, 순음청력검사를 통해 난청을 판정받은 것으로 보고하였다. 그러나 성장 과정에서 또래관계와 학습 등에서 별다른 문제가 나타나지 않아 청각언어재활에 대한 동기를 갖지 않은 것으로 보고하였다. 상급 학년으로 올라가면서 아동이 입을 쳐다보면서 대화를 하거나 호명에도 대답하지 않는 등의 행동이 자주 나타났으며, 특히 또래 아동과의 발화에서 발음의 문제가 관찰되어 언어재활 상담을 받기로 결정하였다.

♋ 청각학적 평가

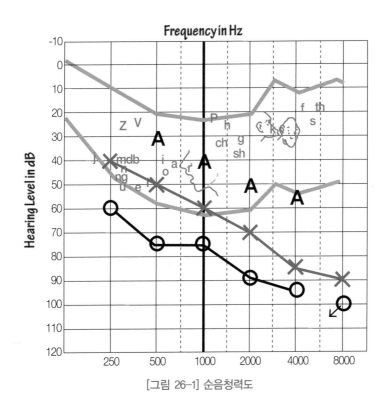

[그림 26-1] 순음청력도

청각학적 평가는 1학년과 3학년 재학 중 시행하였으며, 고막운동성계측 (tympanometry)과 순음청력검사(pure tone audiometry: PTA)를 시행하였다. 1학년 당시 PTA는 3분법 순음청력손실 평균(3 frequency pure tone average: 3 PTAs)이 오른쪽 70 dB HL, 왼쪽 50 dB HL인 감각신경성 난청으로, 3학년 재학 중에는 PTA상 3 PTAs가 오른쪽 80 dB HL, 왼쪽 60 dB HL인 감각신경성 난청([그림 22-1])으로 각각 진단받았다. 두 차례 검사에서 고막운동도는 양쪽 모두 A형으로 관찰되었다.

보청기는 최근 난청 진단 후 권유받았으며, 사용을 결정하였다. 교정 청력은 보청기를 두 귀에 동시 착용하여 구했으며, 3 PTAs가 오른쪽 40 dB HL로 나타났다. 교정 청력 정도로 보아 순음청력검사, 보청기 전기음향 특성(electroacoustic characteristics), 실이 계측(real ear measurement: REM) 등을 포함한 보청기 사용 검증과 재조절이 시급히 필요할 것으로 판단된다.

◔ 언어병리학적 평가

언어병리학적 평가는 청각언어재활 평가가이드(evaluation of auditory responses to speech-Korean version: EARS-K), 구어 사용 척도(meaningful use of speech scale: MUSS), 청각통합능력척도(meaningful auditory integration scale: MAIS), 우리말 조음 음운 검사(urimal test of articulation and phonation: U-TAP), 수용·표현 어휘력 검사(receptive & expressive vocabulary test: REVT) 및 구문 의미 이해력 검사(Korean oral syntax expression comprehension test: KOSECT), 구강 조음 선별 검사(oral speech mechanism screening examination-revised: OSMSE) 등을 시행하였다.

EARS-K는 단어 확인 능력을 평가하기 위해 시행하였다. 검사 결과에서 listening process porfile (Lip) 47.61%, monosyllabic trochee polysyllablic (MTP) 100%, closed-set monosyllabic words 100%, closed-set sentences test 100%, open-set monosyllabic words 음소가 30.33%, 낱말이 30%, Glendonald auditory screening procedure (GASP) 40%, language specific sentences 단어가 30%, 문장이 50% 등으로 관찰되었다. open-set에서의 어음변별력은 낮으나 환경 소리나 closed-set에서 정반응 비율은 상대적으로 높게 나타났다.

MUSS는 일상적 음성 사용 형태와 조절 능력을 평가하기 위하여 시행하였다. voice control 12점, speech sounds 20점, communication strategy 8점으로 모두 40점으로 관찰되었다. 구어를 통한 의사소통 습관과 학령 전기 난청 진행 등이 조음·음운 산출 발달에 영향을 주어 조음 명료도가 낮아진 것으로 판단된다.

MAIS는 듣기 관련 행동을 토대로 듣기 능력을 평가하기 위해 시행하였다. 검사 결과는 reliance score 6점, alerting score 20점 등으로 관찰되어, 보청기 사용이 미숙하고, 환경 소리에 대한 반응이 여전히 낮게 나타났다.

U-TAP은 자음 또는 모음 말소리 문제를 체계적으로 평가하기 위해 시행하였다. 검사 결과는 자음 정확도가 81%, 모음 정확도가 100%로 나타났고, 자음 정확도는 생활연령에 비해 −2SD 이하로. 의사소통에 어려움이 있을 것으로 판단된다.

REVT는 어휘 능력을 측정하고자 시행하였다. 검사 결과는 수용 어휘(112점), 표현 어휘(110) 모두 50%il로 9세 아동 평균(109/108)과 유사한 수준으로 관찰되었다.

KOSECT는 구문 의미 이해를 알아보고자 시행하였다. 검사 결과는 원점수 52점 61%il로 또래 여자 아동 평균(50점)과 유사하여 정상수준으로 나타났다.

OSMSE는 구강 조음 기관의 구조와 기능의 문제를 선별하기 위해 시행하였고, 이상을 발견하지 못했다.

이상의 언어병리학적 평가를 종합하면, 아동은 언어 습득기에 청력손실이 서서히 진행된 것으로 보인다. 청각적 경험과 잔존 청력으로 구어 의사소통을 하고 있으나 지속적인 평가와 중재 개입이 필요한 것으로 보인다. 조음은 명료도가 낮지만, 소리의 강약 고저와 같은 운율적 특징을 알고 있어서 보청기를 통한 청각재활을 기대할 수 있다. 하지만 보청기 착용을 기피하여 장착 및 착용 검증이 필요하다. 부모 상담과 부모의 지도가 필요하며, 주 2회 청각언어재활을 추천하였다.

♋ 상담

부모는 초등학교 1학년 재학 당시 아동이 난청 진단을 받았으나 잔존 청력으로 듣기가 가능했던 자녀 성장 과정을 생각하면서 청력손실을 받아들이지 않았다. 부모는 이미 2년 전 자녀의 청력손실을 확인하였고, 보청기 사용을 권유 받은 상태였다. 부모는 심리적 '부정' 상태에서 벗어나지 못하였고, 자녀의 청력손실 보상을 위한 청각학적 · 의학적 · 교육적 대책을 고려하지 않았다. 오히려 자녀가 지금까지 듣고 말하는 수준에 머무는 것이 보청기를 사용하는 '장애자'로 낙인 찍히는 것보다 낫다고 여겼다. '지금까지 잘해 왔는데 앞으로도 잘하겠지.' 하면서 보청기 착용으로 인해 받을 수 있는 사회의 차별적 시선을 두려워했을 수도 있다.

학령기 청력손실은 청각적 정보처리 한계에서 오는 어려움으로 정서 · 심리 · 사회성 발달 및 인격 형성에 부정적 영향을 주고 대화의 의미를 해석하지 못하고 생각을 구체화시키지 못하기 때문에 산만하고 학업 성취도가 낮아지는 학습장애로 이어질 수 있다(허승덕, 2016).

부모는 자녀의 학년이 점점 높아질수록 또래관계들과의 대화 상황이 늘어나면서 청각적 행동 변화를 느끼기 시작했다. 이러한 변화된 행동은 긴 문장을 이해하지 못하였고, 대화에서 올바른 대답을 하지 못해 대화 참여를 기피하였으며, 또래들과 대화 상황에서 조음 이상 및 문제가 표출되면서 주변 시선을 의식하는 점 등이었다. 부모 상담은 이러한 아동의 변화를 스스로 말하게 하고 상담자는 공감하는 수준에서 동의하는 것으로 출발하였다.

부모가 지금까지 청력손실을 부정하고 있고, 부모의 고민이 사람들에게 알려지는 것에 부담을 갖고 있어서 상담도 신중하게 접근했다. 부모와의 신뢰감 형성을 위해 대면 상담만 진행하였다. 대면상담은 전문가와 부모가 친밀감을 형성하는 데도 도움이 된다.

청각학적 및 언어병리학적 재활에 대한 부모의 생각은 발음교정 수준 정도였다. 그러나 청각언어재활은 소리를 들을 수 있도록 보청기 사용을 결정하는 것에서 출발한다는 점을 알려 주었다. 또한 청력손실은 듣기와 말하기에서 많은 문제를 일으킬 수 있다는 점을 알렸고, 부모가 일상에서 느낀 다양한 문제들을 스스로 말하게 하여 이러한 문제들의 근본적 원인이 청력손실이라는 사실을 체계적으로 설명하였다. 이 문제를 극복하는 과정에 대해서도 스스로 생각하고 판단하여 찾아갈 수 있도록 중재 과정 및 프로그램 정보, 아동 행동 특성 및 대처 방안, 치료 목표와 발달 정보를 제공하였고(전미린, 유은영, 전민예, 이지연, 2016), 단계마다 가능한 선택 방안을 설명하였다. 아울러 도움이 필요하면 언제나 자문에 응할 준비가 되어 있다는 사실을 알렸다. 부모의 생각을 대화를 통해 교환한 후, 전문가와 일치하는 의사결정에 대해서는 구체적으로 실행하기로 하였다. 청각언어재활 중재 과정에서는 부모와 전문가의 소통이 중요하며, 부모가 제공한 정보가 치료 방향과 계획을 설정할 수 있고(Carrigan, Rodger, & Copley, 2001), 부모의 만족도 역시 높아질 수 있다.

♋ 예제 해석 방향

1. 후천성 난청은 선천성 난청과 어떠한 차이가 있는가?
2. 소아 난청의 조기 발견이 중요한 이유는 무엇인가?
3. 후천성 난청인들의 정서적·사회적 어려움은 무엇인가?
4. 난청 아동을 둔 가족의 역할은 무엇인가?
5. 난청 아동을 위한 교육 혹은 중재 서비스는 어떻게 이루어져야 하는가?
6. 난청 아동 부모 상담에서 가장 요구되는 전문가적 자질 및 역할은 무엇인가?
7.

♋ 고찰

선천성 난청자들은 청력손실을 자신들만의 문화로 생각한다(Austen & Clomena, 2004). 따라서 이들은 수화 사용을 고집하면서 문화 소수자, 언어 소수자로 인정하고, 청력손실 보상을 위한 인공와우 이식 등도 거부하며(Hallam, Ashton, Sherboume, Gailey, Corney, 2007), 자신들만의 정체성을 형성하는 경향이 있다. 이에 비하면 특히 고도 이상의 후천성 난청자들은 청력손실을 장애로 인식하고 구화나 독화를 선호하는 경향이 있어서(Leigh, Maxwell-McCaw, Bat-Chava, & Christinansen, 2009), 수화를 이해하지 못하고 수화 습득을 원하지 않는다(Donaldson, Worrall, & Hickson, 2004). 이 예제는 부모에게 청력손실이 없었고, 자녀의 청력손실을 늦게 확인한 경우로 난청에 대한 건강한 인식이 형성되었다고 판단하기 어렵다.

 부모들은 자녀의 청력손실을 진단받으면 '부정'하는 감정적 변화를 겪는다. 이후 '분노' '타협' '우울' '수용' 등의 감정적 변화를 겪게 되며, '죄의식'은 '부정' 이후 부모를 끊임없이 괴롭히는 감정이다.

 부정의 단계는 지극히 정상적인 인간 본성으로 자녀의 청력손실을 받아들이는 대신 '설마 그럴 리가 없다.'고 하면서 대도시나 상급 의료기관으로 재검사를 하러 다니기도 한다. 이 단계는 자녀의 난청에 깊이 슬퍼하면서도 충격을 완화시키고 앞으로 난관을 이겨 낼 수 있는 힘을 기르는 시기이기도 하다.

 분노의 단계는 '왜 내 아이에게 이런 시련이……' 하면서 불특정 대상에게 화를 내는 시기이다. 그러나 화는 대상이나 감정적 골이 있지 않고 푸념하는 것처럼 표출되며, 자녀의 청력손실을 수용하기 시작하고 있다는 것을 의미한다.

 타협의 단계는 관련 분야 전문가, 특수 교사, 난청 자녀 교육 경험을 가진 선배들의 조언과 지지를 받아들이며 시행착오를 계속한다. 자녀에게 가장 적절한 청각언어재활 중재를 선택하고 시작하면서 정서적 안정을 추구하기도 한다.

 모든 단계에서 나타나는 죄의식은 자신의 전생까지 포함하는 무의식에서 출발하고, 심리 상담이나 재활 치료가 필요한 경우도 있지만 이성적으로 극복하기 위하여 준비하는 과정으로 볼 수 있다.

 상담은 이렇게 죄의식과 적응하기 어려운 감정적 충격에 빠진 부모들에게 전문적 훈련을 받은 상담자가 대면 조건에서 생활 과제 해결, 사과, 행동, 감정 등의 인간 성장을 위해 노력하는 과정(이장호, 2005)이다. 난청 아동을 둔 부모 상담은 자녀에게 나타나는 문제에 대한 올바른 정보와 발달 향상 방법을 제공하고 심리적으로 안정을 제공하는 역할(이상복, 1998)을 한다. 난청 아동을 둔 부모들은 정서적 문제부터 양육에 필요한 정보까지 다양한 어려움을 겪으며(박지연, 2004), 청력손실의 경우 아동의 전반적 발달과 청각학적 지식, 청각 보장구 관리의 어려움 등의 문제를 추가로 겪는다(윤미희, 윤미선, 2007). 상담 방법으로는 이러한 문제와 부모의 요구 및 성향에 따라 개인 상담, 집단 상담, 대면 상담, 온라인 상담 등을 제공할 수 있으며, 상담 대상자와 가족의 참여를 극대화할 수 있는 방법을 선택하는 것이 중요하다(정영선, 조영숙, 2013).

이 예제와 같이 청력손실의 문제를 가진 난청자 및 난청 자녀의 부모와는 수평적 관계에서 전문가로서 의견을 교환하겠다는 자세가 중요하다. 이 과정에서는 부모가 자녀의 청력손실을 합리적으로 수용하고, 자녀의 청각언어재활 서비스 제공을 위해 적극 협력하며, 자녀가 풍요로운 삶을 영위할 수 있도록 지원할 것이라는 긍정적 믿음과 부모의 잠재적 능력에 대한 믿음에서 출발해야 한다. 그러나 불안한 심리에 대한 위로와 지지가 전문가를 지나치게 의존하고 소극적인 부모로 변하게 한다면 곤란하다.

부모 상담은 난청 관련 정보를 제공하고 단순히 교육하겠다는 것보다 부모의 어려움을 듣고, 부모의 마음에 담긴 궁금증을 경청하면서 부모가 실천할 수 있도록 응원하는 것이 우선이어야 한다. 난청자들은 청력손실을 숨기거나 대화를 모두 이해한 것처럼 행동하기도 하는데, 이러한 행동은 대화 참여를 방해하고 고립으로 이어져 타인과의 관계가 단절될 수도 있다. 상담에서는 이러한 문제를 고려하여 난청 자녀나 그들의 부모 모두가 청력손실을 담담하게 받아들이게 하는 것도 중요한 과제이다.

♋ 남겨진 문제 …

참고 및 추천 문헌

김영태, 홍경훈, 김경희, 장혜성, 이주연(2009). 수용·표현 어휘력 검사(Receptive & Expressive Vocabulary Test: REVT). 서울: 서울장애인복지관.

박지연(2004). 가족지원의 이론과 실제. 장애유아 통합교육을 위한 교사연수 자료집. 서울: 이화여자대학교.

배소영, 임선숙, 이지희, 장혜성(2004). 구문 의미 이해력 검사(Korean Oral Syntax Expression Comprehension Test: KOSECT). 서울: 서울장애인복지관.

신문자, 김영태(2004). 우리말 조음 음운검사(Urimal Test of Articulation and Phonation: U-TAP). 서울: 학지사.

윤미희, 윤미선(2007). 청각장애 영유아의 조기중재에 관한 실태 조사. 언어치료연구, 16(4), 103-124.

이상복 (1998). 유아특수교육. 대구: 대구대학교.

이상훈, 박미혜, 허명진(2003). 청각언어재활을 위한 평가 가이드: EARS-K. 고양: 청하출판사.

이장호(2005). 상담심리학. 서울: 박영사.

전미린, 유은영, 정민예, 이지연(2016). 작업치료에서의 장애아동 부모 상담 실태와 상담욕구 조사. 대한작업치료학회지, 24(2), 47-58.

정영선, 조영숙(2013). 장애아 부모 상담. 장애아동인권연구, 4(2), 47-61.

허승덕(2006). 재활청각학. 서울: 시그마프레스.

허승덕(2016). 청각학-인공와우재활. 서울: 박학사.

Austen, S., & Clomena, E. (2004). *Controversy in deafness: Animal farms meets brave new world.* London: Whurr Publishers.

Carrigan, N., Rodger, S., & Copley, J. (2001). Parent satisfaction with a paediatric occupational therapy service: A pilot investigation. *Physical and Occupational Therapy in Pediatrics, 21* (1), 51-76.

Donaldson, N., Worrall, L., & Hickson, L. (2004). Older People with Hearing Impairment: A Literature Review of the Spouse's Perspective. *The Australian and New Zealand Journal of Audiology, 26* (1), 30-39.

Hallam, R., Ashton, P., Sherboume, K., Gailey, L., & Corney, R. (2007). Coping conversation tactics and martial interaction in persons with acquired profound hearing loss: Correlates of distress. *Journal of Audiological Medicine, 5* (1), 103-111.

Hindley, A., Hill, D., McGuigan, S., & Kitson, N. (2010). The development of a sense of identity adolescents in mainstreaming schools. *Eudcational and Child Psychology, 27* (1), 58-67.

Leigh, W., Maxwell-McCaw, D., Bat-Chava, Y., & Christinansen, B. (2009). *A lens on deaf identities.* NY: Oxford University Press.

Martin, F. N., & Clark. J. G. (2015). *Introduction to Audiology* (12th ed.). 허승덕 역(2016). 청각학개론(12판). 서울: 박학사.

제27장 선천성 난청의 조기 발견과 재활 과정

Oak, SueJin(Speech Pathology & Audiology, Flinders University);
Heo, SeungDeok, PhD(Daegu University) *

Chapter 27

Diagnosis and Intervention Procedure for the Child with Congenital Hearing Impairment

♋ ABSTRACT

대상은 자동화 이음향방사(automated otoacoustic emission: AOAE) 및 자동화 청성뇌간반응(automated auditory brainstem responses: AABR)을 이용한 청각선별과 청성뇌간반응(auditory brainstem responses: ABR)을 이용한 진단 검사로 양측 중등도 난청을 확인한 5세 남아이다. 아동의 형 또한 Connexin 26(Cx 26) 결함으로 양측 감각신경성 난청이 있으며, 생후 2개월부터 보청기를 사용하고 있다. 부모는 첫아이의 청력손실 발견과 중재 과정에서의 경험으로 둘째 아이의 청력손실을 조기에 발견하고 중재할 수 있었다. 이 예제는 선천성 난청 아동의 청력손실 조기 발견과 중재 그리고 부모의 지원 등의 과정을 고찰하는 데 목적이 있다.

---

* Oak, SJ; Heo, SD (2018). 선천성 난청의 조기발견과 재활 과정. In: 허승덕(2018). 청각학-프로젝트 기반 청각재활. 서울: 학지사.

Oak, SJ; Heo, SD (2018). Diagnosis and Intervention Proceduse for the Child with Congluital Hearing Impairment. In: Heo, SD (2018). *Audiology-project based audiological rehabilitation*. Seoul: HakJiSa.

♋ INTRODUCTION

The client was born by cesarean section at 39 weeks gestation, weighing 4460 grams at OO Medical Hospital on 3rd of October 2012. The Client is a 2nd child who was born with a hearing impairment and diagnosed as a bilateral moderate hearing loss as part of the Universal Neonatal Hearing Screening (UNHS) program on 15th of October. His older brother, who is two years older than him, has hearing loss as well. The client has been using Hearing aids (HAs) for over both ears since when he was 2-months of age. He attends weekly speech-language therapy to improve auditory, speech and language development.

This report briefly looks at the diagnostic procedure, intervention, the personal and family implications of having a child with a significant hearing loss, and the child's functions in different setting, in particular, communication.

♋ CASE

1. Family history

The client's older brother has a congenital bilateral moderate sensorineural hearing loss (SNHL) with the aetiology of Connexin 26 (Cx26) mutation (recessive) (Northern, & Downs, 2002). Cx 26 mutation causes a considerable portion of people with nonsyndromic sensorineural hearing loss. Cx 26 is a name of the protein made in the cochlear, coded genetically in our DNA but due to the insufficient levels of Cx 26, the cochlear is disrupted by high levels of potassium in the organ of Corti resulting to SNHL (Northern, & Downs, 2002). Thus, a 25% chance any further children would have the same mutation based on their carrier status. Cx 26 mutations are inherited from parents to offspring in an autosomal recessive pattern. This means that carriers, who have one normal gene and one mutated gene, do not have hearing loss, but 25% chance of having an affected child if both parents are a carrier as well.

2. Identification of Hearing Loss

2.1 Diagnosis

He was screened with a bilateral moderate hearing loss as part of the Universal Neonatal Hearing Screening (UNHS) program at birth. The screening newborn test used for him was automated otoacoustic emissions (AOAEs). AOAEs are a physiological test to measure sensory outer hair cell integrity. AOAEs are measured by presenting brief clicks or tone bursts to the ear through a probe, and it picks up directly emitted sound from the cochlear (Northern, & Downs, 2002). On 6th of October, 2012 the first AOAEs were conducted then the client was returned for a second AOAE test on 12th of October. He did not pass AOAEs, then he was referred for automated auditory brainstem responses (AABR) on 12th of October 2012, and he did not pass the test (AABR) and was referred on further audiological assessment (Martin &

Clark, 2015; Katz, 2011).

The client was seen on October 15, 2012, at, 00 Children Hospital to undertake auditory brainstem responses (ABR). ABR is electrophysiological test used to test the response of the brainstem to sound. Electrodes were attached to his scalp, and the electrical responses were recorded. This test was conducted using alternating tone pips presented via insert headphones to both ears at a rate of 39.1 pps. The client was tested during natural sleep and slept well throughout the testing. Wave V was identified at the following threshold levels shown in table 1.

Table 27-1 ABR thresholds

	500 Hz	1000 Hz	2000 Hz	4000 Hz
Left (dBnHL)	40	45	40	35
Right (dBnHL)	50	35	50	45

The ABR results indicated bilateral mild/moderate sensorineural hearing loss across all test frequencies. The results were very similar to the ABR results gained from his older brother. distortion product otoacoustic emission (DPOAE) testing between 2~5 kHz were absent bilaterally.

Tympanometry, using a 1000 Hz probe tone, revealed type A Tympanogram bilaterally, indicating healthy middle ear function. The above results are consistent with a mild-moderate SNHL bilaterally.

The results were discussed in details with the client's parents. And several referrals had been made by OO Children Hospital. The client had been referred to an ear nose and throat (ENT) specialist for assessment and management. Australian Hearing had been received of the client's hearing results for further information and counseling regarding his hearing loss and amplification options following ENT medical clearance. The office of non-government schools and services, also, has been notified of his hearing loss to discuss early intervention options.

2.2 The parents' perception of the process

When the client did not pass the newborn hearing screen, his parents were quite worried. As they knew that the cause of their 1st child's hearing loss was Cx 26 mutations, which are inherited from parent to child, and there was a 25% chance any further children of them. When the client was diagnosed with permanent hearing loss, although they were prepared for his diagnosis, they were apparently disappointed.

The client's parents said that they understood the diagnosis very well and relieved that the client's hearing loss was not worse than his brother. His mother mentioned that she had received beneficial information and advice from many health care services. The ENT specialist provided information about the client's ear conditions and management. Also the genetic specialist at 00 Children Hospital explained his condition related hearing, and how they needed to deal with his hearing loss (Boothroyd, 1982; DesGeorges, 2003).

She reflected as "During that time, we tried to only focused on the fact that he needed to go through with his hearing loss in his life and we thought a lot about what we could do for him." They felt that the processes of diagnosis for him were simple.

After ENT medical clearance of his ear, parents visited Australian Hearing to receive counseling on his hearing loss and amplification options. Soon after, they decided to use HAs for the client when he was two months old. Compared to his brother, it was quite earlier action. The mother explained that they did not have comprehension about the genetic condition when they had the first baby, but for the client, they were preparing for the possibility of hearing loss so that the client could start wearing HAs from very early stage.

3. Early intervention

Diagnosis of congenital hearing loss of infants is available by standardized methods. Successful early intervention includes HAs fitting in early infancy, and speech and language therapy (Roeser, & Valente, 2007).

Recent research suggested that early intervention for hearing loss before six months old are useful in avoiding developmental delays, which are common in children with congenital hearing impaired (Moeller, 2000; Yoshinaga-Itano, 2003). Furthermore, UNHS is successful in decreasing average age of early intervention for infants with a congenital hearing loss (Harrisonet al, 2004).

3.1 Bilateral hearing aids (HAs)

The client was fitted his first pair of HAs on the 23rd of November 2012. The HAs were binaural Phonak Nios S H2O III behind the ear style (BTE). BTEs put behind the pinna and place against the mastoid bone side, and the plastic tubing connects the hook of HAs to the ear mold. Smaller types of the BTE have been considered for comfort, safety and fit, so it is practical for small children. As young children continuously and quickly grow, the ear size grows dramatically as well. However, only the ear mold needs to be replaced (Heo. 2006; Valente,

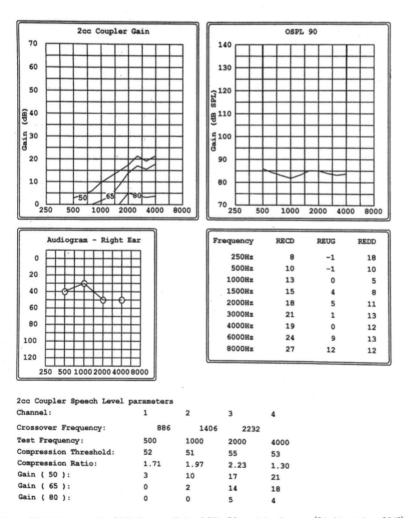

2cc Coupler Speech Level parameters

Channel:	1	2	3	4
Crossover Frequency:	886	1406	2232	
Test Frequency:	500	1000	2000	4000
Compression Threshold:	52	51	55	53
Compression Ratio:	1.71	1.97	2.23	1.30
Gain (50):	3	10	17	21
Gain (65):	0	2	14	18
Gain (80):	0	0	5	4

Figure 27-1 Right ear HA 2CC Coupler Gain, OSPL 90 and Audiogram (8th November 2012).

Hosford-Dunn, & Roeser, Eds, 2000). The aids were set with one listening program, automatic directional microphone, and the locked volume control. These settings were suggested for infants because switchable directional microphones are mostly useful for adults and older children, and infants are expected to have limited ability to manage volume

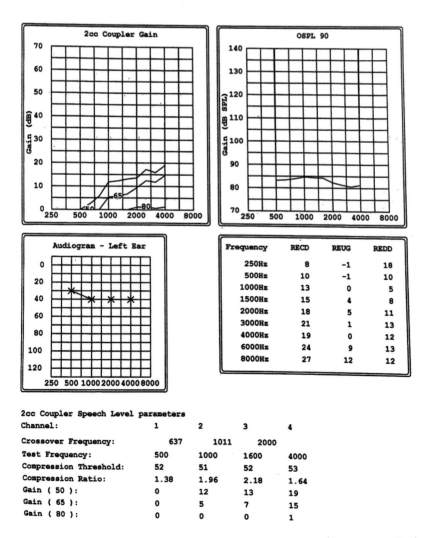

2cc Coupler Speech Level parameters

Channel:	1	2	3	4
Crossover Frequency:	637	1011	2000	
Test Frequency:	500	1000	1600	4000
Compression Threshold:	52	51	52	53
Compression Ratio:	1.38	1.96	2.18	1.64
Gain (50):	0	12	13	19
Gain (65):	0	5	7	15
Gain (80):	0	0	0	1

Figure 27-2 Left ear HA 2CC Coupler Gain, OSPL 90 and Audiogram (8th November 2012).

control (Dillon, 2001). The client's HAs were adjusted using coupler measurements with an excellent match to NAL-NL 2 targets achieved.

When HAs were fitted, he did not show a denial of wearing HAs and showed subtle responses for clapping and the audiologist's voice. Unfavourable reaction was not observed to loud sounds. During the appointment with his parents attending, the audiologist instructed on the management of the HAs including cleaning the ear mold, checking batteries and putting the HAs on, and encouraged to a gradual build-up of use during waking hours.

The client attended the follow-up appointment at Australian Hearing to review in six months. The mother reported that he got upset when listening but otherwise he was happy to wear HAs. And he responded well to all sounds at home, so she observed the differences aided from unaided. The client's ears had grown quickly, and then the ear moulds were loose in his ear leading to some feedbacks.

At four month of age, he was testing aided cortical auditory evoked potentials (CAEPs) as a measure of cortical function. Aided CAEPs were recorded to evaluate hearing aid fittings and experience-related plasticity associated with amplification while wearing his HAs (Chang et al., 2012). This test measures the brain's responses to sound by presenting the sounds at levels approximating soft, medium and loud speech inputs. Thus this test allows investigating whether a child is detecting the sound at those levels. The presented-speech sounds via a loudspeaker to the client were /m/, /g/ and /t/ which represent low, mid and high frequency speech sounds respective. The results showed that he was able to detect /m/, /g/ and /t/ speech sounds at medium conversational levels. However, /m/ response was absent at 55 dB SPL due to the presence of middle ear fluid. Inflammation of the middle ear is the most common diseases among during childhood (Northern, & Downs, 2002).

Table 27-2 CAEP testing Responses for Thresholds

Binaural Aided	/m/	/g/	/t/	
65dBSPL	Present	Present	Present	
55dBSPL	Absent	Present	Present	

At the age of six months, his mother reported that his progress was going well. He started repeating sounds and getting lively although he started to pull off mainly the left side of HA. 10th of April 2013, when he was seven months old, his mother had noticed that right side HA

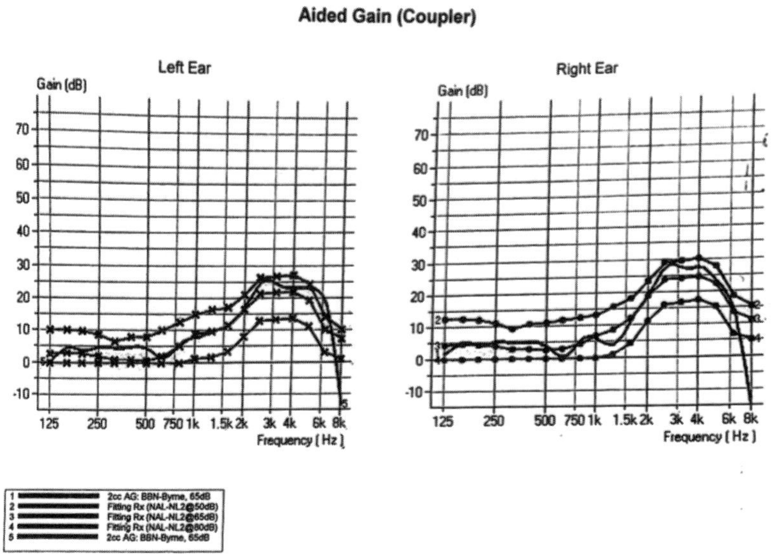

Aided Gain (Coupler)

Figure 27-3 Aided Gain (Coupler) left and right ear (9th May 2014).

did not work correctly. After checking by the audiologist, a lower gain was notice, and then HA was sent to the manufacturer to be repaired. Effective HAs for young children are possible with support and understanding of parents (Dillon, 2001).

3.2 Speech and Language

Plasticity of the brain is maximized during a critical period in developing children. The optimal theory proposes that early intervention is the key to language and speech development (Northern, & Downs, 2002). His mother is an English and Cantonese bilingual speaker as she migrated from Hong Kong then got married husband who can speak English only. She said that she only speaks English in daily life for their children because she believed that learning two languages at the same time would make them confused. However, their grandmother was not happy about that, as she could not communicate with her grandsons in Cantonese.

According to the previous research, children with hearing impairment have more difficulty acquiring two or more languages simultaneously (Karkovska, 2013), whereas, children with normal hearing have shown that linguistic milestones occur at similar stage in both mono and bilingual children (Green & Cohen, 2003). Although some studied suggested that children with hearing impairment acquire only one language (Douglas, 2011). Many studies have argued continuously that children with HAs can acquire a second language without delay effect on their mother tongue (Bunta, Douglas, Dickson, Cantu, Wickesberg, & Gifford, 2016).

3.3 Speech-Language Therapy

The client commenced weekly auditory verbal therapy (AVT) at 00 Centre when he was one month old. Some longitudinal studies of AVT found that progress in language development of hearing-impaired children (Hogan, Stokes, White, Tyszkiewicz, & Woolgar, 2008; Lim, & Simser, 2005). In December 2014, the client began weekly Speech and Hearing therapy and currently attends Children Centre two days a week.

3.4 Ear Nose and Throat (ENT) Specialist

By six month, the client's middle ear infection had been improved, but still, the result of Tympanogram showed type B in right ear. A Carer should be advised about immediate possible treatment to minimize negative result from Otitis Media (Kelly, Davis, & Hegde, 1994). The client was used to visit ENT specialist at 00 Hospital for regular check-up every half year. Routine regular medical examinations are crucial for children with hearing loss to monitor ear condition (Northern, & Downs, 2002).

However, since January 2016, the client did not attend for the regular check-up due to the inconveniences in which his mother had to make an appointment to see the ENT specialist, drive for 2 hours. Also, his mother was not satisfied with the session because it took only about 3 minutes. So now she just visits ENT occasionally when the client has some issues. The geographical location and role of stress are correlated with the possible individual parent satisfaction with intervention services (Gaitonde, 2008).

4. Child's current communication skills

According to the speech and language report on 18th November 2015, the assessments of Clinical Evaluation of Language Fundamentals Preschool 2 (CELF-P2) showed that his ability to receptive, expressive language, language content, structure and core language were within normal limits for a child his age. The Client's results are shown in Table 27-3. The CELF-P2 access children on a broad range of their language abilities, including receptive (comprehension and understanding), expressive language (spoken language to communicate), language content (the ability to interpret information presented verbally), structure (the ability to comprehend and produce grammatically accurate sentence structures) and core language (overall language abilities) (Wilcox, Gray, Guimond, & Lafferty, A2011). While client's language skills appear to be within normal limits, the speech therapist recommended that he receives speech therapy once a week to ensure his language skills do not deteriorate and minimize some gaps in his language acquisition.

Table 27-3 Results from Clinical Evaluation of Language Fundamentals Preschool 2 (CELF-P2)

Language Area	Standard Score	Percentile
Core Language	104	61
Receptive Language	108	70
Expressive Language	102	55
Language Content	103	58
Language Structure	106	66

5. Observations

When the client attended speech and language therapy, he was observed that he participated well the weekly session with enthusiastic and warm attitudes.

In childcare, he was sitting outside swinging on the swing pushing by him. He made the paper plane and played 'make believe' with toy pandas. He showed good understanding and response during conversation with others. But he did not initiate conversation with the other peers.

6. Management Strategies and Audiological Communication Plan

6.1 Childcare

Currently, he is attending childcare twice a week. It is important to provide the client with greater exposure spoken language in his daily life. Early age of entry to early intervention on verbal comprehension skills is beneficial for children with congenital hearing loss (Vohr, Topol, Girard, Pierre, Watson, & Tucker, 2012).

The client's primary carer reported that he did not initiate conversation with teachers and did not interact much with other peers. In general, he did not much reliant on his carer/supervisor, and it is observed that his behaviour was entirely independent. The qualities of childcare including class size, number of teacher and the ratio of children and adults are positively correlated with cognitive development and communication skills for children with hearing loss (Burchinal, Roberts, Nabors, & Bryant, 1996). The earlier age of entry to educational service contributes to receptive and expressive language development (Vohr, Topol, Girard, Pierre, Watson, & Tucker, 2012). The client will continue to attend childcare to have developmentally appropriate activities.

6.2 Speech Therapy and Management

The client will continue to attend the speech therapy, and he will visit the ENT surgeon when problems arise. It is also suggested that he participates in some structured group-based programs such as music groups or kinder gym to allow him to develop social skills in facilitated environment.

As the client is 4; 2 years old, at this point, several speech tests are available for him. Ling Six-Sounds Test applies to evaluate the effectiveness of HAs. It assesses audibility and recognition of each sound of from low frequency to very high frequency (Dillon, 2001).

Speech perception test can be conducted in noisy setting because young children with bilateral HAs still have difficulties in speech perception in difficult listening situation. For instance, speech perception test of consonants, the vowel-consonant-vowel (VCV) of monosyllables will be tested in background noise treated room (Zhang, Ching, Van Buynder, Hou, Flynn, Burns, & Wong, 2014). Moreover, Picture Naming test to evaluate expressive vocabulary development can be conducted. An expressive vocabulary test is a useful tool in evaluating language outcome (Kiese-Himmel, & Reeh, 2006). As expressive language ability provides whether the client has phoneme confusions. Once he is 5 or 6 years old, Pair–comparison tests can be attempted (Dillon, 2001).

6.3 Parental Management

His parents should know what would work in hearing–impaired children's daily life with good understanding regarding their children (DesGeorges, 2003). And this perspective is fundamental in finding effective support for HAs management including cleaning, caring and switching off HAs when necessary. Comprehensive parent education and ongoing support should be addressed for better understanding of HAs management (Munoz, Preston, & Hicken, 2014). Furthermore, parents should encourage children to accept continuous use of HAs and demonstrate benefits of use of the device (Dillon, 2001).

6.4 Regular Assessment and Monitor

Regular appointments with audiologist for assessment and ongoing monitoring are essential (Muñoz, Rusk, Nelson, Preston, White, Barrett, & Twohig, 2016). He will continue to see an audiologist for regular monitoring of his hearing change and programming of HAs. Wearing HAs do not guarantee whether the HAs are functioning adequately. It is recommended that child's HAs receive regular longitudinal examination and daily monitoring so that the incidence of HAs malfunction decreases (Heo, 2017).

6.5 FM System

The childcare where he is attending, there is one room has the FM system, but not in the general area thus it would be difficult to get proper auditory signal especially poor weather or all children are indoors in the general area due to the high level of background noise. FM system can be used not only in the room but also at general room in the childcare centre to minimize the background noise and increase speech perception (Anderson, & Goldstein, 2004). FM can be connected to his HAs to receive better signal of speech especially in noisy setting (Darai, 2000). It is also recommended that he uses FM system at school in the future to allow him to assimilate information by increased signal to noise, and minimized the negative distance effect (Gagné, 2001).

♋ CONCLUSION

He is developing well showing developmental milestones within expectation, and his speech production and language acquisition are in normal range limit compared to normal developing children. Health care team with audiologist, speech therapist, ENT, and childcare teachers have been co-operating to provide the best intervention for him. It is imperative that a team of specialists works together to manage children with hearing loss due to the complexity of nature of children with hearing impairment (Northern, & Downs, 2002). The client is expected that he will continuously achieve adequate language skills, improve speech intelligibility and communication skill with peers.

It will be expected that he will be able to commence school in 2017 however there will be a number of challenges for him in the classroom situation. Classroom teachers need to aware of his need and have good understandings how to use the FM system appropriately

🔊 References

Anderson, K. L., & Goldstein, H. (2004). Speech perception benefits of FM and infrared devices to children with hearing aids in a typical classroom. *Language, Speech, and Hearing Services in Schools, 35* (2), 169–184.

BaSpTh, D. D., FSPAA, L., & BSpThy, L. H. (2010). Is auditory-verbal therapy effective for children with hearing loss? *The Volta Review, 110* (3), 361.

Boothroyd, A. (1982). *Hearing impairments in young children.* Prentice-Hall.

Burchinal, M. R., Roberts, J. E., Nabors, L. A., & Bryant, D. M. (1996). Quality of center child care and infant cognitive and language development. *Child development,* 606–620.

Bunta, F., Douglas, M., Dickson, H., Cantu, A., Wickesberg, J., & Gifford, R. H. (2016). Dual language versus English - only support for bilingual children with hearing loss who use cochlear implants and hearing aids. *International Journal of Language & Communication Disorders.*

Chang, H. W., Dillon, H., Carter, L., Van Dun, B., & Young, S. T. (2012). The relationship between cortical auditory evoked potential (CAEP) detection and estimated audibility in infants with sensorineural hearing loss. *International Journal of Audiology, 51* (9), 663–670.

Darai, B. (2000). Using sound field FM systems to improve literacy scores. In: Advances for Speech-Language Pathologists and Audiologists.

DesGeorges, J. (2003). Family perceptions of early hearing, detection, and intervention systems: Listening to and learning from families. *Mental retardation and developmental disabilities research reviews, 9* (2), 89–93.

Dillon, H. (2001). *Hearing aids* (Vol. 362). Sydney: Boomerang press.

Douglas, M. (2011). Spoken language assessment considerations for children with hearing impairment when the home language is not English. *SIG 9 Perspectives on Hearing and Hearing Disorders in Childhood, 21* (1), 4–19.

Gaitonde, S. (2008). *A Survey of Parent Satisfaction about Services for Children with Pervasive Developmental Disorder.* ProQuest.

Gagné, J. P. (2001). Audiovisual–FM system is found more beneficial in classroom than auditory–only. *The Hearing Journal, 54* (1), 48–51.

Heo, S. D. (2006). *Rehabilitative Audiology: Cochlear Implant, Hearing Aids, Binaural Hearing.* Seoul: SigmaPress.

Heo, S. D. (2017). A Case Report of Delayed Identification of Hearing Loss and Hearing Aid Fitting Failure. *Journal of rehabilitation welfare engineering & assistive technology, 11* (3), 215–221.

Hogan, S., Stokes, J., White, C., Tyszkiewicz, E., & Woolgar, A. (2008). An evaluation of auditory verbal therapy using the rate of early language development as an outcome measure. *Deafness & Education International, 10* (3), 143–167.

Jackson, C. W., & Schatschneider, C. (2014). A rate of language growth in children with hearing loss in an auditory–verbal early intervention program. *American annals of the deaf, 158* (5), 539–554.

Karkovska, A. (2013). *Growing up Bilingual with Hearing Loss.*

Katz, J. (2011). *Handbook of clinical audiology.*

Kelly, B. R., Davis, D., & Hegde, M. N. (1994). *Clinical methods and practicum in audiology.* Singular.

Kiese–Himmel, C., & Reeh, M. (2006). Assessment of expressive vocabulary outcomes in hearing–impaired children with hearing aids: Do bilaterally hearing–impaired children catch up? *The Journal of Laryngology & Otology, 120* (08), 619–626

Lim, S. Y. C., & Simser, J. (2005). Auditory–verbal therapy for children with hearing impairment. *Ann Acad Med Singapore, 34* (4), 307–312.

Martin, F. N., & Clark, J. G. (2015). *Introduction to Audiology* 12th ed. (Trans) Heo, S. D. (2016). *Introduction to Audiology* 12th ed. (Korean). Seoul: Bakhaksa.

Munoz, K., Preston, E., & Hicken, S. (2014). Pediatric hearing aid use: How can audiologists support parents to increase consistency? *Journal of the American Academy of Audiology, 25* (4), 380-387.

Muñoz, K., Rusk, S. E., Nelson, L., Preston, E., White, K. R., Barrett, T. S., & Twohig, M. P. (2016). Pediatric Hearing Aid Management: Parent-Reported Needs for Learning Support. *Ear and Hearing, 37* (6), 703-709.

Northern, J. L., & Downs, M. P. (2002). *Hearing in children*. Lippincott Williams & Wilkins.

Roeser, R. J., & Valente, M. (2007). *Audiology-Diagnosis*. New York: Thieme, 2007.

Valente, M., Hosford-Dunn, H., & Roeser, R. J. (Eds.). (2000). *Audiology: Treatment*. New York, NY: Thieme.

Vohr, B., Topol, D., Girard, N., Pierre, L. S., Watson, V., & Tucker, R. (2012). Language outcomes and service provision of preschool children with congenital hearing loss. *Early human development, 88* (7), 493-498.

Wilcox, M. J., Gray, S. I., Guimond, A. B., & Lafferty, A. E. (2011). Efficacy of the TELL language and literacy curriculum for preschoolers with developmental speech and/or language impairment. *Early Childhood Research Quarterly, 26* (3), 278-294.

Yoshinaga-Itano, C. (2003). From screening to early identification and intervention: Discovering predictors to successful outcomes for children with significant hearing loss. *Journal of deaf studies and deaf education, 8* (1), 11-30.

Zhang, V. W., Ching, T. Y., Van Buynder, P., Hou, S., Flynn, C., Burns, L., & Wong, A. O. (2014). Aided cortical response, speech intelligibility, consonant perception and functional performance of young children using conventional amplification or nonlinear frequency compression. *International journal of pediatric otorhinolaryngology, 78*(10), 1692-1700.

용어해설

용어		해설
Ⅷ 뇌신경	8th cranial nerve	청신경 참고
Ad		고막운동도 참고
As		고막운동도 참고
bimodal		대칭성 및 비대칭성 양측성 난청에서 보청기 사용은 신호처리 시간 등이 같은 방식의 보청기를 사용하는 것이 양이 청취 이득을 얻는 데 유리하다. 청력의 차이 등 여러 가지 이유로 두 귀 각각에 다른 방식의 보청기를 사용할 수 있는데 이러한 경우 사용하는 용어이다. 한 귀는 인공와우로 듣고, 나머지 한 귀는 개인 휴대용 보청기로 듣는 것이 대표적인 bimodal 양이 청취 방식이다.
C5 dip		C는 다장조음계(C-scale)를, 숫자는 음정(octave)을 의미한다. 음정은 '0'이 125 Hz를, 1은 250 Hz, 2가 500 Hz, 3이 1,000 Hz, 4가 2,000 Hz, 5가 4,000 Hz, …를 각각 의미한다. 따라서 C5 dip은 4,000 Hz 영역의 가청 역치만 계곡처럼 낮아졌다는 것을 의미한다.
click		순간적으로 마찰하는 매우 짧은 소리를 이르는 용어이다. 100~300 μs 정도로 매우 짧아서 청신경 흥분을 효과적으로 유발시킬 수 있다. 그러나 지속시간이 없어서 주파수 특성이 없다. 대체로 1,000~4,000 Hz 대역의 청신경반응을 유발시킨다.
CROS	contralateral routing of signal	편측성 또는 청력의 차이가 큰 비대칭성 난청에서 청력손실이 심한 귀의 보청효과를 기대할 수 없을 때 사용할 수 있는 보청기이다. 송화기(microphone)를 난청이 심한 쪽으로, 수화기를 청력이 좋거나 청력손실이 적은 쪽으로 장착하여 듣는다.

dB HL	decibel hearing level	젊고 건강한 성인들에게 주파수마다 음압단위(dB SPL)의 순음 가청 역치 평균을 구하여 정상 청력(0 dB HL)을 정하고, 이 값을 기준으로 조절하는 데시벨 단위이다. 수화기 종류마다 기준이 다르며 TDH 50 기도 수화기의 경우 1,000 Hz, 0 dB HL은 7.5 dB SPL에 해당한다.
dB nHL	decibel normal hearing level	dB HL과 같으나 소리를 순음 대신 지속시간이 매우 짧은 click이나 톤 버스트(tone burst)를 사용하여 구한 정상 청력 (0 dB nHL)을 기준으로 조절하는 데시벨 단위이다. click을 사용하는 경우 0 dB nHL은 28.28 dB peSPL(peak equivalent sound pressure level)에 해당한다.
dB SNR	decibel signal-to-noise ratio	신호 대 잡음비 참고
dB SPL	decibel sound pressure level	소리는 공기 중에서 압력으로 작용하는데, 이 압력을 기준으로 정한 dB 단위이다. 0 dB SPL은 단위면적($1cm^2$)에 20 μPa(0.0002 dyne) 압력이 가해지는 것을 뜻한다.
dichotic		서로 다른 소리를 두 귀에 교대로 또는 동시에
diotic		동시에 두 귀로
FM 보청기	FM hearing aid	청각 보조 장치의 하나. FM 신호로 청각 정보를 전달하며, 사용자의 활동을 제한하지 않은 장점이 있으나 전파의 혼선이 있을 수 있다.
Ling 6 음소 검사	Ling 6 test	회화 음역과 보통 말소리 크기를 잘 대변하는 '아' '이' '우' '음' '쉬' '스'의 음소 청취 여부를 확인하는 청각선별 검사
roll-over		어음 강도를 올려 주면서 구한 어음이해도는 빠르게 최댓값에 도달한 후, 이 값을 유지한다. 만약 신경병리가 있으면 최댓값에 도달하였다가 어음이해도가 다시 낮아지기도 하는데, 이렇게 강도를 높이면 다시 낮아지는 현상을 말한다. 신경병리를 의심할 수 있다.
가변 순음청력 손실 평균	variable pure tone average: VPTA	주파수마다 가청 역치 변화가 큰 경우, 2 PTAs 또는 3 PTAs 등의 순음청력손실 평균은 난청자의 불편을 대변하지 못한다. VPTA는 이를 보완하기 위하여 500 Hz, 1,000 Hz, 2,000 Hz, 4,000 Hz의 가청 역치 중에서 청력손실 심한 세 개 주파수 평균으로 계산하고, 청력손실로 난청자가 의사소통 중에 느낄 수 있는 불편의 정도를 예측한다.
가청 범위	dynamic range: DR	청각기관이 들을 수 있는 가장 작은 크기부터 불편을 느낄 수 있는 매우 큰 소리까지의 강도 범위이며, dB로 표시한다. 청력이 정상이고 청각민감증이 없다면 100 dB 이상이다.

가청 음역	audible range	청각기관이 들을 수 있는 가장 낮은 주파수부터 가장 높은 주파수까지의 범위를 말하며, 젊고 건강한 성인의 경우 20 Hz부터 20,000 Hz까지이다.
가청 역치	hearing threshold level	개체가 들을 수 있는 가장 낮은 소리 강도이다. 순음청력검사와 어음청력검사 등의 가청 역치는 자극을 50% 이상 들을 수 있는 가장 낮은 강도이다. 청력은 5 dB 단위로 검사하기 때문에 실지로는 50~80% 반응강도로 나타난다.
간이 정신 상태 검사	mini-mental state examination: MMSE	지남력(시간, 장소), 기억, 주의력, 계산, 기억 회상, 언어 및 시공간 구성 등으로 간단한 인지 기능을 평가하는 검사
감각성 난청	sensory hearing loss	난청 성질 참고. 미로성 난청과 동일
감각신경성 난청	sensorineural hearing loss: SNHL	난청 성질 참고
경구개음화	palatalization	경구개음이 아닌 음소를 경구개음으로 대치
경도 난청	mild hearing loss	청력손실 정도 참고
경청	listening	의식을 집중하여 소리를 듣고 이해하는 심리생리학적 능력
고도 난청	severe hearing loss	청력손실 정도 참고
고막운동도	tympanogram	외이도에 특정 자극음(226 Hz, 85 dB SPL)을 들려주고 압력을 달리할 때마다 중이로 진행되는 소리 에너지 정도를 분석한 그림이다. 가로축을 압력, 세로축을 전도량으로 하는 좌표에 그리며, A형, B형, C형, D형, E형 등이 있다. A형과 C형은 정적 탄성을 기준으로 Ad 또는 Cd, As 또는 Cs로 추가로 분류한다. d는 dip 또는 discontinuity로 정적 탄성이 정상보다 크고, s는 smooth로 정적 탄성이 정상보다 작다. 외이도 용적(ear canal volume), 정적 탄성(static compliance), 중이강 압력(peak pressure) 등을 관찰한다. 외이도 용적은 외이상태, 고막 천공 여부, 천공성 중이염에서 중이강 내부 상태 등을 예측할 수 있고, 정상범위는 0.5~1.5 cc 정도이다. 정적 탄성은 이소골연쇄의 탈구나 고착 등의 상태를 예측할 수 있으며, 정상범위는 0.3~1.2 cc 정도이다. 중이강 압력은 이관의 상태를 예측할 수 있으며, 정상범위는 -100 daPa보다 양압이다.
고막운동성 계측	tympanometry	고막운동도를 구하는 검사. 고막운동도 참고
골도 검사	bone conduction test: BC	순음청력검사 참고

골도 보청기	bone conduction hearing aid	골도 진동자를 통해 두개골을 진동시켜 증폭음을 내이로 직접 전달하는 방식의 보청기
골도 이식기	bone anchored hearing aid: BAHA	이식형 보청기 참고
공명 손실	insertion loss	외이도에 보청기나 귀꽂이를 꽂았을 때 생기는 외이의 공명 손실
과대 난청	exaggerated hearing loss	실지 청력보다 더 나쁘게 들리는 것으로 표현하는 것
과대비성	hypernasality	말을 산출하는 동안 구강과 비강이 분리되지 못하여 콧소리가 과한 상태
교정 청력	aided hearing	보청기를 착용하고 구한 청력
구강 조음 선별 검사	oral speech mechanism screening examination - revised: OSMSE	입술, 혀, 턱, 치아, 경구개, 연구개, 인두, 호흡 기능 및 교호운동 등 구강 조음 기관의 구조와 기능 이상을 선별하는 평가 도구
구문 의미 이해력 검사	Korean oral syntax expression comprehension test: KOSECT	4세부터 9세 사이를 대상으로 구문 의미 이해력을 평가하는 도구이며, 문장을 들려주고 내용을 이해하는지를 살펴본다. 문법 형태소 이해, 구문 구조 이해, 의미 이해 등으로 구성된다.
구어 사용 척도	meaningful use of speech scale: MUSS	전반적 구어 말 명료도 평가 도구로 말소리를 의사소통에 얼마나 효과적으로 사용하는지를 부모 설문을 통해 평가한다.
국립보건원 뇌졸중 척도	Korean version of the National Institutes of Health stroke scale	뇌졸중 후 장해의 정량적 측정에 사용된다. 급성 뇌졸중 환자의 신경학적 상태를 평가하는 도구. 의식 수준, 응시, 시야, 안면신경마비, 사지근력, 운동실조, 감각, 언어, 구음장애, 무시, 상지의 원위부 운동 등 모두 14개 항목을 평가한다.
국립특수교육원 말지각 발달 검사	Korea national institute for special education- developmental assessment of speech perception: KNISE-DASP	청력에 따른 말지각 평가 도구로 청능훈련목표 설정과 실행의 기초 자료 획득에 이용된다. Ling 6, 자모음, 단어패턴인지, 단어인지, 문장인지, 문장이해, 문장기억·순서화, 이야기 이해 등 모두 여덟 가지 항목을 평가한다.
귀걸이형	behind the ear: BTE	갈고리 모양의 보청기를 이개 상부에 걸고, 귀꽂이를 이용하여 증폭음을 외이도 내부로 전달하는 보청기의 한 종류이다.

귀꽂이	ear mold, ear mould	귀걸이형(behind ear type: BTE) 보청기 등을 이개에 고정하고, 수화기에서 출력되는 증폭음향을 외이도 내부로 전달하기 위한 장치. 환기구(vent)를 이용하여 저음역, 저항체(damper)를 이용하여 어음역, 도음관(tube)을 이용하여 고음역 음향 특성을 조절할 수 있다.
급추형	abrupt pattern, sharply slop pattern	청력도 양상 참고
기계-전기 변환	mechano-electrical transduction	유모세포 운동이 생체 전기 에너지로 변환하는 것을 표현하는 용어
기도 검사	air conduction test: AC	순음청력검사 참고
기도 보청기	air conduction hearing aid	증폭기로 증폭한 소리를 수화기가 소리로 바꾸어 외이도 내부로 전달하는 방식의 보청기
기도-골도 차이	air-bone gap	기도와 골도 가청 역치의 차이를 말하며, 이 차이가 클수록 외이 및 중이 손상이 크고 전음성 난청 정도도 심해진다.
기초 학습 기능 수행 평가	basic academic skills assessment: BASA	학습능력과 수행정도를 평가하는 검사로 정보처리, 셈하기, 읽기, 쓰기의 하위 영역이 있다.
깔대기 효과	pop bottle effect	비노출 외이도형(completely in the canal: CIC) 보청기를 외이도 내부에 삽입하면 이개강과 외이도 입구 일부가 깔대기 모양을 이루면서 공명 이득을 얻을 수 있는 효과
난청 성질	type of hearing loss	청력손실이 청각기관 어느 부분의 손상에 의한 것인가를 구분하는 용어. 전음성, 감각성(미로성), 신경성(후미로성), 감각신경성, 혼합성, 중추성 난청 등으로 구분한다. 전음성 난청은 외이나 중이가 손상되어 나타나는 난청으로 골도 청력이 정상 범위에 있고, 기도 청력이 손실된다. 기도-골도 차이가 10~15 dB 이상 커진다. 감각성 난청은 와우 유모세포 등이 손상되어 나타나는 청력손실이다. 기도-골도 차이가 없다. 신경성 난청은 8번 뇌신경(청각, 전정 신경) 손상에 의한 청력손실이다. 기도-골도 차이가 없다. 감각신경성 난청은 순음청력검사만으로는 감각성과 신경성을 구분할 수 없어 생긴 용어이다. 중추성 난청은 대뇌영역의 손상으로 생긴 청력손실이며, 실지로는 청력손실로 보지 않는다.

노인성 난청	age related hearing loss, presbycusis	노화가 원인인 난청으로 중이, 내이, 청신경 퇴행 등이 복합적으로 작용하여 발생한다. 신경연접속도가 둔화하기 때문에 말을 크게 하는 것보다 천천히 하는 것이 말-언어 이해에 유리하다.
농	deafness	청력손실 정도 참고
뇌졸중	cerebral apoplexy, brain stroke	뇌기능에 부분적 또는 전체적으로 장애가 빠르게 발생하여 상당 기간 지속되는 것
누가현상	recruitment phenomenon	유모세포 손상이 원인인 감각성(미로성) 난청에서 나타나는 특징적 현상으로 역치상 소리 크기 변화를 비정상적으로 예민하게 감각한다.
다중 기억장치	multi memory	보청기는 음향 이득과 출력 음압, 압축비 등의 여러 가지 조절 조건을 결정하고 이를 보청기에 내장된 기억장치에 저장하여 증폭한다. 우리는 조용하기도 하고, 다소 소란스럽기도 하고, 매우 시끄럽기도 한 다양한 환경에서 생활하는데, 보청기를 조용한 환경에서 사용할 수 있도록 조절하였다면 소란스러운 곳에서는 잡음 때문에 듣는 것이 매우 불편할 수 있다. 보청기는 음향 특성을 여러 환경에 맞춰 여러 개로 조절하고 각각을 다른 기억장치에 저장할 수 있는데, 이러한 기능을 다중 기억장치라고 한다.
단음절, 강약격 다음절 낱말 검사	monosyllabic trochee polysyllabic word: MPT	단음절 및 강약격 다음절 낱말 확인 능력 평가 도구
대칭성 난청	symmetric hearing loss	두 귀의 가청 역치가 주파수마다 같거나 어음이해도가 같은 청력손실
도음관	tube	보청기 수화기는 전기 신호를 음향 신호로 변환하는데, 이렇게 변환된 소리를 외이도 내부로 전달하는 관이며, 보청기나 귀꽂이는 직경이 2 mm 이내인 관을 사용한다.
독순	lip reading	입술 동작을 살펴 화자의 대화를 읽는 것을 의미하는 용어. speech reading이라고도 한다.
돌발성 난청	sudden deafness	최근 3일 이내에 연속 3개의 주파수에서 가청 역치가 30 dB 이상 나빠진 감각신경성 난청을 말한다.
동화	assimilation	한 음소가 인접한 음소의 특징에 따라 달라지는 음운 변동
되울림	howling, acoustic feedback	증폭기가 증폭한 소리가 수화기에서 출력된 후, 다시 송화기로 들어가면서 생기는 고주파수의 강한 소음
두영 효과	head shadow effect	음원 방향에 따라 반대쪽으로 생기는 그림자. 두 귀에 도달하는 소리의 시간과 강도에 차이를 생기게 하여 음원의 방향을 판단하는 데 기여한다.

듣기	hearing	의미 이해와 관계없이 청각기관이 들을 수 있는 생리적 능력
등골근 반사 역치	acoustic reflex threshold: ART stapedical reflex threshold	stapedical reflex threshold라고도 한다. 등골근은 중이에 있는 두 개의 근육 중 하나로, 70~90 dB HL의 강한 소리에 반사적으로 수축하여 청신경을 보호하는 역할을 한다. 등골근 반사 역치는 반사를 유발하는 가장 낮은 음 강도를 말한다.
디지털 보청기	digital signal processing(DSP) hearing aid	소리를 디지털 변환기로 변환하여 원하는 방식으로 증폭한 후 아날로그 변환기로 변환하여 수화기로 출력하는 방식의 보청기
말 늦은 아동	late talker	청력손실, 신경학적 결함, 인지적 문제, 정서적 문제, 행동 문제 등이 없으나 표현 어휘 검사에서 10%ile 또는 −1SD 미만의 아동으로 18~23개월인 경우 표현 어휘가 10개 미만 또는 24~36개월인 경우 표현 어휘가 50 미만이거나 두 단어 조합이 나타나지 않는 아동
맹검법	blinded study, blinded experiment	연구에 관한 상세한 정보를 대상자가 미리 알고 있을 경우 생기는 영향을 배제하기 위하여 연구를 마칠 때까지 특정한 정보를 알려 주지 않고 하는 연구
메니에르병	Méniére's disease	청력손실, 어지러움, 이충만감, 이명 등을 동반하는 병이다. 원인으로 내림프수종(endolymphatic hydrops)을 의심하고 있다. 와우 내 림프의 압력이 높아지면 소리 에너지인 파동 전달도 둔해지는데, 파동 전달은 난원창에서 가까운 기저부보다 첨부에서 크게 둔화되어 저음역 청력손실이 크다.
모음 정확도	percentage of vowel correct: PVC	바르게 조음한 모음을 백분율로 표시하여 정확한 목표 모음 산출 능력을 평가하는 도구
목표 교정 청력	target aided hearing	보청기 음향 이득과 실이에서 음향 특성 등을 고려하여 특정 보청기를 사용하였을 때 얻을 수 있을 것으로 예상되는 교정 청력의 목표 값
무반응	scale out	청각학적 평가에 사용되는 장비가 낼 수 있는 최대 자극 강도에서도 반응을 하지 않을 때 사용하는 용어이다.
무발화	nonverbal	구어 행위가 없는 것
무지향성 송화기	omnidirectional microphone	모든 방향에서 오는 소리를 동일한 감도로 받아들이는 송화기
미로성 난청	cochlear hearing loss	난청 성질 참고. 감각성 난청과 동일
미세 난청	slight hearing loss	청력손실 정도 참고
반응적 상호작용 전략	responsive-teaching: RT	아동 발달의 핵심을 가족으로 보고 아이와 부모가 함께 성장할 수 있도록 하는 가족중심 상호작용 전략

발살바법	Valsalva maneuver	귀가 막히는 듯한 느낌을 완화시키기 위해 입과 콧구멍을 막은 상태로 배에 힘을 주어 숨을 뱉어 내려고 하는 동작을 말한다.
방향성 송화기	directional microphone	송화기가 향하고 있는 방향의 소리를 높은 감도로 받아들이는 송화기. 지향성 송화기라고도 한다.
베르니케 실어증	Wernicke's aphasia	뇌 좌반구 측두엽과 후두엽 근처에 위치하는 청각 중추인 베르니케 영역이 손상되어 다른 사람의 말을 이해하지 못하는 실어증
변조 이음향 방사	distortion production otoacoustic emission: DPOAE	이음향방사 참고
보기 없는 검사	open set	어음 검사에서 사전에 보기를 알려 주지 않고 시행하는 검사
보기 있는 검사	closed set	어음 검사에서 사전에 보기를 알려 주고 시행하는 검사
보완대체 의사소통	augmentative and alternative communication: AAC	말이나 글로 의사를 표현하기 어려운 경우 의사소통 능력을 개선하기 위해 사용하는 그림, 기호, 몸짓 등 대체 가능한 방법과 도구
보일의 법칙	Boyle's law	기체의 압력과 공간의 부피가 서로 반비례한다는 법칙. 같은 압력을 줄 경우 부피가 작아질수록 압력은 높아진다. 보청기는 크기가 작고 깊이 삽입할수록 고막쪽 외이도 공간이 좁아지기 때문에 음압이 상승하는 효과를 얻을 수 있다.
복청	diplacusis	두 귀의 청각 정보 전달 시간 등이 달라서 하나인 소리를 두 개로 나누어 듣는 현상
불쾌 청취 강도	uncomfortable loudness level	소리 크기가 통증에 이르지는 않지만 지나치게 커서 불편을 느끼는 강도. 청력이 정상이고 청각민감증이 없다면 100 dB HL 이상이다.
비노출 외이도형	completely in the canal: CIC	주문형 귀속형 보청기의 일종으로 외이도 골부 일부까지 깊숙이 삽입한다. 잔류 외이도 용적이 작아서 이득이 크고, 이개강과 외이도 입구의 공명을 이용할 수 있는 장점이 있다.
비단어	nonword	철자 조합은 가능하지만 실제 사용되지 않는 단어
비대칭성 난청	asymmetric hearing loss	두 귀의 가청 역치가 주파수마다 30 dB 이상 차이가 있거나 어음이해도가 20% 이상 차이가 있는 청력손실
비음화	nasalization	비음이 아닌 음소를 비음으로 대치
삼출성 중이염	otitis media with effusion	이관 기능 부전이 원인이며, 고막은 손상되지 않고 중이강 내부에 삼출액이 고이는 중이 질환
상승형	ascending pattern	청력도 양상 참고

상징놀이	symbolic play	사물이나 대상을 특정 사물로 상징화하여 표현하는 놀이
서랍형	in the drawer	보청기 이득이나 출력 음압 등이 청력손실 특성에 맞지 않아 사용하지 않는 모든 종류의 보청기를 말한다.
서비스 영역	serviceable range	사람의 말소리를 장시간 녹음하여 다양한 음소들의 분포도를 그린 그림을 어음분포도(long term average speech spectrum: LTASS)라고 한다. LTASS는 작은 말소리(softest speech energy), 보통 말소리(average speech energy), 큰 말소리(loudest speech energy)가 나타나는데, 적어도 보통 크기까지는 들을 수 있다고 가정하여 정한 범위이다. 서비스 영역은 40 dB HL 이내 이며, 청력이 이 범위에 있으면 조용한 환경에서 마주 보고 보통 크기로 이야기하면 대화가 가능하다고 본다. 그러나 경쟁 잡음이 있거나 마주 보지 않으면 듣지 못할 수 있다. 과거에 40 dB HL 이상을 난청(hard of hearing)으로, 고함소리인 80 dB HL 이상을 농(deafness)으로 정의한 것은 이와 관련이 있다.
서울 신경 심리 검사	Seoul neuropsychologic screening battery: SNSB	기억, 언어 장애, 시공간 능력 저하가 연령에 따른 저하인지, 병적 저하인지를 평가하는 검사
선 반응 요구 후시범		목표 언어 시범을 보여 주기 전에 자발적으로 반응할 기회를 요구한 다음 시범을 보여 주는 행위
선천성 난청	congenital hearing loss	유전, 임신 중 감염 및 약물 등의 원인으로 출생 당시부터 가지고 있는 청력손실
선형 증폭기	linear amplifier	보청기 송화기로 들어가는 소리 크기 변화와 수화에서 나오는 소리 크기 변화가 비례하는 방식의 증폭기
소음계	sound level meter	소음을 마이크로 받아 크기를 물리량으로 표시하는 장치. 사람의 청각 특성을 고려한 A, B, C 등의 보정회로가 있다.
소음성 난청	noise induced hearing loss: NIHL	강한 소음으로 유모세포가 손상되어 생긴 난청. 진행 단계에 따라 일과성 역치상승(temporary threshold shifts: TTS)과 영구적 역치상승(permanent threshold shift: PTS)으로 구분하고, 소음원에 따라 직업성 소음성 난청(occupational NIHL)과 여가성 소음성 난청(recreational NIHL)으로 구분한다.
수용 · 표현 어휘력 검사	receptive & expressive vocabulary test: REVT	2.6세부터 16세 사이를 대상으로 수용 어휘 및 표현 어휘 발달을 또래와 비교할 수 있는 평가 도구

수평형	flat pattern	청력도 양상 참고
순음 소실	tone decay	청각 피로(auditory fatigue)로 1분 동안 들려준 소리를 듣지 못하고 사라지는 정도. 1분 동안 들려준 소리를 몇 초 정도 들었는지와 5 dB 단위로 크게 하여 어느 정도 올렸을 때 1분 동안 들을 수 있는지를 검사로 확인한다.
순음청력도	pure tone audiogram	순음청력검사에서 기도 검사와 골도 검사로 구한 주파수마다의 가청 역치를 가로축을 주파수, 세로축을 음강도로 한 좌표에 공통된 기호로 표시한 그림. 청각학은 물론 언어병리학, 특수교육학, 이과학, 예방의학, 소아과학 등 관련 분야 전문가들이 함께 공유하기 위하여 표준화되었다.
순음청각선별	pure tone screening	대중에서 난청 의심자를 찾기 위해 시행하는 간편 순음청력검사. 순음청력검사와 달리, 1,000 Hz와 4,000 Hz 또는 1,000 Hz, 2,000 Hz, 4,000 Hz의 기도만을 검사한다.
순음청력검사	pure tone audiometry: PTA	125 Hz 또는 250 Hz부터 500 Hz, 1,000 Hz, 2,000 Hz, 3,000 Hz, 4,000 Hz, 6,000 Hz, 8,000 Hz의 소리를 들려주고, 50% 이상을 듣는 가장 작은 강도(가청 역치)를 찾는 검사이다. 헤드폰, 삽입형 수화기, 스피커 등으로 소리를 들려주는 기도 검사(air conduction test)와 골도 수화기로 소리를 들려주는 골도 검사(bone conduction test)가 있다. 정상청력은 0 dB HL이며 가청 역치의 정상범위는 언어 습득 및 학령기 아동의 경우 15 dB HL 이내, 언어를 습득한 성인의 경우 25 dB HL 이내이다.
순음청력손실 평균	pure tone average: PTAs	어음역에 포함되는 검사주파수를 이용하여 구한 가청 역치의 평균값이다. 500 Hz, 1,000 Hz, 2,000 Hz를 기본으로 사용하고 3,000 Hz나 4,000 Hz 의 가청 역치를 선택하여 평균을 계산하기도 한다. 2분법(two frequency method: 2 PTAs), 3분법(3 PTAs), 4분법(4 PTAs) 등이 있다.
신경성 난청	neural hearing loss	난청 성질 참고. 후미로성 난청과 동일
신호 대 잡음비	signal-to-noise ratio: SNR	잡음과 신호의 차이를 말한다. 예를 들어, 신호가 15 dB SPL이고, 잡음이 10 dB SPL이라고 한다면 이 두 값의 차이인 5 dB이 신호 대 잡음비이다.
실어증 지수	aphasia quotient: AQ	한글 실어증 검사(K-WAB) 하위 영역인 스스로 말하기, 알아듣기, 따라 말하기, 이름대기의 점수를 말한다.

실이 계측	real ear measurement: REM	보청기의 이득을 난청자가 실지로 착용한 상태에서 구하기 위해 시행하는 검사. 음압 측정용 송화기 끝에 직경 1 mm 정도의 매우 가는 관을 달고, 이관 끝이 고막 가까이 1 cm 이내까지 도달하도록 외이도에 삽입하여 음압을 측정한다.
실이 삽입 이득	real ear insertion gain: REIG	보청기를 사용하여 얻은 실질적인 이득을 말한다. 보청기를 착용하고 스위치를 끈 상태와 켠 상태에서 구한 주파수 마다의 이득 차이이다.
실이 외이도 응답	real ear unaided response: REUR	실이 계측용 탐침을 고막 1 cm 가까이 외이도에 삽입하고 구한 주파수 응답 곡선, 외이 공명을 측정할 수 있다.
실이 외이도 이득	real ear unaided gain: REUG	이개, 이개강, 외이도 등 외이와 머리 및 몸통의 간섭을 받아 외이도에서 생긴 공명 이득 값
실이 증폭 반응, 실이 교정 반응	real ear aided response: REAR	보청기를 착용한 상태에서 주마수마다 출력 음압을 기록하는 검사
실이 증폭 이득	real ear aided gain: REAG	보청기를 착용하고 스위치를 켠 상태에서 구한 실이 주파수 응답 곡선에서 입력음압을 뺀 나머지 값
실이 포화 응답	real ear saturation response: RESR	보청기를 착용하고 음량을 최대로 한 후, 주파수마다 90 dB SPL의 소리를 들려주어 출력 음압을 기록하는 검사
아데노이드 절제술	adenoidectomy	편도 절제술 참고
아동용 발음 평가	assessment of phonology and articulation for children: APAC	만 3세부터 취학전 아동의 조음 움운 능력을 평가하는 도구. 발음한 말소리의 수와 종류, 오류 양상 등을 단어 수준 및 연결 발화 수준에서 평가하는 도구
아동중심기법		아동의 관심이 어디에 있는지를 살피다가 그 물건이나 행동에 같이 참여하면서 적절한 언어를 시범으로 보여주면서 치료하는 기법
압력조정관	pressure-equalizing tube: PE tube	고막으로 밀폐된 중이강은 이관을 통해서 내부 공기를 환기하고 노폐물을 배출한다. 그러나 상기도감염 등으로 이관이 막히면 중이강에 삼출액이 고이고 염증이 발생한다. 이관이 막힌 경우 이를 대신하여 중이강을 환기할 수 있도록 고막에 설치한 관을 압력조정관이라 한다.
양이 간섭	binaural interaction	두 귀가 들은 소리는 뇌간 영역에서 여러 번 방향을 바꾸면서 진행한다. 이 과정에서 각각의 귀를 통해 들어온 정보들이 서로 간섭하는 현상. 양이 간섭은 잡음처럼 일정하지 않은 소리를 줄이고, 음성언어와 같은 일정한 소리는 크게 하여 긍정적 효과를 얻을 수 있다.

양이 강도 차이	interaural intensity difference: IID, interaural level difference: ILD	음원의 소리가 두 귀 각각에 도달하는 강도의 차이를 말한다. 소리는 파장이 두개골의 크기보다 짧으면 반대쪽으로 전달되지 않고 사라진다. 만약 입사각 90°(오른쪽)에서 소리가 발생한 경우 파장이 두개골 크기보다 짧은 고주파수(약 2,000 Hz 이상) 소리는 왼쪽으로 진행하지 못한다. 따라서 소리 강도는 두 귀 사이에서 차이가 생긴다. 이 차이는 소리 방향을 인지하는 단서로 사용한다.
양이 균형	binaural loudness balance	두 귀가 같은 주파수의 소리를 같은 크기로 느끼는 것
양이 시간 차이	interaural time difference: ITD	음원의 소리가 두 귀 각각에 도달하는 시간(위상)의 차이를 말한다. 소리의 파장이 두개골 크기보다 길(약 2,000 Hz 이하) 경우 감쇠는 일어나지 않지만 거리가 달라 도달하는 시간도 달라진다. 두 귀 사이의 시간 차이는 파장이 두개골 크기보다 긴 주파수 소리의 방향을 인지하는 단서로 사용한다.
양이 위상 차이	interaural phase difference: IPD	양이 시간 차이 참고
양이 진압 효과	binaural squelch effect	뇌간 영역에서 두 귀로 들어 온 신호 중 일정하지 않는 잡음을 서로 간섭하여 줄여 주는 효과
양이 합산	binaural summation	두 귀로 소리를 들을 때 얻을 수 있는 증강 효과. 양이 합산에 의한 증강은 역치 범위에서 2~3 dB, 편안한 크기 범위에서 6 dB, 불쾌 강도 범위에서 9 dB 정도이다.
어음이해도	speech discrimination score: SDS	피검자가 가장 편안하게 듣는 어음 강도에서 25개 또는 50개의 1음절 낱말을 불러 주어 올바르게 응답한 백분율. '어음인지도(speech recognition score)'라고도 한다. 편안한 어음 강도에서 검사한 후 불쾌감을 느끼지 않는 충분히 강한 크기에서 검사하여 후미로성 병변 유무를 선별하기도 한다.
어음청력검사	speech audiometry	어음청취역치, 어음이해도 참고
어음청취역치	speech reception threshold: SRT	speech recognition threshold라고도 한다. 음절낱말을 충분히 들을 수 있는 크기부터 들려주면서 50% 이상을 이해하는 가장 낮은 강도를 구하는데, 이 값이 SRT이다.
언어 이해 인지력 검사	The bangs receptive checklist	3~5세 11개월의 학령 전기 언어 이해 및 인지를 평가하는 도구. 문항은 대명사, 부정어, 크기, 위치, 색, 수, 남녀, 비교, 분류, 시제, 단·복수, 의문사, 사물기능 등으로 구성되어 있다.

여가성 소음성 난청	recreational noise induced hearing loss	소음성 난청 참고
역치상 검사	suprathreshold test	가청 역치를 구한 후, 역치보다 큰 소리를 이용하여 시행하는 검사. 역치상 크기 균형 검사, 쾌적 청취 강도 검사, 불쾌 청취 강도 검사 등이 있다.
음량 크기 균형	loudness growth function	역치보다 높은 소리를 일정하게 높여 주었을 때 청취자가 느끼는 크기 변화 특성. 역치 범위와 불쾌 강도 범위에서는 변화에 둔감하지만 쾌적 강도 범위에서는 변화에 민감하며, 이를 곡선으로 그리면 'S' 모양이 된다.
연구개음화	velarization	연구개음이 아닌 음소를 연구개음으로 대치, 조음 과정에서 후설면이 연구개로 올라가면서 발음되는 현상
영구적 역치 상승	permanent threshold shifts: PTS	소음성 난청 참고
영유아 언어발달 검사	sequenced language scale for infants: SELSI	4개월부터 35개월 사이 언어발달 정도를 주양육자를 통해 평가하여 언어장애를 조기에 선별하는 도구
인공와우	cochlear implant	이식형 보청기 참고
와우 전음성 난청	cochlear conductive hearing loss	와우 전음성 난청은 전정도수관 확장 증후군이 있는 경우 나타날 수 있다. 고도 이상의 기도 청력손실에도 불구하고 2,000 Hz 이하의 저음역 골도 전도가 전정 전달로 일부를 통해 진행하여 정상 범위 또는 정상 경계선까지 들을 수 있다. 비정상적으로 큰 기도-골도 차이는 의학적, 외과적 치료대상이 아니다.
외이도 용적	ear canal volume	고막운동도 참고
외이도형	in the canal: ITC	외이도 입구 근처 이개강 일부와 외이도 연골부 일부에 삽입하는 주문형 귀속형 보청기의 한 종류이다.
외이형	in the ear: ITE	이개강 전부와 외이도 입구 일부에 삽입하는 주문형 귀속형 보청기의 한 종류이다.
요구 모델 기법	mand-model technique	촉구나 직접적인 질문으로 반응을 요구하고 이에 대한 시범을 보여 주어 모방 반응을 교정하거나 강화하는 기법
우리말 조음 음운 검사	urimal test of articulation and phonation: U-TAP	우리말 자음과 모음 말소리에 문제가 있는 성인 및 아동을 대상으로 산출한 단어와 문장에서 발음을 체계적으로 평가하여 조음 음운 장애를 평가하는 도구
위상 상쇄	phase cancellation	두 소리 위상이 서로 다르면 간섭이 일어나며, 두 소리의 정반대일 경우 소리를 들을 수 없다. 이러한 현상을 위상 상쇄라 한다.

유도파 보청기	induction loop system	청각 보조 장치의 하나. 실내에 유도파를 발생하는 장치를 하여 신호를 주고 받는 장치이다. 가정이나 개인치료실에 설치할 수 있고 매표소, 박물관 등에서도 사용하고 있다.
유발 이음향 방사	evoked otoacoustic emission: EOAE	이음향방사 참고
음영청력	shadow hearing	편측성 또는 비대칭성 난청에서 청력손실이 심한 귀에 들려준 소리를 정상 또는 청력이 좋은 귀로 듣는 청력
음향 이득	acoustic gain	보청기 수화기가 출력한 음압(dB SPL)에서 송화기가 받아들인 음압(dB SPL)을 뺀 차이이며, dB로 표시한다. 최대 음향 이득은 주파수응답곡선에서 가장 높은 이득값을 의미한다. 음향 이득 평균은 순음청력검사에서와 마찬가지로 500, 1,000, 2,000 Hz의 평균을 구하거나 말소리 이해와 관련이 많은 고주파수 대역인 1,000, 1,600, 2,500 Hz의 평균(high frequency average)을 구한다.
의사소통 기술검사	evaluating acquired skill in communication: EASIC	초기 의사소통 발달에 필요한 기술을 평가하는 도구. 언어 이전 단계, 언어 이해 단계, 언어 표현 단계로 나누어 의사소통 능력을 평가한다.
이간감약	interaural attenuation: IA	한쪽 귀에 수화기로 소리를 들려주면 소리는 반대쪽으로도 진행할 수 있다. 이때 소리는 외이도나 중이벽을 통해 두개골로 이동하여 반대쪽 청각기관으로 진행한다. 이 과정에서 소리는 서로 다른 매질 차이 때문에 그 크기가 작아진다. 이렇게 작아진 값을 이간감약이라고 한다.
이식형 보청기	implantable hearing aid	진동이나 전류 등으로 변환한 청각 정보를 손상된 청각기관 특정 부위에 직접 전달할 수 있도록 장치를 이식하여 작동하는 보청기. 이소골이나 정원창 등으로 진동을 전달하는 중이 이식기(middle ear implant), 두개골에 진동을 전달하는 골도 이식기(bone anchored hearing aid: BAHA), 와우 내 고실계나 전정계로 전극을 삽입하여 전류를 청신경 말단에 직접 자극하는 와우 이식기(cochlear implant), 뇌간의 교뇌와 연수 경계에 있는 청신경핵에 바늘 모양의 전극을 직접 삽입하는 뇌간 이식기(auditory brainstem implant: ABI), 중뇌 하구(inferior colliculus)에 전극을 삽입하는 중뇌 이식기(midbrain implant), 대뇌측두엽의 청각피질에 전극을 삽입하는 청각피질 이식기(auditory cortex implant) 등이 있다. 이들 장치는 말초청각기관과 청신경계가 처리하는 주파수의 위치가 정해져 있어서(tonotopicity/tonotopic map) 이식이 가능하다.

이완음화	laxing	긴장음의 긴장성이 소실
이음향방사	otoacoustic emission: OAE	청각기관에 소리를 들려주면 유모세포에서 생체 전기 에너지로 변환하여 청신경을 자극한다. 이 과정에서 유모세포는 대부분의 에너지를 청신경으로 전달하지만 일부 에너지가 다시 정원창을 통해 빠져나오면서 소리 에너지로 변화한다. 이음향방사는 이렇게 유모세포에서 누설된 에너지를 분석하여 내이 기능을 객관적으로 평가한다. 종류로는 자발 이음향방사(spontaneous OAE: SOAE), 유발 이음향방사(evoked OAE: EOAE)가 있고, 유발 이음향방사에는 매우 짧은 소리를 들려주고 방사음을 기록하는 일과성 유발이음향방사(transient EOAE: TEOAE)와 두 개의 소리를 들려주고 이들 소리에 의해 변조된 방사음을 기록하는 변조 이음향방사(distortion product OAE: DPOAE)가 있다. TEOAE와 DPOAE가 널리 사용되고 있으며, 방사음 강도가 5~10 dB SNR 이상이면 유모세포에서 전기적 변화가 있다고 판단한다. TEOAE의 민감도는 어음역 주파수에서 높아 신생아 청각선별 등에 유리하고, DPOAE의 민감도는 고음역에서 높아 소음성 및 이독성 난청 감시에 유리하다.
이중언어 사용	bilingualism	두 가지 언어를 사용하는 것
이충만감	earfullness	귀가 막히는 듯한 느낌으로 외이도가 물이나 이물에 막혔거나 중이에 삼출액이 있는 경우 그리고 내림프의 압력 상승도 등이 원인이다. 자신의 목소리가 크게 들리면 외이, 중이가 원인일 수 있고, 자신의 목소리도 작아지면 내이의 문제일 수 있다.
일과성 역치 상승	temporary threshold shifts: TTS	소음성 난청 참고
일과성 유발 이음향방사	transient evoked otoacoustic emission: TEOAE	이음향방사 참고
임피던스 정합	impedance matching	공기 입자의 운동인 소리 에너지는 림프로 가득 찬 내이로 곧바로 진행하지 못한다. 만약 직접 전달한다면 거의 대부분 반사되어 소실된다. 중이는 소리가 내이로 진행하기 위해 조정해 주는 기관으로 고막과 등골족판의 면적비, 추골과 침골의 길이 비, 침골에 의해 함몰된 고막의 형태 등에 의해 증폭이 생기고, 이 증폭은 변환 과정에서 손실된 에너지를 보상하여 내이로 소리를 전달하는 데 기여한다. 이러한 과정을 임피던스 정합이라고 한다.

입력음압	input sound pressure level	보청기 송화기가 받아들인 음압이며, dB SPL로 표시한다.
자발 이음향 방사	spontaneous otoacoustic emission: SOAE	이음향방사 참고
자성강청	autophonia	자신의 음성을 비정상적으로 크게 듣는 현상. 중이염, 이관 개방증 등으로 생길 수 있으며, 보청기가 외이도를 막아서 생기기도 한다. 감각신경성 난청에서 자성강청이 있으면 신경성 난청을 의심할 수 있다.
자음 정확도	percentage of consonants correct: PCC	바르게 조음한 자음을 백분율로 표시하여 정확한 목표 자음 산출 능력을 평가하는 도구
작동 이득	functional gain	음장(sound field)에서 맨 귀일 때와 보청기를 착용하고 있을 때 가청 역치를 구하여, 같은 주파수마다 두 가청 역치의 차이를 뜻하며 dB로 표시한다.
적외선 보청기	infrared hearing aid	청각 보조 장치의 하나. TV 리모컨처럼 적외선으로 신호를 주고받는 장치이며, 가정에서 TV 시청이나 소규모 세미나에서 사용한다. 태양광에도 적외선이 있어서 햇빛 아래서는 사용하기 어렵다.
전 상징적 행동	presymbolic scheme	사물에 대한 기능적인 사용을 이해하여 행동으로 나타내는 것
전기음향 특성	electroacoustic characteristic	보청기가 가지고 있는 음향적 성능을 전기적으로 분석한 결과. 가로축은 주파수, 세로축은 음향 이득과 출력 음압 등으로 표시한 좌표에 결과가 표시된다.
전음성 난청	conductive hearing loss: CHL	난청 성질 참고
전정도수관	vestibular aqueduct	내이는 와우, 전정, 반고리관으로 구성되어 있다. 전정의 뒤쪽 아래 방향으로는 내림프관(endolymphatic duct)이라고 하는 막으로 된 관이 있다. 전정도수관은 내림프관을 감싸고 있는 뼈로 된 관이다.
정상 청력	normal hearing	정상 청력은 청력손실이 없는 젊고 건강한 성인의 평균인 0 dB HL 이다.
정상 청력 범위	normal limits of hearing	정상 청력 범위는 언어 습득 및 학령기 아동은 15 dB HL까지, 언어 습득 이후 성인은 25 dB HL까지이다.
정적 탄성	static compliance	고막운동도 참고

정점 차단, 정점 삭제, 첨두 삭제	peak clipping	음파에서 정점을 제거하는 기술. 불쾌 역치 예방에는 가장 효과적이나 음파에 왜곡이 발생한다.
조음기관 구조·기능 선별 검사	speech mechanism screening test: SMST	15세부터 59세까지를 대상으로 조음기관의 구조 및 기능, 발성, 조음교대 운동 등의 이상을 선별하는 평가 도구
주파수 분해능	frequency selectivity	청각기관이 주파수 차이를 분석할 수 있는 능력
중등 고도 난청	moderately severe hearing loss	청력손실 정도 참고
중등도 난청	moderate hearing loss	청력손실 정도 참고
중이 이식기	middle ear implant	이식형 보청기 참고
중이강 압력	middle ear pressure	고막운동도 참고
중추성 난청	central hearing loss	난청 성질 참고
직업성 소음성 난청	occupational noise induced hearing loss	소음성 난청 참고
차폐	masking	두 귀의 청력에 차이가 있는 경우 청력손실이 심한 귀를 검사하면서 들려주는 큰 소리가 청력이 좋은 반대쪽으로 들을 수 있다. 차폐는 청력이 나쁜 귀로 들려준 신호음을 좋은 귀가 듣지 못하도록 잡음을 좋은 귀에 들려주는 것을 말한다.
청각 단서 검사	auditory only test	어음 검사에서 시각적 단서를 차단하고 소리만 들려주고 시행하는 검사
청각 보조 장치	assist listening device: ALD	보청기의 한 종류이며, 송화기를 증폭기와 분리하여 적외선, 유도파, FM, 블루투스 등의 무선 기술로 신호를 주고받아 신호 대 잡음비를 개선한다. 이 외에도 전화기 수신장치, 초인종 알림장치, 기상도우미(morningcall), 진동촉감장치, 스마트 폰 등이 모두 포함된다.
청각-시각 단서 검사	auditory visual test	어음 검사에서 시각적 단서를 보게 하면서 소리를 들려주고 시행하는 검사
청각언어재활 평가가이드	evaluation of auditory responses to speech-Korean version: EARS-K	우리말의 언어적 음운적 체계에 맞도록 수정한 청각언어재활 평가 도구
청각장애지수	hearing handicap inventory	설문으로 청력손실을 선별할 수 있는 도구

청각 피로	auditory fatigue	역치상 크기의 소리를 계속 들려준 경우 이 소리를 점차로 작게 듣다가 결국 듣지 못하는 현상. 후미로 병변을 의심할 수 있다.
청능평가	listening process profile: LIP	2세 이상을 대상으로 환경음과 말소리에 대한 청지각 능력 평가 도구
청력도 양상	pattern of audiogram	주파수마다의 가청 역치 변화를 예측하기 위한 용어. 수평형(flat pattern), 하강형(gently slop pattern), 급추형(sharply slop pattern), 상승형(ascending pattern) 등이 있다. 수평형은 모든 주파수의 가청 역치가 20 dB 이내의 차이로 수평한 청력도이다. 하강형은 고주파수일수록 청력손실이 커지며, 인접한 음계 사이의 가청 역치 변화가 20 dB 이내이다. 급추형은 하강형과 마찬가지로 고음역손실이 큰 청력도이며, 인접음계와의 가청 역치 차이가 20 dB 이상으로 크다. 상승형은 저음역 손실이 큰 청력도이며, 인접한 음계와의 가청 역치 차이가 20 dB 이내이다.
청력손실 정도	degree of hearing loss	가청 역치가 정상 범위를 벗어나는 정도를 표현하며, 개별 검사 주파수 또는 순음청력손실 평균(PTAs)를 이용한다. 정상 청력은 0 dB HL이며, 정상범위는 언어 습득기 및 학령기 아동의 경우 15 dB HL 이내, 언어를 습득한 성인의 경우 25 dB HL 이내이다. 가청 역치 또는 PTAs를 기준으로, 미세 난청은 15~25 dB HL, 경도 난청은 26~40 dB HL, 중등도 난청은 41~55 dB HL, 중등 고도 난청은 56~70 dB HL, 고도 난청은 71~90 dB HL, 농은 91 dB HL 이상이다.
청성뇌간반응	auditory brainstem response: ABR	소리는 내이 유모세포에서 생체 전기 에너지로 변환되어 유모세포와 연결되는 청신경 말단으로부터 청신경 뇌간 영역을 거쳐 대뇌로 투사된다. 청성뇌간반응은 청신경과 뇌간 영역의 청신경핵, 상올리브복합체, 외측융대, 하구, 내슬상체 등을 지나면서 발생하는복합 전위를 기록한다. 소리 자극 후 10 ms 이내로 전위가 기록되며, 파형을 분석하여 청신경종양 진단이나 가청 역치 등을 확인할 수 있다.
청신경	auditory nerve	신경계통은 중추신경계와 말초신경계로 구분하며, 말초신경계에는 12쌍의 뇌신경이 포함된다. 청신경은 이 중 여덟 번째 신경이다.
청취 영역, 청취 범위	audible field	가청 음역을 가로로 하고, 가청 범위를 세로로 하여 그려지는 면적

최량 골도	best bone conduction	골도 전도는 골도 수화기를 두개골 어느 부위에 대더라도 두 귀의 내이에 동시에 거의 같은 강도로 도달한다. 이 때문에 골도 검사는 차폐를 하지 않으면 수화기를 댄 쪽으로 들었다고 단정할 수 없고, 두 귀 중 조금이라도 잘 듣는 귀로 듣게 된다. 이렇게 구한 골도 가청 역치를 최량 골도라고 한다.
축약형 보청기 착용 평가	Abbreviated profile of hearing aid benefit: APHAB	보청기 사용 이득을 설문으로 간단히 판단할 수 있는 평가 도구
출력 강도 범위	output dynamic range	보청기 송화기에서 출력하는 가장 낮은 출력 음압부터 최대 출력 음압 범위
출력 음압	output sound pressure level	보청기 수화기가 출력한 음압이며, dB SPL로 표시한다. 최대 출력 음압은 주파수 응답 곡선에서 가장 높은 출력 음압 값을 의미한다. 출력 음압 평균은 순음청력검사에서와 마찬가지로 500, 1,000, 2,000 Hz의 평균을 구하거나 말소리 이해와 관련이 많은 고주파수 대역인 1,000, 1,600, 2,500 Hz의 평균(high frequency average)을 구한다.
취학 전 아동 수용 및 표현 언어발달 척도	preschool receptive expressive language scale: PRESS	2~6세의 언어발달 수준을 갖는 아동을 대상으로 의미론적, 구문론적, 화용론적 측면에서 수용 및 표현 언어 능력을 평가하는 도구
치료사 중심 기법		치료방법, 자료, 강화유형 및 빈도, 활동순서, 정반응 형식 등의 모든 과정을 치료사가 구체적으로 계획하여 실행하는 기법
칵테일파티 효과	cocktail party effect	칵테일파티는 많은 사람들이 가볍게 술을 마시면서 서로의 이야기를 나누는 것으로, 파티장은 당연히 웅성거리고 다소 시끄러운 환경이다. 이러한 공간에서는 경쟁잡음 때문에 말소리 이해가 어려운데, 자신과 관련되는 이야기는 선택과 집중을 통해 알아듣기도 한다. 칵테일파티 효과는 이렇게 복잡한 음향 환경에서 원하는 소리를 들을 수 있는 것을 뜻한다.
쾌적 청취 강도	comfortable loudness level	소리 크기가 크지도 작지도 않아서 적당한 크기로 아주 편안하게 느끼는 강도
탐험적인 놀이	exploratory play	사물에 대한 합리적인 기능을 보여 주지 않지만 탐색하는 자세를 보이는 것

편도 절제술	tonsillectomy	편도와 아데노이드는 유아기 면역 작용과 관련하여 커졌다가 사춘기 이후 작아진다. 편도와 아데노이드가 지나치게 커지면(비후증) 이관을 막아 중이염을 일으키기도 한다. 이 외에도 코골이, 구강호흡, 수면장애를 일으킬 수 있는 경우 외과적으로 시술하여 제거한다. 편도 절제술은 이러한 수술을 지칭하는 용어이다.
평행 발화	parallel-talk	의사소통 상황에서 말할 수 있을 것 같은 문장을 대상 아동의 입장에서 말해 주는 행위
폐쇄효과	occlusion effect: OE	골도 전도된 소리는 외이나 중이를 통해 누설되어 외이도 밖으로 빠져나가기도 하고, 중이쪽으로 진행하기도 한다. 만약 외이도를 막으면 외이도 밖으로 누설되는 소리들은 중이로만 향하게 되며, 이 때문에 소리를 크게 들을 수 있다. 이렇게 외이도를 막아 소리를 크게 듣는 것을 폐쇄효과라 하며, 1,000 Hz 이하의 저음역에서 증강효과가 크다.
프로그램식 보청기	digital controlled analog, programmable hearing aid	아날로그 보청기는 음향 특성을 나사형 조절기(trimmer)를 시계 방향 또는 시계 반대 방향으로 돌리면서 조절한다. 프로그램식 보청기는 아날로그 보청기의 나사형 조절기 대신 컴퓨터 프로그램으로 음향 특성을 조절한다.
하강형	descending pattern, gently slop pattern	청력도 양상 참고
한국어 표준 그림 조음 음운 정밀검사	The Korean standard picture of articulation and phonological test: KS-PAPT	자음과 모음의 산출 이상을 통해 조음 음운 장애를 선별하고, 음절 수 및 음운 위치를 고려하여 조음 음운 문제를 평가하는 도구
한국판 보스턴 이름 대기 검사	Korean version-Boston naming test: K-BNT	15세 이상 성인을 대상으로 60개 그림의 이름 대기를 평가하는 검사
한국판 실어증 검사	Korean-Western Aphasia Battery: K-WAB	실어증 유무와 중증도, 유형, 예후 등을 알아보는 검사
한국판 웩슬러 유아지능검사	Korean Wechsler primary and preschool scale intelligence: K-WIPPSI-IV	2세 6개월~7세 7개월 사이 유아의 인지 능력을 평가하는 지능검사로, 동작 및 언어를 통해 인지 기능별 강점과 약점을 파악한다.
혼잣말 기법	self-talk	아동이 표현한 말을 직접 시범 보이기보다 언어재활사나 부모가 스스로의 입장에서 말하는 것을 들려주는 행위

혼합성 난청	mixed hearing loss: MHL	난청 성질 참고
확대	extension	발화 주제는 유지한 상태로 정보를 더욱 첨가하여 들려주는 행위
확장	expansion	문장 구조는 유지한 상태로 문법적 측면의 오류를 수정하여 다시 들려주는 행위
환경중심 접근법	milieu teaching approaches	일상생활과 같은 자연스러운 환경에서 다양한 조작적 교수 전략을 자연스럽게 적용하는 중재 방법
환기구	vent	귀꽂이나 보청기로 막힌 외이도 내부를 환기시키기 위해 만든 관으로, 저음역 출력 음압을 낮추며 직경을 크게 할수록 출력 음압도 크게 낮아진다.
활동 중심 중재	activity-based intervention: ABI	대상 아동이 선택하거나 즐겨 하는 활동을 중심으로 치료 목표 달성을 위해 중재하는 행위
후미로성 난청	retrocochlear hearing loss	난청 성질 참고. 신경성 난청과 동일
후천성 난청	acquired hearing loss	정상 청력으로 출생한 후, 질병, 소음, 이독성 약물, 노화, 유전적 요인 등으로 발생한 청력손실

찾아보기

[인명]

[내용]

‖ 대표저자 ‖

허승덕(Heo, Seung-Deok, PhD)
동아대학교 박사
audiolog@daegu.ac.kr
현 대구대학교 재활과학대학 언어치료학과 교수

‖ 집필진 ‖

고도흥(Ko, DoHeung, PhD)
PhD University of Kansas
dhko7@hallym.ac.kr
현 한림대학교 교수

최양규(Choi, YangGyu, PhD)
부산대학교 박사
ygchoi3@naver.com
현 대구대학교 재활과학대학 언어치료학과 교수

허경욱(Heo, kyungWook, MD, PhD)
인제대학교 박사
heokw96@daum.net
현 인제대학교 의과대학교수
   인제대학교 부산백병원 이비인후과 과장

하지완(Ha, JiWan, PhD)
이화여자대학교 박사
jw-ha@hanmail.net
현 대구대학교 재활과학대학 언어치료학과 교수

김정완(Kim, JungWan, PhD)
연세대학교 박사
thfri@hanmail.net
현 대구대학교 재활과학대학 언어치료학과 교수

김상필(Kim, SangPil)
대구대학교 대학원 박사 과정
slpphil@gmail.com
현 제일언어심리센터 원장
   대구대학교 재활과학대학 겸임 교수

김종갑(Kim, JongGap, MD)
조선대학교 의과대학
belbox7@naver.com

정경희(Jung, KyungHee, PhD)
부신대학교 박사
jkhh5245@hanmail.net
현 대구대학교 재활과학대학 박사 후 연구원
   (Post-Doc.)

김수진(Kim, SooJin)
한림대학교 사회복지대학원 석사
audiokim@hanmail.net
현 서울특별시 보라매병원 이비인후과
   청각전문가

현정임(Hyeon, JeongIm)
대구대학교 대학원 박사 수료
lovelyrea@paran.com
현 대구대학교 재활과학대학 언어치료학과 강사,
   언어재활사

김현영(Kim, HyunYoung)
대구대학교 대학원 박사 수료
smilingslp@gmail.com
현 대구대학교 재활과학대학 언어치료학과 강사,
　　언어재활사

김성은(Kim, SungEun)
audio@snuh.org
서울대학교병원 청각전문가

서인철(Seo, InCheol)
대구대학교 대학원 박사 과정
tloooic@daum.net
현 영남대학교의료원 이비인후과 언어재활사,
　　청각전문가

이제현(Lee, JeHyun)
대구대학교 대학원 박사 과정
hero4546@nate.com
현 인제대학교 부산백병원 이비인후과
　　청각전문가

정영모(Jung, YoungMo)
신라대학교
lafin@naver.com
현 지멘스 남부센터 보청기전문가(부산)

옥수진(Oak, SueJin)
고신대학교 보건대학원 석사(언어치료)
MSc in Flinders University(Audiology)
suejinoak@gmail.com

이지연(Lee, JiYeon)
대구대학교 대학원 석사
loxloo@naver.com
현 충남대학교병원 재활센터 언어재활사

이자은(Lee, JaEun)
대구대학교 재활과학대학원 석사
nice5580@nate.com
현 에덴언어심리발달연구소 언어재활사

강희라(Kang, HuiRa)
대구대학교 대학원 석사 과정
hrkang0609@hanmail.net
현 언어재활사

황지혜(Hwang, JiHye)
대구대학교 대학원 석사 과정
hjhslp@hanmail.net
전 해운대언어치료센터 언어재활사

박하정(Park, HaJeong)
대구대학교 재활과학대학원 석사 과정
jslp15@nate.com
현 손종욱 언어심리치료센터 언어재활사

신동리(Shin, DongLee)
대구대학교 재활과학대학원 석사 과정
ui971624@hanmail.net
현 인애아동발달센터 언어재활사

정숙경(Jung, SookKyoung)
대구대학교 재활과학대학원 석사 과정
aijoara7@naver.com
현 수성구다문화가족지원센터 언어발달지도사

홍효성(Hong, HyoSeong)
대구대학교 대학원 석사 과정
slphs2@naver.com
현 언어재활사

문윤국(Moon, YunKuk)
대구대학교
yunkuk919@nate.com
현 밀양교육지원청 특수교육지원센터
　언어재활사

청각학

프로젝트 기반 청각재활

AUDIOLOGY: Project Based Audiological Rehabilitation

2018년 2월 20일 1판 1쇄 인쇄
2018년 3월 2일 1판 1쇄 발행

대표저자 • 허승덕
펴 낸 이 • 김진환
펴 낸 곳 • (주)**학지사**
　　　　　　　04031 서울특별시 마포구 양화로 15길 20 마인드월드빌딩
대표전화 • 02)330-5114　　　팩스 • 02)324-2345
등록번호 • 제313-2006-000265호

홈페이지 • http://www.hakjisa.co.kr
페이스북 • https://www.facebook.com/hakjisa

ISBN 978-89-997-1451-1 93510

정가 22,000원

이 도서의 국립중앙도서관 출판시도서목록(CIP)은 서지정보유통지
원시스템 홈페이지(http://seoji.nl.go.kr)와 국가자료공동목록시스템
(http://www.nl.go.kr/kolisnet)에서 이용하실 수 있습니다.
(CIP 제어번호: CIP2018003334)

교육문화출판미디어그룹 학지사

심리검사연구소 **인싸이트** www.inpsyt.co.kr
원격교육연수원 **카운피아** www.counpia.com
학술논문서비스 **뉴논문** www.newnonmun.com
간호보건의학출판 **정담미디어** www.jdmpub.com